普通高等教育"十四五"计算机基础系列教材

医用计算机应用基础教程

张 楠◎主 编

杨秋英 刘冬冬 王 宇◎副主编

武 博 赵相坤 杨 淼 刘文艳 王 珂 辛 欣◎参 编

中国铁道出版社有限公司

CHINA RAILWAY PUBLISHING HOUSE CO., LTD.

内 容 简 介

本书依据教育部高等学校大学计算机课程教学指导委员会发布的《大学计算机基础课程教学基本要求》而编写，内容融入了"思政导引"新理念，全面落实立德树人根本任务。本书从培养学生计算思维和理工素养角度出发，既注重知识点的全面性和严谨性，也注重实践任务的实操性和实用性。尤其面对医药类学校各专业学生，本书更加注重复合型医用人才能力培养所需计算机应用知识的介绍，任务更贴近医学生学习、工作所面临的实际问题，是一本非常适合医药类高等学校学生使用的计算机理论教材。

全书共 10 章，主要介绍计算机基础知识、计算机操作系统、Word 文字处理、Excel 电子表格处理、PowerPoint 演示文稿制作、Photoshop 图像处理、Mimics 医学图像处理、Python 语言程序设计基础、Python 数据处理、Python 数据可视化与科学制图。

本书适合作为医药类高等院校计算机基础课程的教材，也可作为计算机基础知识培训用书，以及计算机爱好者的参考读物。

图书在版编目（CIP）数据

医用计算机应用基础教程/张楠主编 .—北京：中国铁道出版社有限公司，2022.2（2023.7 重印）
普通高等教育"十四五"计算机基础系列教材
ISBN 978-7-113-28822-8

Ⅰ.①医… Ⅱ.①张… Ⅲ.①计算机应用－医学－高等学校－教材 Ⅳ.① R319

中国版本图书馆 CIP 数据核字（2022）第 018507 号

书　　名：医用计算机应用基础教程
作　　者：张　楠

策　　划：刘丽丽　　　　　　　　　　编辑部电话：（010）51873202
责任编辑：刘丽丽
封面设计：刘　莎
责任校对：孙　玫
责任印制：樊启鹏

出版发行：中国铁道出版社有限公司（100054，北京市西城区右安门西街 8 号）
网　　址：http://www.tdpress.com/51eds/
印　　刷：北京市科星印刷有限责任公司
版　　次：2022 年 2 月第 1 版　2023 年 7 月第 2 次印刷
开　　本：880 mm×1 230 mm　1/16　印张：17.5　字数：605 千
书　　号：ISBN 978-7-113-28822-8
定　　价：52.00 元

版权所有　侵权必究

凡购买铁道版图书，如有印制质量问题，请与本社教材图书营销部联系调换。电话：（010）63550836
打击盗版举报电话：（010）63549461

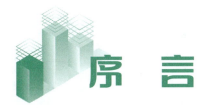

序 言

首都医科大学生物医学工程学院生物医学信息学学系计算机教研室我比较熟悉，曾多次进行学术交流。约两年前，本书主编张楠老师联系我，基于十多年大学生计算机基础课程的一线教学，她的教研室经多轮次的教学方法及教材改革，希望能紧跟计算机应用及人工智能新技术的发展，进行新一轮次教材改革。新教材立足于"基础知识"向"基本应用"进而至"高级程序语言设计"层层递进的思想，开展以培养医学生理工素养和计算思维能力为导向的计算机基础教学。她还特别向我介绍了教材内容改革前调研全国多所医学院校计算机大基课的情况，并寻要北京大学医学部及其他非计算机专业的计算机基础课程教学大纲和授课内容。之后，张楠老师教学团队还特意调研了首都医科大学各专业学生对计算机基础课程知识学习所需和期望。

针对调研情况和授课经验，教学团队考虑针对医学院校不同层次、不同专业开展针对性、个性化计算机基础知识的授课，如针对长学制医学专业应加强程序设计及难度，针对生物医学工程专业应加强医学图像处理软件的基础学习等。初稿完成后，我第一时间收到全书稿件，从教材内容安排能感受到教学团队进行课程改革的决心和创新，敢于突破和践行医学生理工素质培养和计算思维培养的初衷。与此同时，张楠老师还特别介绍了本书的特色之处在于"思政导引"模块的引入，让我把关相关内容，以认真贯彻落实《高等学校课程思政建设指导纲要》文件精神，适应高等教育在医学教育思想与教育理念新要求，全面落实立德树人根本任务。

在通读教材初稿之后，能感受到教学团队为打造面向医学生的计算机基础一流本科课程的倾力工作和决心。教学团队紧跟计算机新技术发展，组织编写了贴合医学生理工素质培养和复合型医用人才培养的教学内容，面向医学应用场景设计了任务示例，突出家国情怀和中国力量引入了"思政导引"模块。教材撰写严谨、内容充实、取材新颖，思政引入恰当流畅。

本套教材可作为医药类高等院校研究生、本专科、高等职业教育及培训班的计算机课程教材或教学参考教材，也可作为普通高等院校非计算机专业计算机基础教材。特此郑重推荐！

于北京大学

2022 年 1 月

黄铁军，北京大学计算机学院教授，北京智源人工智能研究院院长。研究方向为智能视觉信息处理和类脑智能，获国家技术发明二等奖（2017）和国家科学技术进步二等奖（2012，2010）。国家杰出青年科学基金获得者，教育部长江学者特聘教授，万人计划科技创新领军人才，中国计算机学会会士、中国人工智能学会和中国图象图形学学会会士。

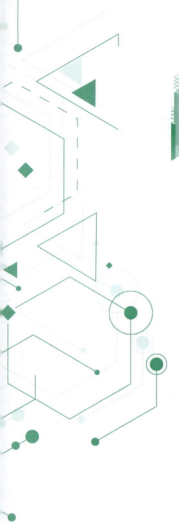

前　言

　　教育是国之大计、党之大计。习近平总书记所作的党的二十大报告，通篇贯穿习近平新时代中国特色社会主义思想，描绘了全面建设社会主义现代化国家、实现第二个百年奋斗目标的宏伟蓝图，是我们党开启新时代新征程的政治宣言和行动纲领。报告从"实施科教兴国战略，强化现代化建设人才支撑"的高度，对"办好人民满意的教育"作出专门部署，凸显了教育的基础性、先导性、全局性地位，彰显了以人民为中心发展教育的价值追求，为推动教育改革发展指明了方向。（节选自《孙春兰：办好人民满意的教育》）

　　计算机基础是医药类各专业学生的必修课程。随着计算机和人工智能技术的快速发展，该课程的课程内容和课程体系正在进行改革。计算思维作为运用计算机科学基础概念求解问题的一种思维活动，是课程改革中应关注的重点。本书依据教育部高等学校大学计算机课程教学指导委员会发布的《大学计算机基础课程教学基本要求》而编写。为认真贯彻落实《高等学校课程思政建设指导纲要》《教育部关于一流本科课程建设的实施意见》文件精神，适应高等教育在医学教育思想与教育理念新要求，本书内容融入了"思政导引"新理念，全面落实立德树人根本任务。

　　本书从首都医科大学生物医学工程学院"计算机基础教学组"长期教学经验出发，本着"紧跟计算机科学发展、贴合医药学应用、夯实理论基础、培养复合型医用人才"的原则将目前最新、最实用的计算机技术较系统地呈现给读者。作者从医学生的计算思维和理工素质培养角度出发认真组织全书结构。全书内容从"基础知识"到"基本应用"到"高级程序语言设计"，层层递进，共分10章，主要包括计算机基础及网络技术知识、Windows及Ubuntu操作系统、Word文字处理、Excel电子表格处理、PowerPoint演示文稿制作、Photoshop图像处理、Mimics医学图像处理、Python语言程序设计基础、Python数据处理、Python数据可视化与科学制图。

　　本书紧跟计算机新技术的发展，贴合医药类学生对计算机应用技术的实际需求，内容充实、严谨，取材新颖、实用，更多采用与医学应用相关的任务示例，更有利于医学生对知识的学习和掌握。本书特别适合作为医药类高等院校研究生、本专科、高等职业教育及培训类的计算机基础课程的教材，也可作为普通高等院校研究生、本专科、高等职业教育及培训类的计算机课程教材或教学参考教材。此外，本书还有配套的实践指导教材《医用计算机应用基础实践指导》（武博主编），帮助学生理解和巩固基础知识，提高实践能力。

　　参加编写的编者都是长期从事医药类高等院校计算机教学的一线教师，具有丰富的理论教学、实验教学和著书经验。本书由张楠任主编，杨秋英、刘冬冬、王宇任副主编，武博、赵相坤、杨淼、刘文艳、王珂、辛欣参与了编写。具体编写分工如下：第1章由辛欣编写，第2章由刘文艳编写，第3章由杨秋英编写，第4章由赵相坤编写，第5章由王珂编写，第6章由杨淼编写，第7章由刘冬冬编写，第8章由张楠编写，第9章由武博编写，第10章由王宇编写。全书由张楠统稿。

　　衷心感谢各位编者对本书的倾力投入，感谢陈卉教授对本书的指导！特别感谢在本书撰写和出版过程中给予无私帮助的专家、同仁、师长及家人们！由于编写时间仓促，加之计算机科学技术日新月异的发展变化，书中难免存在疏漏和不妥之处，希望广大读者多提宝贵意见。

张楠

2023年7月

于首都医科大学

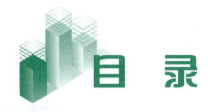

目 录

第1章 计算机基础知识

1.1 计算机软硬件基础知识 1
    1.1.1 计算机的起源与发展 1
    1.1.2 计算机系统组成与工作原理 2
    1.1.3 计算机硬件系统 2
    1.1.4 计算机软件系统 5
    1.1.5 新型计算机系统 6

1.2 计算机中的数制与编码 6
    1.2.1 数制 6
    1.2.2 数制转换 7
    1.2.3 数据编码 9

1.3 计算机网络基础知识 10
    1.3.1 计算机网络的定义与分类 11
    1.3.2 计算机网络的组成 11
    1.3.3 Internet 基础知识 13
    1.3.4 信息安全 16

1.4 计算机与网络技术应用 16
    1.4.1 物联网 16
    1.4.2 人工智能 17
    1.4.3 云计算 17
    1.4.4 信息检索 17

第2章 计算机操作系统

2.1 Windows 操作系统 19
    2.1.1 概述 19
    2.1.2 桌面及个性化设置 20
    2.1.3 系统设置 23
    2.1.4 任务管理器 27
    2.1.5 Microsoft Edge 浏览器 28

2.2 Ubuntu 操作系统 30
    2.2.1 概述 31
    2.2.2 桌面环境设置 31
    2.2.3 基本命令 33

2.2.4	用户管理	34
2.2.5	文件目录管理	35
2.2.6	磁盘管理	37
2.2.7	网络命令	38

第 3 章 Word 文字处理

3.1 Word 概述 ... 40
3.1.1 功能介绍 ... 40
3.1.2 工作环境 ... 41
3.1.3 文档操作 ... 43

3.2 文本编辑 ... 44
3.2.1 文本输入与选取 ... 44
3.2.2 文本内容编辑 ... 45
3.2.3 特殊文本输入 ... 45
3.2.4 查找与替换 ... 47

3.3 文档格式设置与打印 ... 48
3.3.1 文本格式设置 ... 48
3.3.2 段落格式设置 ... 49
3.3.3 页面设置 ... 53
3.3.4 打印设置 ... 57

3.4 图文混排 ... 57
3.4.1 图片编辑 ... 57
3.4.2 图形编辑 ... 58
3.4.3 艺术字编辑 ... 59
3.4.4 文本框编辑 ... 60

3.5 表格与图表 ... 60
3.5.1 表格创建 ... 60
3.5.2 表格编辑 ... 61
3.5.3 图表创建与编辑 ... 63

3.6 审阅与邮件 ... 64
3.6.1 审阅与修订 ... 64
3.6.2 邮件合并 ... 65

3.7 大纲与引用 ... 67
3.7.1 样式 ... 67
3.7.2 大纲视图 ... 69
3.7.3 题注、脚注和尾注 ... 69
3.7.4 目录与索引 ... 71

3.8 LaTeX 论文排版 ... 73
3.8.1 TeX Live 论文排版工具简介 ... 73
3.8.2 TeXworks 编辑器简介 ... 73
3.8.3 LaTeX 文件框架简介 ... 75

第 4 章　Excel 电子表格处理

- 4.1 Excel 概述 77
  - 4.1.1 功能介绍 77
  - 4.1.2 工作界面 77
  - 4.1.3 工作簿的基本操作 78
  - 4.1.4 工作表的基本操作 79
  - 4.1.5 工作簿与工作表的保护 80
- 4.2 数据输入与编辑 80
  - 4.2.1 基本类型数据的输入 81
  - 4.2.2 基本类型数据的快速输入 82
  - 4.2.3 其他格式文件中数据的获取 83
  - 4.2.4 工作表编辑 84
- 4.3 工作表格式化与打印 85
  - 4.3.1 工作表格式设置 85
  - 4.3.2 冻结与拆分窗格 87
  - 4.3.3 打印输出 87
- 4.4 公式与函数 89
  - 4.4.1 单元格的引用 89
  - 4.4.2 公式 89
  - 4.4.3 函数 91
  - 4.4.4 统计分析函数 94
- 4.5 数据管理与分析 96
  - 4.5.1 排序 96
  - 4.5.2 筛选 97
  - 4.5.3 分类汇总 98
  - 4.5.4 数据透视表 99
- 4.6 图表 100
  - 4.6.1 图表类型 100
  - 4.6.2 图表设置与应用 101

第 5 章　PowerPoint 演示文稿制作

- 5.1 PowerPoint 概述 104
  - 5.1.1 功能介绍 104
  - 5.1.2 工作环境 104
  - 5.1.3 演示文稿的基本操作 106
- 5.2 文本与段落 108
  - 5.2.1 文本输入 108
  - 5.2.2 添加项目符号或编号 110
  - 5.2.3 段落格式设置 110
- 5.3 主题与母版 112

5.3.1　版式使用 112
　　5.3.2　主题使用 112
　　5.3.3　母版设置 114
5.4　多媒体对象 117
　　5.4.1　图片 117
　　5.4.2　表格、图表、图形与艺术字 118
　　5.4.3　音频与视频 122
5.5　链接与动画 124
　　5.5.1　链接 124
　　5.5.2　动画 126
5.6　放映与输出 127
　　5.6.1　幻灯片放映 127
　　5.6.2　幻灯片分节显示 130
　　5.6.3　幻灯片输出 131

第6章　Photoshop 图像处理

6.1　图像基础知识 133
　　6.1.1　图像分类 133
　　6.1.2　像素与分辨率 133
　　6.1.3　颜色模式 134
　　6.1.4　常用图像格式 135
6.2　Photoshop 基本操作 135
　　6.2.1　工作界面 135
　　6.2.2　文件基本操作 137
　　6.2.3　图像基本编辑 137
6.3　图层 142
　　6.3.1　图层面板与图层菜单 143
　　6.3.2　图层基本操作 144
6.4　选区 147
　　6.4.1　选区创建 147
　　6.4.2　选区内容编辑 148
　　6.4.3　选区编辑 151
6.5　图像修饰 153
　　6.5.1　绘图工具 153
　　6.5.2　修饰修复工具 157
　　6.5.3　文字工具 159
　　6.5.4　滤镜 161
6.6　路径与蒙版 162
　　6.6.1　路径 162

6.6.2 蒙版 165

第 7 章　Mimics 医学图像处理

7.1 Mimics 概述 169
7.1.1 工作界面 169
7.1.2 医学图像导入与导出 170
7.1.3 常用医学图像浏览工具 172
7.1.4 医学图像显示与增强 172
7.1.5 医学图像测量 174

7.2 医学图像分割 175
7.2.1 基本概念 175
7.2.2 阈值分割 176
7.2.3 区域增长 177
7.2.4 动态区域增长 177
7.2.5 3D LiveWire 178
7.2.6 蒙版编辑 178

7.3 医学图像三维重建 179
7.3.1 体渲染 179
7.3.2 三维模型浏览 180
7.3.3 重切片 180
7.3.4 基于蒙版计算三维模型 180
7.3.5 基于轮廓线拟合三维结构 182
7.3.6 三维模型编辑、优化与保存 183

7.4 三维模型测量与变换 183
7.4.1 三维模型测量 183
7.4.2 三维模型空间变换 184
7.4.3 配准 185
7.4.4 重定位 187

第 8 章　Python 语言程序设计基础

8.1 Python 语言概述 189
8.1.1 Python 安装与开发环境 189
8.1.2 Python 代码编写规范 192

8.2 数据类型与运算符 195
8.2.1 数据类型 195
8.2.2 运算符 198

8.3 程序流程控制 201
8.3.1 顺序结构 201
8.3.2 选择结构 202
8.3.3 循环结构 205

8.4 函数与模块 210
    8.4.1 自定义函数 210
    8.4.2 可重用函数与模块 212
    8.4.3 匿名函数 213
    8.4.4 main 函数 214
    8.4.5 常用函数 215

第9章 Python 数据处理

9.1 数值计算库 NumPy 218
    9.1.1 数组创建 218
    9.1.2 数组索引与变换 222
    9.1.3 数组组合 223
    9.1.4 基本数学统计方法 225

9.2 表格处理库 pandas 225
    9.2.1 pandas 库与 Excel 电子表格读写 226
    9.2.2 Series 数据结构 228
    9.2.3 DataFrame 表型数据结构 229
    9.2.4 数据预处理 231
    9.2.5 数据管理 233
    9.2.6 数值运算 236
    9.2.7 数据透视表 239

第10章 Python 数据可视化与科学制图

10.1 通用可视化库 matplotlib 242
    10.1.1 图形的创建与保存 242
    10.1.2 Axes 对象与元素 243
    10.1.3 常见图表类型 248
    10.1.4 Axes 高级布局 255
    10.1.5 色图绘制 258

10.2 统计分析图形库 seaborn 259
    10.2.1 常见图表类型 259
    10.2.2 图表风格与颜色主题 263
    10.2.3 图表分面绘制 265

10.3 数据可视化与图表的应用 266
    10.3.1 线性回归 266
    10.3.2 Logistic 回归 267
    10.3.3 假设检验 268
    10.3.4 层次聚类 269

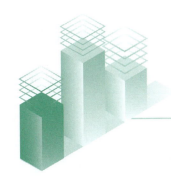

第 1 章
计算机基础知识

计算机是当今社会处理数据的主要工具之一,其飞速发展为各行各业带来了新的发展变革。世界上第一台计算机诞生于 1946 年,距今已有 70 余年历史,其构成的主要元器件由最初的电子管发展到现在的大规模和超大规模集成电路,计算机的高性能化和智能化也得到飞速发展。

Internet 起源于 1969 年,由美国国防部高级计划研究局(Advanced Research Projects Agency,ARPA)主持研制。历经 50 余年发展后,Internet 已经覆盖全球,服务于人们生活、工作的方方面面。

1.1 计算机软硬件基础知识

计算机由硬件系统和软件系统组成。从第一台计算机诞生至今,经过 70 多年的发展,计算机硬件的制作工艺不断提高,软件也从最初的机器语言发展到高级语言,并出现了操作系统、数据库系统和不计其数的应用软件。计算机已经从最初面向单一的科学计算,发展到已渗透至社会生活的各个方面。

1.1.1 计算机的起源与发展

第一台电子计算机于 1946 年诞生。从那时起,依据所使用的主要物理元器件,计算机的发展经历了电子管计算机、晶体管计算机、集成电路计算机、大规模 / 超大规模集成电路计算机四代。

1. 第一代计算机

第一代计算机出现在 1946 年至 1958 年,构成计算机的主要元器件为电子管,软件主要是机器语言和汇编语言,以科学计算为主要应用领域。世界上第一台电子数字式计算机——电子数字积分计算机(Electronic Numerical Integrator and Calculator,ENIAC)诞生于 1946 年 2 月,是美国宾夕法尼亚大学物理学家莫克利(J. Mauchly)和工程师埃克特(J. P. Eckert)等人共同开发的。ENIAC 自身没有存储器,只有寄存器,仅能寄存 10 个数码,如图 1-1 所示。

世界上第一台通用的存储程序式计算机是 1949 年英国剑桥大学数学实验室莫里斯·威尔克斯(Maurice V. Wilkes)教授研制的电子延迟存储自动计算机(Electronic Delay Storage Automatic Calculator,EDSAC),它采用水银延迟线作存储器,程序保存在纸带上,需要时送入计算机。

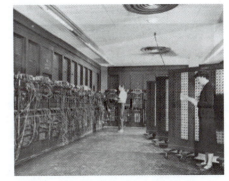

图 1-1 第一台电子数字计算机 ENIAC

2. 第二代计算机

第二代计算机出现在 1958 年至 1964 年,以晶体管为计算机的主要元器件。由于晶体管体积更小、寿命更长、发热更少,因此第二代计算机比第一代计算机体积更小,性能更加稳定可靠。计算机软件开始使用面向过程的程序设计语言,如 Fortran、Cobol 等,以及以批处理为主的操作系统。世界上第一台全部使用晶体管的计算机是 1958 年国际商业机器公司(International Business Machines Corporation,IBM)研发的 RCA501 型。第二代计算机的应用以科学计算和数据处理为主,并开始用于工业控制。

3. 第三代计算机

第三代计算机出现在1964年至1970年，计算机以集成电路为主要元器件，体积更小、耗电量更少、可靠性更高。第三代计算机的运算速度可达每秒几十万次至几百万次基本运算，软件逐渐完善，出现了分时操作系统，高级语言得到了进一步发展，世界上第一台集成电路通用计算机是1964年IBM公司研制成功的IBM System/360，设计出OS/360操作系统。第三代计算机的应用领域也扩展到文字处理和图形处理等方面。

4. 第四代计算机

第四代计算机始于1971年，以计算机硬件采用大规模和超大规模集成电路为标志。美国ILLIAC-IV计算机是第一台全面使用大规模集成电路的计算机。根据计算机应用领域的不同，第四代计算机向巨型机和小型机两个方向发展。

1.1.2 计算机系统组成与工作原理

尽管计算机硬件的发展日新月异，但从第一代的EDSAC到当前最先进的计算机一直采用冯·诺依曼体系结构，即计算机的数制采用二进制，计算机按照程序顺序执行。1945年，冯·诺依曼（J. von Neumann）提出了"存储程序"思想，即将程序本身当作数据来对待，程序和数据用同样的方式存储在计算机中。这一思想为电子计算机的逻辑结构设计奠定了基础，成为计算机设计的基本原则，并沿用至今。

"存储程序"的主要思想包括：

① 计算机硬件由五个基本部分组成：运算器、控制器、存储器、输入设备和输出设备。
② 信息用二进制来表示、存储和传输。
③ 程序和数据存放在存储器中。

这一思想决定了计算机硬件系统由运算器、控制器、存储器和输入/输出设备五大部分组成。它们之间的相互关系如图1-2所示，各部分的功能如下：

- 运算器即算术逻辑单元（Arithmetic Logical Unit，ALU），负责对数据进行加工处理，可以完成算术运算和逻辑运算，还可以暂存运算结果。
- 控制器（Control Unit，CU），是计算机硬件系统的指挥控制中心，负责向其他部件发出控制信号，使它们能够自动且协调工作。
- 存储器（Memory），是具有记忆功能的部件，用于存储数据和程序等各种信息。
- 输入/输出设备（Input/Output Device），负责向/从计算机系统输入/输出信息。

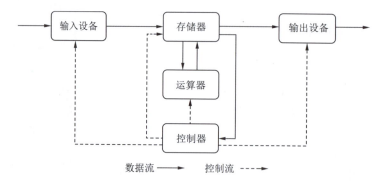

图1-2 计算机硬件系统结构示意图

1.1.3 计算机硬件系统

通常，计算机从外部看可分为主机、显示器、鼠标、键盘和音箱（或耳机）等几部分。主机内部通常包括主板、中央处理器（Central Processing Unit，CPU）、内存、硬盘、显卡、声卡、网卡、光驱、电源等硬件设备。主机正面和背面结构如图1-3所示。

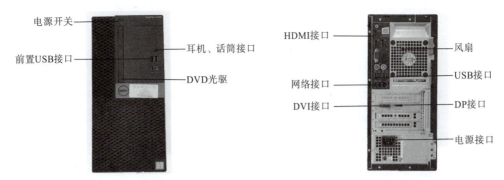

图 1-3　主机正面和背面结构

1. 主板

主板是一块集成线路板，上面分布着各种芯片、插槽、插接件和接口，从而将 CPU、内存、显示器、键盘等主机内、外硬件设备有机地结合在一起，形成一个完整的计算机硬件系统。

主板连接着计算机主机的各个部件，其质量决定了整个计算机硬件系统的稳定性。主板结构规定了主板上元器件的布局排列方式、尺寸大小、形状和所使用的电源规格等内容。所有主板厂商都必须遵守通用标准。现今市场上常见的主板结构有 ATX、BTX。

主板上搭载的芯片组和 CPU 卡槽决定了主板支持的 CPU 类型（例如 Core i9、ryzen9 等）和数量。不同类型的 CPU 可能结构、尺寸都不相同，需要主板配备合适的 CPU 插槽和相匹配的芯片组才能保障计算机的正常工作。除提供对 CPU 类型和主频的支持外，芯片组还负责对主板系统总线频率、内存管理等提供支持。

此外，主板上还搭载有内存插槽、扩展插槽、I/O 接口等元配件。内存插槽类型与内存类型相匹配，决定了主板能支持的内存种类和容量。主板能支持的最大内存容量越大，计算机扩展性就越好，性能也越高。扩展系统功能的各种接口卡，如显卡、声卡、网卡等，都插在扩展插槽内。I/O 接口则用于连接计算机的输入/输出设备。I/O 接口包括 USB 接口、HDMI 接口和网络接口等。USB 接口支持具备 USB 接口的 U 盘、移动硬盘、鼠标、键盘等外围设备；HDMI 接口用于连接显示器；网络接口用于连接网线。

2. 中央处理器

CPU 主要由运算器、控制器、寄存器组和内部总线等构成，是计算机的核心，其外观如图 1-4 所示。它的主要任务是负责处理、运算计算机内部的所有数据。

CPU 的主频、字长、缓存、核心数等指标决定着 CPU 的性能。

① 主频：CPU 的实际工作频率，是 CPU 运算速度的最基本指标。一般来说，主频越高，CPU 运行速度越快。

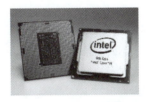

图 1-4　几种主流的 CPU 外观

② 字长：CPU 在单位时间内一次能处理的二进制数的位数。它决定了 CPU 执行指令的速度，也能影响 CPU 处理数据信息的精度。CPU 单次能处理的字长越长，其一次能处理的二进制数位数就更多，处理能力就越好。因此在相同的工作频率下，64 位处理器的处理速度比 32 位的更快。

③ 缓存（Cache）：CPU 内部进行高速数据交换的存储器。CPU 进行运算时，直接与缓存交换数据，以解决 CPU 运算速度与内存存取速度之间巨大差距而造成的瓶颈问题。目前，CPU 多为三级缓存：L1、L2 和 L3，每级缓存都比前一级速度慢且容量大。L1 容量最小速度最快、距离 CPU 最近，L3 则与之相反。

④ 核心数：单块 CPU 中集成处理器的个数。CPU 核心数越多，其多任务处理性能越好。多核 CPU 在完成多任务时效率要比单核 CPU 高得多。目前主流计算机的 CPU 为六核、八核等。

世界上最大的两家 CPU 生产厂家是 Intel 公司和 AMD 公司。Intel 公司推出了酷睿（Core）等系列产品，AMD 公司推出了锐龙（Ryzen）等系列产品。目前，国内 CPU 技术也有了较大的进步，如神威·太湖之光超级计算机安装了中国自主研发的"申威 26010"众核处理器，国产"龙芯"系列芯片也已广泛应用在政企办公、能源、电力、石油、交通等行业。

> **思政导引：**
> 神威·太湖之光是中国自主研发的超级计算机，其运行速度每秒超十亿亿次，在全球超级计算机中排名第四。神威·太湖之光的面世打破了国外的技术封锁，在航空航天、海洋科学等领域都取得了重要成果。

随着图形图像处理技术的发展，对处理器运算速度提出了更高的要求，为此图形处理器（Graphics Processing Unit，GPU）应运而生。GPU包含大量的运算单元，核心数远超CPU，被称为众核处理器，因此GPU相比CPU拥有更高的运算速度。GPU最早设计用于图形显示，经过20多年的发展，已被广泛应用于人工智能和机器学习等领域。

3. 存储器

计算机的存储器分为内存和外存。内存主要特点是速度快，容量小，可以与CPU直接交换数据，用于临时存放程序、数据及中间结果。计算机的外存有硬盘、光盘、U盘和移动硬盘等。与内存相比，外存容量大，存取速度慢，不能与CPU直接交换数据，可以长期存放程序和数据，断电后存储器中的信息不会丢失。

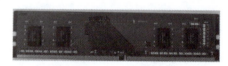

图1-5 内存外观

（1）内存

内存由内存芯片、电路板、金属引脚（又称金手指）等组成，呈条形，故称内存条，如图1-5所示。计算机工作时，CPU会把需要运算的数据从外存调到内存中进行处理，处理结束后CPU再将结果从内存传送到外存中存放。内存的容量和数据传输速率对整个计算机系统的性能有着很大影响。内存容量通常指主板上所有内存条容量的总和，内存的数据传输速率则由内存所能达到的最高工作频率决定。内存容量越大，内存工作频率越高，系统的性能越高。目前市场上比较常见的内存条型号是DDR4。内存按照其功能特征又可分为只读存储器和随机存取存储器。

① 只读存储器（Read-Only Memory，ROM）：以非破坏性读出方式工作，只能读出无法写入信息，又称固定存储器，常用于存储各种固定程序和数据。ROM中的信息一旦写入，即使断电也不会丢失。

② 随机存取存储器（Random Access Memory，RAM）：又可称为主存，与CPU相连接，并可直接与CPU交换数据。RAM可随时读写数据且速度快，通常用作操作系统或其他正在运行程序的临时数据存储介质。与ROM不同，一旦断电，RAM中存储的数据便会丢失。

（2）外存

外存又可称为辅存，可以长久存储计算机文档、信息等。外存存储容量大，但不能直接与CPU交换信息。当CPU需要读取外存数据时，需将外存中的信息送入内存，才能被计算机执行。常见的外存有硬盘、U盘等。

① 硬盘：可分为机械硬盘（Hard Disk Drive，HDD）、固态硬盘（Solid State Drive，SSD）。

机械硬盘由磁盘盘片、磁头、主轴与传动轴等组成，属于机械构造形式，外观如图1-6所示。硬盘接口分为IDE、SATA、SCSI和光纤通道四种。目前主流的SATA接口或者早期的IDE接口的硬盘主要用于家用产品中；SCSI接口的硬盘主要应用于服务器市场；光纤通道只用在高端服务器上，价格昂贵。

固态硬盘则是由固态电子存储芯片阵列而制成的硬盘。区别于机械硬盘由磁盘、磁头等机械部件构成，整个固态硬盘结构无机械装置，全部是由电子芯片及电路板组成，有着良好的抗震和较高的读写速度。目前主流的固态硬盘为SATA3接口的产品，也有PCIE接口的固态硬盘，其读写速度比SATA3接口更快。

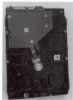

图1-6 机械硬盘的外观

硬盘的容量越大、转速（硬盘读取和传输数据的速度，如7200转/分钟）越高、缓存（协助提高数据传输能力）容量越大，硬盘的性能就越高。

② U盘：又称USB闪存盘，是一种随身型移动存储设备。U盘不需要物理驱动器，可通过USB接口与计算机交换数据。它体积小、易携带、读写速度快。常见的U盘容量有64GB、128GB、256GB等，甚至达1TB。

③ 移动硬盘：是以硬盘为存储媒介的便携式移动存储设备，多采用USB、IEEE1394等传输速度较快的接口，能以较快的速度与系统进行数据传输。移动硬盘存储容量大、兼容性好。常见的移动硬盘容量有1TB、2TB等。

4. 输入 / 输出设备

输入设备是指向计算机输入数据的设备，如鼠标、键盘、扫描仪、输入板等；输出设备则是将计算机处理结果显示或输出给用户的设备，如显示器、打印机等。

1.1.4 计算机软件系统

计算机软件按功能特点和用途可以分为系统软件和应用软件两大类。

1. 系统软件

系统软件是面向计算机系统、为方便用户更好地使用计算机软硬件资源、支持应用软件运行的程序集合。只有在系统软件的支持下，用户才能运行各种应用软件。系统软件主要分为操作系统、程序设计语言处理软件和数据库管理系统等。

（1）操作系统

操作系统（Operating System，OS）是计算机中最为重要的一类系统软件。它处在计算机软件的最底层，负责管理计算机系统的硬件资源、软件和数据资源，使用户能够方便地使用计算机系统，并使计算机系统能高效地工作。常用的操作系统除 Windows 外，还有 UNIX、Linux、Mac OS 等。

① UNIX 操作系统：由肯·汤普逊和丹尼斯·里奇于 1969 年在美国 AT&T 公司的贝尔实验室开发，具有多用户、多任务的特点，支持多种处理器架构。1971 年，美国 AT&T 公司在 PDP-11 计算机上运行了该操作系统。UNIX 操作系统的可移植性强，可在微型机、工作站、大型机和巨型机上安装及运行。

② Linux 操作系统：是一种类 UNIX 操作系统，由林纳斯·托瓦兹于 1991 年 10 月首次发布。自发布后，全世界无数程序员参与了 Linux 的修改、编写工作，从而发展出了各种特色的操作系统。Linux 操作系统完全免费、开放源代码，没有版权，具有多用户、多任务、性能稳定、安全性高等特点，可在多种计算机上安装及运行。

我国的操作系统多为基于 Linux 内核的二次开发，自 1999 年中国第一款国产操作系统发布后，二十多年间国产操作系统得到了长足发展。目前最具代表性的国产操作系统是麒麟操作系统，它具有响应速度快、兼容性好等优点，被应用在多个行业领域。

③ Mac OS 操作系统：是苹果公司于 2001 年开发的一套图形化操作系统。Mac OS 最底层是基于 UNIX 内核的。Mac OS 安全性高，与其他设备联动性好，流畅易操作。此外，Mac OS 系统的操作界面非常有特色，突出了形象的图标和人机交互，可在 Macintosh 系列计算机上安装及运行。

（2）程序设计语言处理软件

程序设计语言处理软件是程序设计的重要工具，它使计算机能够接收并处理具有相应格式的语言。

计算机语言可以分为机器语言、汇编语言和高级语言。机器语言和汇编语言属于低级语言。低级语言更接近机器指令，是接近计算机底层的编程语言。机器语言执行效率高，是计算机唯一可直接执行的语言。高级语言有 C、Java、Python 等。高级语言更接近人类的日常语言，必须要被解释编译后才能被机器执行。高级语言编写更容易，有较高的可读性，开发效率更高，但机器对其执行效率低。

（3）数据库管理系统

数据库管理系统（Database Management System，DBMS）是位于用户和操作系统之间，操纵和管理数据库的大型软件。用户借助一个简明的应用接口，就可以用不同的方法建立、修改和查询数据库，方便地定义和操纵数据，维护数据的安全性和完整性，以及并发控制和恢复数据库。常用的数据库管理系统包括 Microsoft SQL Server、Oracle、MySQL 等传统的关系型数据库管理系统和 Redis、MongoDB 等新型非关系型数据库系统。

> **思政导引：**
> 由蚂蚁集团完全自主研发的企业级分布式关系数据库 OceanBase，具有数据强一致、高可用、高性能等特点。2020 年 OceanBase 打破数据库基准性能测试（TPC-C）的世界纪录，其性能是前世界纪录保持者 Oracle 数据库的数倍。

2. 应用软件

应用软件是利用计算机的软、硬件为某一专门应用目的而开发的软件。根据服务对象的不同，应用软件可分为通用软件和专用软件两类。

通用软件是为解决多数人都会遇到的问题而设计的软件。常用的通用软件有办公软件（如Office）、辅助设计软件（如AutoCAD）、聊天社交软件（如微信）、网络应用软件（如浏览器）、杀毒软件（如360杀毒）和防火墙软件（如ZoneAlarm Pro）等。此外，还有根据专业需求开发设计的专业软件，这些软件的设计和开发一般是为了解决某些特定问题，如医院信息系统、互联网医院等。

1.1.5　新型计算机系统

1. 量子计算机

量子计算机是一种通过量子力学规律以实现数学和逻辑运算的系统，具有处理和存储信息的能力。量子计算机装置遵循量子计算的基本理论，处理和计算的是量子信息，运行的是量子算法。量子计算机相较于传统计算机有很多优势，如速度快、信息安全性高。目前，量子计算机已经在大数分解和无序数据库搜索问题上显示出超越传统计算机的能力。量子计算机可以为蛋白质结构模拟、药物研发等提供有力工具，在生物医药等行业具有良好的应用前景。此外，量子计算机在人工智能、密码分析等领域也拥有巨大潜力。

> **思政导引：**
>
> 习近平总书记在党的二十大报告中指出，以国家战略需求为导向，集聚力量进行原创性引领性科技攻关，坚决打赢关键核心技术攻坚战。近年来，我国在量子信息科技领域取得了跨越式发展，突破了一系列重要科学问题和关键核心技术，产出了一批具有重要国际影响力的成果。2020年12月，中国科学技术大学潘建伟团队成功构建量子计算原型机"九章"。这一突破使中国成为全球第二个实现"量子优越性"的国家。

2. 光子计算机

光子计算机是一种依靠光子进行信息存储、处理、运算、操作的新型计算机。光的并行和高速等特征使得光子计算机的运算速度比现有的高速电子计算机快上千倍。光子计算机具有运行速度快、存储信息量大、容错性强、处理精度高等优点。但光子计算机需要极为精细的元件和装配精度，目前尚未实现微型化、集成化。

3. 生物计算机

生物计算机是以核酸分子作为"数据"，以生物酶及生物操作作为信息处理工具的一种新颖的计算机模型，也被称作仿生计算机。生物计算机以生物工程技术产生的蛋白质分子作为生物芯片来替代半导体硅片，利用有机化合物存储数据。生物计算机具有体积小、功效高、存储和并行能力强、可自我修复、可靠性高等优点。

1.2　计算机中的数制与编码

在日常生活中，信息一般以数字、声音、文字、图像等多种形式展现。但在计算机内部，所有的信息都要经过数字化编码转化为二进制才能被计算机存储和处理。也就是说，不管用户输入的是什么类型的数据，计算机都要将它们转换为二进制数据进行处理，输出时再将二进制结果转换为文字、图像、数字等形式输出。

1.2.1　数制

数制也称为计数制，是一种用固定符号和统一规则表示数值的方法。用进位的方法进行计数的数制称为进位计数制。在各种进制中（统称为 R 进制），有一个统一的规则，即"逢 R 进1"。所有的数制都包括数码、基数和位权三个要素。

① 数码：数制中表示基本数值大小的不同数字符号，R 进制的数码为 0，1，…，$R-1$。例如，十进制中的数码为 0，1，2，3，4，5，6，7，8，9。

② 基数：数制中所能使用的数码的个数。R 进制数的基数为 R。例如，二进制的基数为 2，十进制的基数为 10。

③ 位权：数制中每一固定位置对应的单位值称为位权。对于任意 R 进制数，其整数部分第 i 位的位权为 $R^{(i-1)}$，小数部分第 j 位的位权为 R^{-j}。例如，十进制的数字 321.16，3 的位权是 $10^{3-1}=100$，2 的位权是 $10^{2-1}=10$，6 的位权是 $10^{-2}=0.01$。

对于任意一个含有 m 位整数和 n 位小数的 R 进制数字 D：$A_{m-1}A_{m-2}\cdots A_0A_{-1}\cdots A_{-n}$，其按权展开式为

$D=A_{m-1}\times R^{m-1}+A_{m-2}\times R^{m-2}+\cdots+A_0\times R^0+A_{-1}\times R^{-1}+\cdots+A_{-n}\times R^{-n}$

虽然日常常用的是十进制计数法，但在计算机中常用的数制是二进制。由于八进制和十六进制的书写比二进制方便，在计算机中也常被用到。

1. 十进制（Decimal）

十进制的规则是"逢十进一"，含有 0～9 共十个数码，基数为 10。十进制数可在数字后加字母 D 或括号外加下标 10 表示，如十进制数字 1960 可以表示为 1960D 或 $(1960)_{10}$。但日常生活中默认十进制数是不加字母或下标的。十进制数字 123.45 的按位权展开式为

$(123.45)_{10}=1\times 10^2+2\times 10^1+3\times 10^0+4\times 10^{-1}+5\times 10^{-2}$

2. 二进制（Binary）

二进制的规则是"逢二进一"，含有 0 和 1 共两个数码，基数为 2。二进制数可在数字后加字母 B 或括号外加下标 2 表示，如二进制数字 1101 可以表示为 1101B 或 $(1101)_2$。二进制数字 $(1101.101)_2$ 的按位权展开式为

$(110.101)_2=1\times 2^2+1\times 2^1+0\times 2^0+1\times 2^{-1}+0\times 2^{-2}+1\times 2^{-3}$

3. 八进制（Octal）

八进制的规则是"逢八进一"，含有 0～7 共八个数码，基数为 8。八进制数可在数字后加字母 O 或括号外加下标 8 表示，如八进制数字 156 可以表示为 156O 或 $(156)_8$。八进制数字 $(147.56)_8$ 的按位权展开式为

$(147.56)_8=1\times 8^2+4\times 8^1+7\times 8^0+5\times 8^{-1}+6\times 8^{-2}$

4. 十六进制（Hexadecimal）

十六进制的规则是"逢十六进一"，含有 0～9 和 A～F 共十六个数码，基数为 16。十六进制数可在数字后加字母 H 或括号外加下标 16 表示，如十六进制数 A3F 可以表示为 A3FH 或 $(A3F)_{16}$。十六进制数字 $(17F.C2)_{16}$ 的按位权展开式为

$(17F.C2)_{16}=1\times 16^2+7\times 16^1+15\times 16^0+12\times 16^{-1}+2\times 16^{-2}$

1.2.2 数制转换

不同的数制间可以进行进制转换。

1. 非十进制数转换为十进制数

非十进制数转换为十进制数时，只需将其按位权展开，并计算按位权展开式的结果即可得到其十进制结果。

例如，将 $(1101.01)_2$ 转换为十进制数：

$(1101.01)_2=(1\times 2^3+1\times 2^2+0\times 2^1+1\times 2^0+0\times 2^{-1}+1\times 2^{-2})_{10}=(8+4+0+1+0+0.25)_{10}=(13.25)_{10}$

2. 十进制数转换为非十进制数

将十进制数转换为其他进制数时，需要对整数部分和小数部分分别进行转换。对整数部分采用"除基数取余法"，对小数部分取用"乘基数取整法"。

① 所谓"除基数取余法"，就是将十进制数除以所需转换进制数的基数 R，所得商继续作为被除数，直至所得商为 0 时。将第一次整除所得的余数作为所求进制数的最低位，最后一次整除的余数作为所求进制数的最高位，每次所得的余数从低到高排列，即可得到所求进制数。

例如，用"除基数取余法"将十进制整数 87 转换为二进制数，计算过程如下：

```
除数（二进制基数为 2）    被除数        余数
        2  |  87    ……    1
        2  |  43    ……    1
        2  |  21    ……    1
        2  |  10    ……    0
        2  |   5    ……    1
        2  |   2    ……    0
        2  |   1    ……    1
              0
```

所得结果为：$(87)_{10}=(1010111)_2$

② 所谓"乘基数取整法"，就是将十进制小数乘以所需转换进制数的基数 R，所得结果的整数部分作为所求 R 进制小数的第一位数码，然后取小数部分继续乘以 R，再将所得整数部分作为第二位数码，重复上述操作直至所得小数部分为 0 时或精度达到要求。每次相乘所得的整数从前至后排列，即可得到所求进制数的小数部分。

例如，用"乘基数取整法"将十进制小数 0.6875 转换为八进制小数，计算过程如下：

乘基数　　　　　积的整数部分

$0.6875 \times 8=5.5$　　　　5

$0.5 \times 8=4$　　　　　　4

所得结果为：$(0.6875)_{10}=(0.54)_8$

将一个十进制数转换为其他进制数，只需将这个十进制数的整数部分和小数部分分别转换后再组合，即可得到所求的 R 进制数。

例如，将十进制数 87.6875 转换为二进制数，计算过程如下：

$(87)_{10}=(1010111)_2$　　$(0.6875)_{10}=(0.1011)_2$

所得结果为：$(87.6875)_{10}=(1010111.1011)_2$

3. 二进制数转换为八进制数或十六进制数

由于 $2^3=8$ 以及 $2^4=16$，因此二进制数与八进制数和十六进制数之间的转换存在着一定的规律，即每三位二进制数对应一位八进制数，每四位二进制数对应一位十六进制数。二进制数转换为八进制数时，将整数部分从右向左，每三位划分为一组，最后一组不足三位时在最左侧以 0 补足；小数部分则从左向右划分，每三位划分为一组，最后一组不足三位时在最右侧以 0 补足。然后将每组二进制数转换为对应的八进制数即可得到最终结果。八进制数转换为二进制数，则需将每位八进制数以对应的三位二进制数表示。

例如，将 $(10110.1011)_2$ 转换为八进制数，计算过程如下：

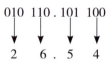

所得结果为：$(10110.1011)_2=(26.54)_8$

例如，将八进制数 $(72.32)_8$ 转换为二进制数，所得结果如下：

$(72.32)_8=(111\ 010.011\ 010)_2=(111010.01101)_2$

同理，将二进制数转换为十六进制数时，则将整数部分从右至左每四位划分为一组，最后一组不足四位时在最左侧以 0 补足；小数部分从左至右每四位划分为一组，最后一组不足四位时在最右侧以 0 补足。十六进制数转换为二进制数时，则将每位十六进制数用等值的四位二进制数表示即可。

十进制、二进制、八进制、十六进制数值的对应关系如表 1-1 所示。

表 1-1　十进制、二进制、八进制、十六进制数值的对照关系表

十进制	二进制	八进制	十六进制	十进制	二进制	八进制	十六进制
0	0000	0	0	8	1000	10	8
1	0001	1	1	9	1001	11	9
2	0010	2	2	10	1010	12	A
3	0011	3	3	11	1011	13	B
4	0100	4	4	12	1100	14	C
5	0101	5	5	13	1101	15	D
6	0110	6	6	14	1110	16	E
7	0111	7	7	15	1111	17	F

> **要点提示：**
> 二进制数与八进制数、十六进制数之间的特殊关系使其可以用上述的简单方法进行数制转换。其他类型的数制若需进行转换，则要先将其转换为相应的十进制后，再将十进制数转换为对应的数制。

1.2.3 数据编码

1. 数值型数据编码方式

在计算机中，数据是以二进制形式存储运算的。计算机中数据的最小单位是二进制数中的一位，称为"比特"（bit），简写为 b。在计算机中，常用的数字、字母等一般以八位二进制数进行编码，因此，将一组八位二进制数称为"字节"（Byte），简写为 B。字节是计算机数据处理的基本单位，1B=8bit。一个英文字母占一个字节，一个汉字占据两个字节空间。此外，计算机中常见的容量单位还有 KB、MB、GB、TB 等，1KB=1 024Byte，1MB=1 024KB，1GB=1 024 MB，1TB=1 024GB。

数值型数据用二进制形式表示时，不仅要考虑它的数值，也要考虑到它的符号。数在计算机中的二进制表示形式称为机器数。机器数对应的真正数值称为真值。通常用机器数的最高位作为符号位。符号位为 0 表示正数，1 表示负数。对于一个数，计算机要使用一定的方式将符号位和数值位进行编码存储，其中原码、反码和补码是常用的编码方式。

（1）原码

用机器数的最高位代表符号，正数的符号位为 0，负数的符号位为 1，数值部分则用真值的绝对值的二进制形式表示，这种表示方法称为原码表示法。数字 X 的原码可以用 $[X]_{原}$ 表示，如 +72 的原码为 $[+72]_{原}$=(01001000)$_2$，-72 的原码为 $[-72]_{原}$=(11001000)$_2$。原码能简单、直观地表示一个数。

计算机的运算器只做加法运算，减法运算实际上是通过加法实现的，即两个数相减就是一个数加上另一个数的负数。这时如果用原码计算十进制数 1-1 时，1-1=1+(-1)=(00000001)$_2$+(10000001)$_2$=(10000010)$_2$=-2，这个结果明显是错误的。此外，+0 和 -0 用原码表示有两个不同的结果。为了解决这些问题，计算机中又引入了反码和补码的概念。

（2）反码

反码表示法的规则是：正数的反码与原码相同，负数的反码是对原码除符号位外的所有数位按位取反。数字 X 的反码可以用 $[X]_{反}$ 表示，如 +72 的反码为 $[+72]_{反}$=(01001000)$_2$，-72 的反码为 $[-72]_{反}$=(10110111)$_2$。但是反码仍然存在 0 的两种不同表示方法。

（3）补码

正数的补码就是其原码本身，负数的补码则是其反码的最低位加一。数字 X 的补码可以用 $[X]_{补}$ 表示。如 +72 的补码为 $[+72]_{补}$=(01001000)$_2$，-72 的补码为 $[-72]_{补}$=(10111000)$_2$。这时"0"的补码只有一种表现形式，即 00000000。

2. 字符编码方式

计算机除数值型数据外，还要处理字符等非数值型数据，为此，需要对字符等信息编码，将其转换为二进制编码。现在国际上常用的编码系统有 ASCII 码（American Standard Code for Information Interchange，美国信息交换标准编码）、Unicode 编码，常用的汉字编码方案有国标码（GB 码）等。

（1）ASCII 码

ASCII 码是现今国际上比较通用的单字节编码系统，已被国际标准化组织（International Organization for Standardization，ISO）接收为国际标准。ASCII 码采用一个字节（8 位二进制）进行编码，字节的最高位为校验位，通常填充为 0，用来验证信息传输的正确性。剩下的 7 位用来表示 2^7=128 个字符，包含 10 个阿拉伯数字、52 个英文大小写字母、32 个通用控制字符以及 34 个控制码，如字母 A 所对应的 ASCII 码为"01000001"。ASCII 编码规则如表 1-2 所示。

表 1-2 ASCII 字符代码表

高四位 低四位		ASCII 非打印控制字符									ASCII 打印字符									
		0000				0001					0010		0011		0100		0101		0110		0111
		0				1					2		3		4		5		6		7
	十进制	字符	Ctrl	代码	字符解释	十进制	字符	Ctrl	代码	字符解释	十进制	字符	十进制	字符	十进制	字符	十进制	字符	十进制	字符	Ctrl
0000	0	BLANK NULL	^@	NULL	空	16	►	^P	DLE	数据链路转意	32		48	0	64	@	80	P	96	`	112	p
0001	1	☺	^A	SOH	头标开始	17	◄	^Q	DC1	设备控制 1	33	!	49	1	65	A	81	Q	97	a	113	q
0010	2	☻	^B	STX	正文开始	18	↕	^R	DC2	设备控制 2	34	"	50	2	66	B	82	R	98	b	114	r
0011	3	♥	^C	ETX	正文结束	19	‼	^S	DC3	设备控制 3	35	#	51	3	67	C	83	S	99	c	115	s
0100	4	♦	^D	EOT	传输结束	20	¶	^T	DC4	设备控制 4	36	$	52	4	68	D	84	T	100	d	116	t
0101	5	♣	^E	ENQ	查询	21	§	^U	NAK	反确认	37	%	53	5	69	E	85	U	101	e	117	u
0110	6	♠	^F	ACK	确认	22	■	^V	SYN	同步空闲	38	&	54	6	70	F	86	V	102	f	118	v
0111	7	•	^G	BEL	震铃	23	↨	^W	ETB	传输块结束	39	'	55	7	71	G	87	W	103	g	119	w
1000	8	◘	^H	BS	退格	24	↑	^X	CAN	取消	40	(	56	8	72	H	88	X	104	h	120	x
1001	9	○	^I	TAB	水平制表符	25	↓	^Y	EM	媒体结束	41	)	57	9	73	I	89	Y	105	i	121	y
1010	A	10	^J	LF	换行/新行	26	→	^Z	SUB	替换	42	*	58	:	74	J	90	Z	106	j	122	z
1011	B	11	♂	^K	VI	竖直制表符	27	←	^[	ESC	转意	43	+	59	;	75	K	91	[	107	k	123	{
1100	C	12	♀	^L	FF	换页/新页	28	∟	^\	FS	文件分隔符	44	,	60	<	76	L	92	\	108	l	124	|
1101	D	13	♪	^M	CR	回车	29	↔	^]	GS	组分隔符	45	-	61	=	77	M	93	]	109	m	125	}
1110	E	14	♫	^N	SO	移出	30	▲	^6	RS	记录分隔符	46	.	62	>	78	N	94	^	110	n	126	~
1111	F	15	☼	^O	SI	移入	31	▼	^-	US	单元分隔符	47	/	63	?	79	O	95	_	111	o	127	△	^Back space

注：表中的 ASCII 字符可以用 Alt+"小键盘上的数字键"输入

（2）Unicode 编码

ASCII 编码起源于美国，只能支持基础的拉丁字符，无法满足全世界其他国家的需求。全世界各国制定的字符集存在不兼容的情况。如何用一个字符集表达所有语言？为此，Unicode 诞生了。Unicode 编码是国际标准化组织制定的可以容纳世界上所有文字和符号的编码方案，也可称之为统一码或万国码。它为多种语言中的绝大多数字符都设置了统一的二进制编码。常见的 Unicode 编码方案有 UTF-8 和 UTF-16 两种。UTF-8 是一种可变字节长度的字符编码，可根据字符的不同变换长度，使用 1～4 个字节表示一个字符，其编码的第一个字节与 ASCII 兼容，成为目前被广泛使用的一种编码方式。UTF-16 同时结合了变长和定长两种编码的特点，使用 2 或 4 个字节表示一个字符。Unicode 也就成为了全世界一种通用的编码，被 Apple、Oracle、IBM 等厂商广泛接受。

（3）汉字编码

ASCII 码只能表示西文数字，计算机系统又该如何处理汉字信息并对其进行编码呢？为此中国国家标准总局发布了一套《信息交换用汉字编码字符集》的国家标准，标准号为 GB 2312—1980。在 GB 2312 中收录了 6 763 个汉字以及 682 个图形字符，包含了大量常用汉字。但 GB 2312 远远无法表示出全部汉字，于是又提出汉字内码扩展规范 GBK。GBK 采用双字节，收录了 21 886 个汉字和符号，并可以向下兼容 GB 2312。但是 GBK 的收录内容也远远不够，为此我国在 2000 年又推出了《信息技术中文编码字符集》GB 18030，并在之后进行修订。它是一种变长字节字符集，收录汉字符号共 70 244 个，并且向下兼容 GB 2312 和 GBK。

1.3 计算机网络基础知识

计算机网络是指将地理位置不同的具有独立功能的多台计算机及其外围设备，通过通信线路连接起来，在网络操作系统、网络管理软件及网络通信协议的管理和协调下，实现资源共享和信息传递的计算机系统。目前，计算机网络在人们的日常生活中发挥着极大的作用，在各行各业中应用广泛。

1.3.1 计算机网络的定义与分类

计算机网络主要提供资源共享、网络通信、分布式处理等功能。计算机网络的分类方法有很多，一般按如下几种标准分类。

1. 按地理范围分类

按照网络覆盖的地理范围来分，计算机网络可以分为局域网（Local Area Network，LAN）、城域网（Metropolitan Area Network，MAN）和广域网（Wide Area Network，WAN）。

（1）局域网

地理范围一般是方圆几千米以内，属于一个部门或单位组建的小范围内的网络。局域网组网方便、成本低，易于建立、维护与扩展。学校里的校园网就属于局域网。以太网是当前应用最普遍的计算机局域组网技术。以太网使用 CSMA/CD（载波监听多路访问及冲突检测）技术，以电气与电子工程师协会（Institute of Electrical and Electronics Engineers，IEEE）制定的 IEEE 802.3 标准为技术标准，它规定了包括物理层和数据链路层的协议和接口。

（2）城域网

城域网覆盖范围介于广域网和局域网之间，规模如一个城市、一个地区。它的运行方式类似局域网。

（3）广域网

跨城市、地区甚至跨国家组建的网络，覆盖范围从几百千米到数万千米。广域网传输距离长，一般采用高速传输介质，常借助公用网络传递主机发送的信息。全球最大的广域网是因特网 Internet。

2. 按拓扑结构分类

计算机网络的拓扑结构就是网络中通信线路和计算机节点之间的几何逻辑关系。常见的网络拓扑结构有总线、环状、星状、树状、网状。

（1）总线拓扑结构

在总线拓扑结构的网络中，所有节点之间的通信通过一条公用的通信线路来完成，这条线路称为"总线"。总线网络中信息是以广播形式发送的，一个节点发送信息，会通过总线传送到其余每一个节点上。总线拓扑的优点是结构简单，易于扩展，但一旦总线受到损坏会导致整个网络瘫痪。

（2）环状拓扑结构

在环状拓扑结构的网络中，节点之间按照一定的顺序连接成环路。由于该结构的网络中的任何节点出现问题都会导致整个网络瘫痪，因此目前已经较少使用。

（3）星状拓扑结构

在星状拓扑结构的网络中，有一个唯一的中心节点负责转接，其余任何两个节点的通信都要经过中心节点，也使得中心节点可能成为网络的堵点。在具体的网络结构中，通常把计算机作为一般节点，中心节点采用交换机等连接设备。目前小型局域网多采用这种结构。

（4）树状拓扑结构

在树状拓扑结构的网络中，计算机节点呈树状连接。该结构网络易于扩展，故障隔离较容易，但各个节点对根节点的依赖性较大。一般在局域网的扩展上采用该结构。

（5）网状拓扑结构

在网状拓扑结构的网络中，各节点通过传输线互连，并且每个节点至少与其他两个节点相连。网状拓扑的优点是可靠性高，可扩展性好，节点之间的依赖性低，即使网络中有失效节点，仍可以通过其他路径传输数据流。但其结构复杂，成本较高。目前广域网广泛采用这种结构。

1.3.2 计算机网络的组成

计算机网络的软件包括网络操作系统、网络服务软件、网络应用软件和网络协议软件等。计算机网络的硬件主要包括计算机、网络互联设备和传输介质。

1. 计算机网络软件

（1）网络操作系统

网络操作系统（Network Operating System，NOS）是负责管理整个网络的资源和方便网络用户使用的软件集合，也是网络用户与计算机网络之间的接口。常见的网络操作系统有 Windows Server、UNIX 和 Linux。

Windows 类操作系统在局域网配置中较常见，一般用在中低档服务器中。高端服务器通常采用 UNIX、Linux 等非 Windows 类操作系统。UNIX 操作系统一般用于大型网站或大型企事业局域网中，具有良好的网络管理功能和丰富的应用软件。Linux 操作系统最大的特点就是源代码开放，可以免费得到许多应用程序。

（2）网络服务软件

网络服务软件是运行于特定操作系统下提供网络服务的软件。搭载 Windows 操作系统的 Internet 信息服务器（Internet Information Server，IIS）可以提供 Web 服务、FTP 文件传输服务和 SMTP 简单邮件传输服务等。Apache 是另一种在各种 Windows 和 UNIX 系统中使用频率很高的 Web 服务软件。Serve-U、FileZilla 等都是功能强大、可运行于 Windows 类操作系统的 FTP 服务软件。

（3）网络应用软件

网络应用软件是在网络环境下，直接面向用户，能为用户提供一些实际的应用服务的软件。它既可用于管理和维护网络本身，也可用于一个业务领域，如网络数据库管理、网络图书馆、远程网络教学、远程医疗和视频会议等。

（4）网络协议软件

网络协议（Protocol）是网络设备之间进行相互通信的语言和规范，用以保证数据传送与资源共享能顺利完成。例如 TCP/IP 协议，它使不同计算机系统均可联入 Internet 进行信息共享和相互通信。网络协议大都由网络协议软件完成，其主要任务是完成对应协议的规定，并提供对相邻层的接口功能。

2. 计算机网络硬件

（1）计算机

计算机网络中的计算机按照其角色可以分为服务器、工作站和终端。服务器是专指能提供网络服务的高性能计算机。服务器要求更高的稳定性、安全性和性能，因此在 CPU、芯片组、内存、磁盘系统等硬件上和普通计算机有所不同。工作站是一种高档的微型计算机，一般配有高分辨率的大屏幕显示器及大容量内存和外存，具有较强的信息处理、图形和图像处理能力。终端则是接入网络的一般设备，它的接入和离开对网络不会产生太大影响。现在的网络终端都是具有一定处理能力的计算机。

（2）网络互联设备

网络互联设备将多个计算机系统连接构成计算机网络，或将两个或两个以上的网段连接在一起构成一个更大范围的网络。常见的网络互联设备有网络适配器（Network Interface Card，NIC）、交换机（Switch）、路由器（Router）等。

① 网络适配器：也称网卡，是安装在计算机主机上实现计算机与网络互联的接口设备。它既负责接收网络上传送过来的数据包，并解包后传输给本地计算机，也负责将本地计算机上的数据打包后传输到网络上。

② 交换机：拥有一条很高带宽的背部总线和内部交换矩阵，主要用于组建局域网。交换机的所有端口都连接在背部总线上，当交换机控制电路收到数据包后，根据 MAC 地址表确定目标的物理地址在哪个端口上，通过内部交换矩阵直接将数据包发送至目标节点，这种方式是对目标地址发送数据，减少网络阻塞，提升网络性能。另外，数据传输时其他节点很难监听到发送的信息，保证网络中数据的安全。若目标的 MAC 地址不在地址表中，将以广播方式发送至所有端口。

③ 路由器：一般用于连接不同的网络，是互联网中网络与网络之间的枢纽，其主要功能就是路由选择和数据交换。路由器是根据具体的 IP 地址进行数据转发，两个互联的 IP 子网在物理上可以是广域网，也可以是局域网，它们具有不同的网络号，不能直接通信，需要经过路由器进行转发，利用路由表为数据传输选择合适的路径，最终将数据传输至目标网络。

（3）传输介质

传输介质是网络中传输信息的物理通道。它的性能对网络的通信速度、距离、价格以及网络中的节点数和可靠性有很大影响。根据网络的具体要求选择适当的传输介质。常见的传输介质分为有线介质（如双绞线、同轴电缆、光纤等）和无线介质（如无线电、微波、卫星通信等）。

① 双绞线：是一种使用广泛的传输介质，如图1-7所示，分为屏蔽双绞线（STP）和非屏蔽双绞线（UTP）两类，一般由两根绝缘铜绞线缠绕而成。由多对双绞线构成的电缆称为双绞线电缆。双绞线常用接口是RJ-45，俗称水晶头。双绞线价格低廉，技术成熟且易于布线。

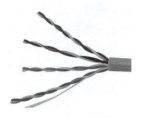

图1-7 双绞线

② 同轴电缆：是一种电线及信号传输线，中心是铜线电缆，外包一层塑料绝缘皮，外层还有网状导电层和电线外皮，同轴电缆体积大，成本高且相对脆弱，目前已逐渐被淘汰。

③ 光纤：是光导纤维的简称，是一种由玻璃或塑料制成的纤维，传输原理是"光的全反射"。光纤体积小，具有低损耗、高带宽的优点。光纤传输速度快，传输距离可达上千米。目前光纤已成为主要发展的传输介质。

④ 无线传输介质：主要有无线电、微波和卫星通信等。无线电指在自由空间传播的射频频段和电磁波，无线电波的不同频段可用于不同通信方式。蓝牙（BlueTooth）技术就是一种典型的无线电通信技术，其工作在2.4 GHz ISM频段，用于移动设备间的小范围连接，蓝牙技术的数据安全性能较高，但传输距离一般在10m以内。

无线电波是全向传播的。且传播距离远，但存在不稳定性。微波通信使用波长为0.1mm~1m的电磁波进行通信，其特点是直线传播。当两点间直线距离内无障碍时就可使用微波通信。卫星通信是一种特殊的微波通信方式，可通过卫星作为中继系统转发微波信号，具有通信距离远、覆盖面积大等优点，但传播时延较大。此外，红外线、激光也是常见的无线传输介质。

1.3.3 Internet 基础知识

Internet又称因特网，它是全球最大的、开放的、由众多网络互联而成的计算机网络。

1. Internet 概况

Internet起源于世界上第一个计算机网络——1969年美国国防部高级计划研究局（ARPA）主持研制的实验性军用网络ARPAnet（阿帕网）。Internet由若干大型主干网组成。主干网是用来连接多个局域和地区网的高速网络，每个主干网中至少有一个和其他Internet主干网进行包交换的连接点。到目前为止，中国的Internet主要主干网和它们的国际出口带宽如表1-3所示。

表1-3 中国Internet主要主干网及其国际出口带宽

主要主干网络	国际出口带宽（Mbit/s）
中国电信、中国联通、中国移动	11 243 109
中国教育和科研计算机网	153 600
中国科技网	114 688

资料来源：中国互联网信息中心（CNNIC），《第47次中国互联网络发展状况统计报告》，2021年2月。

中国电信、中国联通、中国移动是由运营商经营的面向公众的主干网络，提供营业性Internet服务。中国电信经营的主干网前身是原邮电部管理的中国公用计算机互联网CHINANET，在多个城市设立核心节点与国际Internet互联。中国联通则运营着CHINA169和CNCNET主干网。中国移动独立建设了中国移动互联网CMNET。中国教育和科研计算机网和中国科技网主要为科研、教育提供非营利性Internet服务。

中国教育和科研计算机网（CERNET）始建于1994年，是由教育部负责管理、清华大学等高等学校承担建设和管理运行的全国性学术计算机互联网络。CERNET分4级管理，分别是全国网络中心、地区网络中心、省教育科研网和校园网。CERNET的网址为http://www.edu.cn。

中国科技网（CSTNET）是在中国科学院1989年8月建立的中关村教育与科研示范网络（NCFC）基础上发展起来的。CSTNET网络中心还受国务院的委托，管理中国互联网信息中心，负责提供中国顶级域名cn的注册服务。

2. 网络体系结构

Internet采用网络体系结构，把计算机互联的功能划分成有明确定义的层次，并规定了同层通信的协议及相邻层之间的接口及服务等。

1984年，ISO发布了开放系统互连参考模型（Open System Interconnect/ Reference Model，OSI/RM），用于

实现异型网络的兼容性和互操作性。该模型共有 7 层，从下到上分别是物理层、数据链路层、网络层、传输层、会话层、表示层和应用层。每一层完成网络传输中的一定功能，并为上层提供服务、为下层提供接口。最上层的应用层可与终端用户直接交互，为用户与网络连接提供一个窗口。最下层的物理层主要功能是利用物理传输介质提供连接，传输比特流。OSI/RM 模型作为参考模型并没有得到实际的应用，事实上的模型则是 TCP/IP 协议族。OSI/RM 模型与 TCP/IP 协议模型各层的对应关系如图 1-8 所示。TCP/IP 协议族是 Internet 上使用的协议模型，凡是接入 Internet 的计算机系统必须遵守该协议族。TCP/IP 协议族由 4 个层次组成，包括网络接口层、网络层、传输层和应用层。网络接口层协议主要有点到点协议（Point to Point Protocol，PPP）；网络层协议主要有网际（Internet Protocol，IP）协议；传输层协议有传输控制协议（Transmission Control Protocol，TCP）和用户数据报协议（User Datagram Protocol，UDP）；应用层协议主要包括用于实现 Internet 中 Web 服务的超文本传输协议（Hypertext Transfer Protocol，HTTP）、用于上传和下载文件的文件传输协议（File Transfer Protocol，FTP）、提供域名到 IP 地址之间的转换及管理的域名服务协议（Domain Name Service，DNS）和用来控制信件的发送和中转的简单邮件传输协议（Simple Mail Transfer Protocol，SMTP）等。

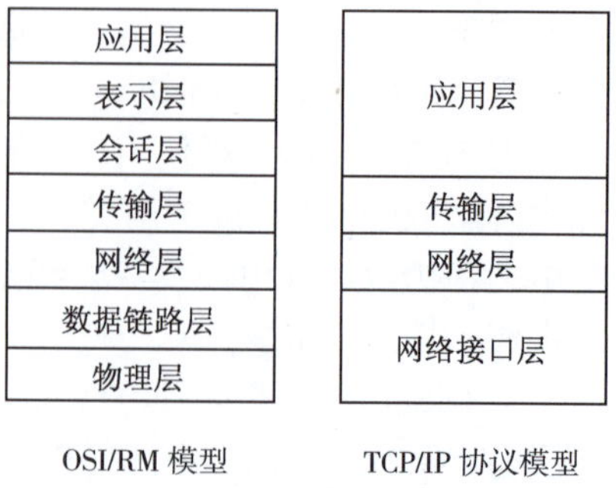

图 1-8 网络模型体系结构

3. IP 地址

在计算机网络中，任何节点的计算机都需要一个地址来互相区分和联系。Internet 主要有三种形式不同、但可以互相映射的地址管理机制，分别为物理地址、逻辑地址、域名地址。

（1）物理地址

每块网卡都有一个全球唯一编号的物理地址与之对应，这个地址也称为 MAC（Media Access Control）地址，在出厂前固化在网卡中。物理地址是数据在底层协议中传输时用于标识计算机的地址。常见的以太网卡地址用于标识局域网中的节点计算机，它采用十六进制数表示，共 6 个字节 48 位。

（2）逻辑地址

为了方便网络管理，给不同网络中的计算机赋予有逻辑意义的地址，称为逻辑地址。Internet 中使用的逻辑地址是 IP 地址。IP 地址用于标识不同网络的不同计算机，在操作系统中可将 IP 地址与网卡的物理地址绑定。目前 TCP/IP 协议规定了两种版本的 IP 地址，即 IPv4 和 IPv6。

① IPv4 地址：由网络地址和主机地址组成。网络地址标识计算机所在网络。主机地址标识该网络中的一台计算机，同一网络中的计算机拥有不同的主机地址。IPv4 地址一般有两种表示方法：

- 二进制表示法：用 32 位二进制数表示，如 11000000 00011111 11101110 01100101。
- 点分十进制表示法：将 32 位二进制数分为 4 段，每段 8 个二进制数位转换为一个 0～255 十进制数，每段之间用点号分隔，如 192.31.238.101。

在上述 IP 地址表示中，用子网掩码指明网络地址部分和主机地址部分。子网掩码形如 11111111.11111111.00000000.00000000（十进制表示为 255.255.0.0），由 32 个分别连续的 1 和 0 组成。左侧 1 的数目等于网络地址位数，右侧 0 的数目等于主机地址位数。如果要判断两个 IP 地址是否在同一个网络中，只需判断相应子网掩码与 IP 地址相与所得结果的网络地址部分是否相同。常用的网络子网掩码有 255.0.0.0、255.255.0.0 和 255.255.255.0。

根据适用范围，IPv4 地址可分为公有地址和私有地址。公有地址可以在 Internet 上直接使用。只要拥有一个公有 IPv4 地址，就可以使用 Internet 上的信息。私有地址属于非注册地址，是局域网范畴内的主机标识，专门为组织机构内部使用。持有私有地址的主机不能直接通过 Internet 与机构外的用户主机进行通信，需要先将私有地址转换成公有地址。

> **要点提示：**
> IP 地址有 5 类，从 A 类到 E 类，用在不同类型的网络中。其中，A 类地址的第 1 个字节是网络地址，首位为 0，其余 7 位用于网络标识，后 3 个字节表示主机地址。每个 A 类网络能容纳的主机数为 2^{24}，常用于大型网络；B 类地址前两个字节是网络地址，第 1 个字节的前 2 位是 10，常用于中型网络；C 类地址前 3 个字节是网络地址，第 1 个字节的前 3 位是 110，适用于小型网络。

② IPv6 地址：从理论上讲 IPv4 编址可容纳 1 600 万个网络、40 亿台主机。但由于一些地址编码的限制，可用的网络地址和主机地址的数目大大减少，目前所有可用地址已分配完毕。鉴于此，互联网工程任务组（Internet Engineering Task Force，IETF）设计了用于替代现行版本 IP 协议（IPv4）的下一代 IP 协议（IPv6）。

IPv6 地址为 128 位，分为 8 组，每组为 4 个十六进制数，组间用冒号隔开，如 2408:80e0:4100:3100:0000:0000:ca6a:7906。IPv6 地址包括两个逻辑部分：64 位的网络前缀和 64 位的主机地址。IPv6 所拥有的地址容量达 2^{128} 个，大约是 IPv4 的 8×10^{28} 倍。这不但解决了网络地址资源数量的问题，还可使更多的非计算机设备连入 Internet。

（3）域名地址

在 Internet 上通常将 IP 地址映射为具有一定意义的域名，以方便记忆。如 IP 地址为 110.242.68.3 对应的域名是 www.baidu.com。记录域名映射的系统称为域名系统（Domain Name System，DNS），负责将用户输入的域名转换成相应的 IP 地址。

域名地址具有层次结构。例如，域名 www.ccmu.edu.cn 表示中国（cn）的教育机构（edu）首都医科大学（ccmu）的一台 Web 主机。Internet 上的域名结构由根域名、顶级域名、二级域名、……、N 级域名构成。一个完整的域名地址由各级域名按从低到高的顺序排列组成，各级域名之间用点隔开。

顶级域名分为两大类：国家和地区顶级域名和通用顶级域名。国家和地区顶级域名标识国家和地区名称，如 cn 表示中国，us 表示美国。通用顶级域名根据机构类别划分，如 com 表示公司企业，edu 表示教育科研机构，gov 表示政府部门等。在国家和地区顶级域名下的二级域名均由该国家和地区自行确定。

4. 接入 Internet 的方式

接入 Internet 首先需要向 Internet 服务提供商（Internet Service Provider，ISP）提出申请，通过 ISP 服务器接入 Internet。终端用户接入网络的常用方式有 ADSL 接入、Cable-modem 接入、FTTH 接入、局域网接入、无线接入等。此外还有 PSTN 接入、ISDN 接入等方式，已被逐渐淘汰。

（1）ADSL 接入

非对称用户数字环路（Asymmetric Digital Subscriber Line，ADSL）使用普通电话线作为传输介质，使用 PPPoE 拨号协议，采用频分复用技术提供高宽带服务。ADSL 接入方式上行和下行带宽不对称。下行速度快，频带宽，安装方便，可以同时实现上网和接打电话功能。

（2）Cable-Modem 接入

近些年来，有线电视网逐步升级到以光纤为主的光纤同轴电缆混合网（Hybrid Fiber Coaxial，HFC）。线缆调制解调器（Cable-Modem）使用 HFC 为传输介质，从电视频道中分离出一条信道用于数据传送，将数据进行调制解调后接入 Internet，具有传输速率快、普及率高等特点。

（3）FTTH 接入

光纤到户（Fiber To The Home，FTTH）是指以光纤作为网络传输媒介接入 Internet，随着人们对计算机应用的要求越来越高，现有的宽带接入方式已经无法满足全部业务要求，FTTH 使用光纤通信，提供了更大带宽和更稳定的网络体验。

（4）局域网接入

对于公司或学校等有限区域，可以通过交换机等网络设备将该区域内的终端设备连接起来，构成一个局域网，再将局域网通过专线接入方式或代理服务器接入方式接入 Internet，这样局域网内的所有用户都可以访问 Internet。

（5）无线接入

无线接入是指用户终端通过无线介质与网络节点连接并接入互联网的方式，这些年随着无线通信技术的快速发展，无线上网也愈加广泛，无线接入的使用愈加频繁。常见的无线接入技术有无线局域网（Wireless Local Area Network，WLAN）技术和 4G/5G 等广域无线接入技术。

无线局域网是不使用任何导线或传输电缆连接的局域网，使用射频技术，以无线电波作为数据传送的媒介，传送距离一般只有几十米。无线局域网采用 CSMA/CA 多路访问控制协议。第一个 WLAN 无线局域网通信标准是由国际电机电子工程学会（IEEE）所制定的 IEEE 802.11。随后经过多次开发修改，IEEE 802.11X 系列标准成为无线局域网的通行标准。IEEE 802.11X 主要包含 802.11a、802.11n 和 802.11ac 等，其中 802.11n 是目前主流的无线传输标准之一。802.11n 将 WLAN 的传输速率提高到 300 Mbit/s，最高速率可达 600 Mbit/s，可以提供稳定信号。802.11ac 是 802.11n 之后的版本，它工作在 5G 频段，理论上可以提供高达 1 Gbit/s 的数据传输能力。802.11ac 标准达千兆无线速度。随后还有多个 802.11x 标准被提出来，用以提高网络传输速率。Wi-Fi 是 Wi-Fi 联盟制造商的商标，是 WLAN 产品的品牌认证，是符合 IEEE 802.11 无线局域网标准的互联网接入硬件设备，目的在于提高基于 IEEE 802.11X 标准的产品间的互通性。

1.3.4 信息安全

随着多种计算机新技术的发展，社会正迈入信息爆炸时代。信息在收集、管理、使用的过程中，会面临隐私泄露、网络安全威胁等问题。尤为严重的是，部分信息中包含了敏感信息，一旦泄露会造成极大影响。而计算机经常会面临网络恶意入侵、黑客攻击、计算机病毒侵袭等网络风险，对信息的保密性、完整性、可用性进行破坏。加强网络安全防护，确保网络系统中软硬件和数据安全是不容忽视的问题。常用的信息安全技术有防火墙、信息加密、数据脱敏等保护措施。

1. 防火墙

防火墙的实质是一个软件与硬件设备的组合，是一道位于内部网和外部网之间、专用网与公共网之间的保护屏障。用户通过防火墙提供的应用程序和服务以及端口访问规则，控制所有流入或流出的网络通信和数据包，过滤不安全访问，从而提高网络和计算机系统的安全性和可靠性。

2. 信息加密

信息加密技术是利用数学或物理手段，对电子信息在传输和存储过程中进行保护，防止信息泄露。信息加密经常使用密码算数将明文数据转化为密文，只有拥有密钥才能将密文恢复成明文，否则，即使获取到了加密数据也无法获得正确的信息。常用的加密算法有 DES、RSA、IDEA、椭圆曲线 ECC 等。

3. 数据脱敏

数据脱敏是指对某些敏感信息通过脱敏规则进行数据变形，抹去敏感内容的同时保持原有数据特征和关联性，从而实现对敏感信息的保护。采用数据脱敏技术可以保护用户隐私，提高数据安全性。

> **要点提示：**
> 计算机病毒是一组旨在破坏计算机功能和数据的计算机指令或代码，具有隐蔽性、破坏性、传染性、寄生性和可触发性等特点，可通过移动存储设备、计算机网络等方式传播。
> 常见的计算机病毒防治方法有：①安装杀毒软件，及时更新病毒库；②不打开来历不明的程序；③及时更新软件和操作系统等。

1.4 计算机与网络技术应用

随着算法、计算机网络等计算机基础技术的日渐成熟，出现了人工智能、物联网、云计算等新技术，并广泛应用于医疗、教育、工业等多个领域。

1.4.1 物联网

随着移动互联网、云计算、大数据统计等技术的不断发展，物联网（Internet of Things，IoT）逐步进入了实际应用阶段。物联网技术将射频识别（Radio Frequency Identification，RFID）、红外感应器、激光扫描器等信息传感设备接入互联网，从而彼此进行信息交换及通信，通过智能感知、识别技术与普适计算等通信和信息处理技术，对用户数据进行收集分析，以实现智能化识别、分析、定位、追踪、监控和管理。物联网的内涵是基于电子设备的自我交流，无须人工协助，其应用领域包括农业、工业、金融、卫生保健等。

物联网医疗就是利用物联网技术，将病人、医生、医疗器械、医疗成本等"物"通过多个网络平台连接起来，实现对医疗对象自动化、数字化管理。主要应用有医疗设备与药品管理、医疗垃圾信息管理、医疗健康管理等。

① 医疗设备与药品管理：借助 RFID 技术，可实现医疗物资管理的可视化，可以对手术器械、医疗设备、高值耗材进行管理，提升医疗质量并降低管理成本，还可以全程追踪药品供应链，监控药品真伪，避免公共医疗安全问题，同时具有查询信息和防伪的功能。

② 医疗垃圾信息管理：通过实现不同医院、运输公司的合作，借助 RFID 技术建立一个可追踪的医疗垃圾追踪系统，实现对医疗垃圾运送到处理厂的全程跟踪，避免医疗垃圾的非法处理。

③ 医疗健康管理：主要利用物联网技术，构建以患者为中心的远程会诊和持续监护服务体系。可通过防护手环等健康检测设备实现人员定位，收集患者健康状况，构建一个全方位实时监控系统，还可提供防走失、院内导航、远程监护等功能。

1.4.2 人工智能

人工智能（Artificial Intelligence，AI）是一门研究、开发用于模拟、延伸和扩展人的智能的技术科学。经过多年发展，人工智能技术从最初的神经网络和模糊逻辑，发展到现在的深度学习（Deep Learning）。随着算法、硬件技术等基础条件的日渐成熟，人工智能得以在多个领域得到广泛应用。在计算机硬件方面，GPU 的出现显著提升了计算机的性能。GPU 适合处理图像相关的并行计算，为图像处理和视觉识别技术提供了可靠保障。在计算机算法方面，深度学习采用层次网络结构进行逐层特征变换，使分类或预测更加容易，通过构建多层卷积模型和学习海量训练数据，从而获取有用的数据特征。大数据也是人工智能的重要组成部分，深度学习模型经过大量数据样本的训练，才可以达到高的识别精度。因此大数据时代的到来为人工智能的发展提供了良好的基础。

目前，深度卷积神经网络（Convolutional Neural Network，CNN）技术已广泛应用于医疗健康行业，特别是医疗影像辅助诊断，用于病变检测和特定疾病的早期筛查。人工智能技术还可通过自然语言处理识别医生语音或笔记，精确形成电子健康记录。医疗机器人的研究也有效解决了医疗过程中面对的多种难题。而通过数据挖掘、数据分析等手段，可以对医疗数据归纳分析获取特征数据和疗效数据，辅助医生确定有效临床方案，做出临床决策，也可以规避过敏、慢性病等医疗风险，减少医疗事故发生。此外，运用人群流动、气候变化等大数据技术分析手段，可以预测疾病流行趋势，加强对传染病等疾病的智能监测，提高重大疾病防控和突发公共卫生事件应对能力。在 2020—2022 年抗击新型冠状病毒感染的行动中，大数据技术为追踪和甄别密切接触者，辅助诊断与药物研发等提供了有力支持。

1.4.3 云计算

云计算是一种分布式计算方法，通过网络"云"将巨大的数据计算处理程序分解成无数个小程序，通过多部服务器组成的系统，处理和分析这些小程序，并将最终结果返回给用户。"云"实质上就是一个提供资源的网络，它将多种资源集合起来，并进行自动化管理，使用者可以随时获取"云"上的资源。按照部署方式可将云计算分为公有云、私有云和混合云三种。云计算为数据的存储和管理提供了海量空间，且用户不需担心安全问题，是一种可靠的数据存储方式。而且，云计算为各类应用提供了巨大的计算能力，对客户端设备要求低，有效地降低了基础设施成本。云计算还具有按需部署、可扩展性高等特点。

目前云计算已广泛应用于医疗领域中，可以解决海量医疗数据难以存储的问题。云计算作为一种共享基础架构方式，可以实现医学资源共享，推广更成熟、更先进的医疗技术。云计算还可实现远程医学教学，助力医疗事业的培养与发展。此外，通过构建云计算下大型医疗信息共享平台，可使医生通过信息共享及在线协助等方式实现远程医疗，为无条件患者提供所需的医疗服务，这在一定程度上解决了目前看病难、看病贵等问题。

1.4.4 信息检索

随着计算机网络、数据库、云计算等技术的快速发展和 Internet 的普及应用，互联网上蕴含了海量数据，随之带来了信息庞杂、难以及时获取有效信息等问题。信息检索技术的提出有效提升了检索效率，降低了信息获取难度。信息检索技术是指将信息按照一定的方式进行加工、整理、组织并存储起来，根据用户需要查找相关信息的计算机应用技术，它涉及的内容众多。本节主要介绍几种常见的学术信息检索方法。

1. SCI

科学引文索引（Science Citation Index，SCI）是美国科学信息研究所创办的引文数据库，是目前最著名的检索性刊物之一，收录内容涉及数、理、医、生物等多门基础科学研究。SCI 的检索功能可查找相关研究课题的学术文献，并获取其所引用参考文献记录、被引用情况等。此外，SCI 可通过文献引用频次等数据计算文献的影响因子，成为评价科学研究成果的一项重要依据。SCI 与社会科学引文索引（SSCI）、艺术与人文引文索引（A&HCI）共同收录于 Web of science 平台。其网址为"https://www.webofscience.com"。

2. PubMed

PubMed 是美国国家生物技术信息中心（National Center for Biotechnology Information，NCBI）开发的医学信息检索系统，其主要数据来源有：MEDLINE、OLDMEDLINE、Record in process 和 Record supplied by publisher。其中，MEDLINE 数据库作为当前世界上最权威的生物医学文献数据库之一，是 PubMed 最重要的组成部分。PubMed 收录文献超过 3 300 万篇，检索机制灵活，具有较高的查准率和查全率。其网址为"https://pubmed.ncbi.nlm.nih.gov"。

3. 中国知网

中国知网是清华大学、清华同方发起，CNKI 工程集团建成的全球全文信息量规模最大、最具价值的知识资源库和网络资源共享平台，是一个提供面向问题的知识服务和激发群体智慧的协同研究平台。知网收录了包含农业、医疗、公共卫生等多领域的学术期刊和学位论文等内容。其网址为"https://www.cnki.net"。

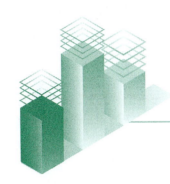

第 2 章
计算机操作系统

操作系统（Operating System，OS）是控制和管理计算机硬件与软件资源的一组程序。它主要包含两部分，其一是操作系统内核（Kernel），负责管理硬件并提供相关的功能，如分配 CPU 资源、控制输入/输出设备、管理网络及文件系统等。其二是系统调用（System Call），提供用户进程进入操作系统内核的一套应用程序编程接口（Application Programming Interface，API），依据公认的系统调用参数开发的软件，才能够在该内核中运行。本章介绍目前主流的两款操作系统 Windows 10 及 Ubuntu Linux 20.04 LTS（Long Term Support）。

2.1 Windows 操作系统

Windows 10 是微软于 2015 年推出的 Windows NT 操作系统，应用于个人电脑、平板电脑、智能手机、嵌入式系统及 HoloLens（混合现实头戴显示设备）等设备。它在 Windows 8.1 的基础上，对系统易用性、安全性进行改进与完善，同时，还融合了云服务、智能移动设备及自然人机交互等新技术，对固态硬盘、生物识别等硬件进行优化与支持。

2.1.1 概述

1. "开始"菜单

在 Windows 10 操作系统中，"开始"菜单以全新的面貌回归，单击桌面左下角的"开始"按钮■或按下【Win】键即可打开"开始"菜单，如图 2-1 所示。"开始"菜单左侧为按照字母排序的应用列表，左下侧为账户、文档、图片、设置和电源选项，右侧为"开始"屏幕，可将应用程序固定在其中。

在"开始"菜单左侧的应用程序处右击即可打开跳转列表，可以选择"固定到'开始'屏幕""更多""卸载"以及常用的功能选项。应用程序是以名称的首字母或拼音升序排列。单击排列字母则显示排序索引，如图 2-2 所示，通过选择相应索引字母可快速查找应用程序。

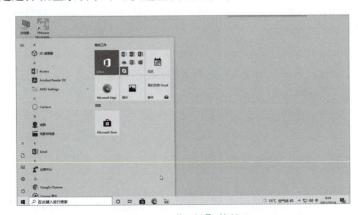

图 2-1　"开始"菜单

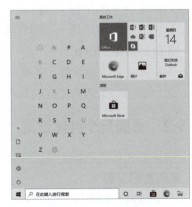

图 2-2　应用列表索引

"开始"屏幕中显示的图形方块称为动态磁贴（Live Tile），其功能类似于快捷方式。部分动态磁贴显示的信息是变化的，可随时更新。如 Windows 10 操作系统自带的日历应用，无须单击，就能在动态磁贴中查看当前的日期。

2. Windows 设置

Windows 10 将越来越多的功能设置选项移至 Windows 设置中，单击"开始"菜单左下侧的"设置"按钮 打开"Windows 设置"窗口，如图 2-3 所示。与控制面板相比较，这里的分类简洁合理，也易于使用，而且还具有查找功能，可以快速查找需要设置的选项。

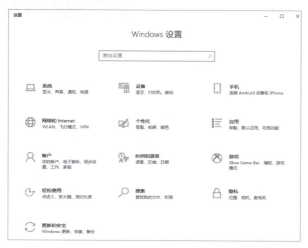

图 2-3 "Windows 设置"窗口

3. 操作中心

Windows 10 中引入新的操作中心，显示操作系统通知及快速操作选项等。默认情况下在任务栏的通知区域以 或 显示，其中 表示有通知信息，而 表示没有通知信息。单击图标或按下【Win+A】组合键即可打开操作中心，如图 2-4 所示。

操作中心由上、下两部分组成。上部显示的是系统通知列表，单击其中的通知信息可以打开相应的通知界面；下部为快捷操作按钮，单击"折叠"或"展开"，显示默认的四种快捷操作选项或全部快捷操作选项。在"设置"|"系统"|"通知和操作"中单击右侧的"编辑快速操作"选项，可以对打开的操作中心快捷操作按钮进行添加、删除及位置调整。

4. 搜索

Windows 10 支持搜索功能。在任务栏的搜索框中输入要搜索的内容，系统会根据输入的关键词自动显示最佳匹配信息。

5. 关机

默认设置下，按下电源开关按钮即可关闭计算机，或者选择"开始"菜单，在左下侧的电源按钮处单击，选择"关机"命令，或者按下【Win+X】组合键，在弹出的菜单中选择"关机或注销"|"关机"命令即可关闭计算机。

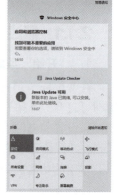

图 2-4 操作中心

6. Microsoft Store

Microsoft Store（应用商城）是微软为 Windows 8 及以上版本添加的一项功能，是获取 Windows 应用程序的正规渠道。在"开始"菜单或任务栏中单击应用商城按钮 ，打开如图 2-5 所示窗口。

2.1.2 桌面及个性化设置

Windows 10 使用的是传统桌面环境，但更加简洁、现代，具有良好的视觉体验。

1. 桌面主题设置

Windows 10 的桌面背景、颜色、声音及鼠标等属性采用全新的桌面主题方案，符合 Windows 10 的整体设计风格。Windows 10 中可以根据背景的主题颜色，更改配色方案，使界面更具有现代感和专业性。系统提供四十多种主题色，

可通过单击"设置"|"个性化"|"颜色"来进行设置,如图 2-6 所示。在默认情况下,任务栏、"开始"菜单、操作中心、标题栏及窗口边框配色方案一致,都为黑色且不随用户设置的主题颜色而变化。可以在"颜色"右侧界面中勾选"'开始'菜单、任务栏和操作中心"或"标题栏和窗口边框"选项,即可随着主题配色方案而变化。

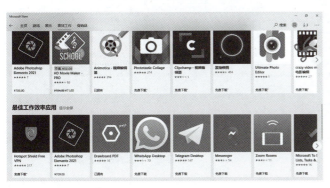

图 2-5　应用商城首页

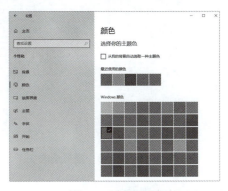

图 2-6　主题颜色

2. 任务栏与虚拟桌面

多任务处理是 Windows 操作系统的重要特征之一。Windows 10 对内核进行改进,提升了用户多任务处理体验,同时支持使用任务栏和虚拟桌面以提高多任务工作效率。

(1) 任务栏

Windows 10 任务栏默认是固定在桌面底部,位于"开始"菜单右侧的长条区域,主要由搜索、Cortana、任务视图、常用的应用程序、咨询和兴趣、网络、语言、操作中心、显示桌面等组成,配合跳转列表,可以帮助用户快速打开常用的文档、图片、网站等。跳转列表中显示的是用户最近访问记录,如在任务栏"文件资源管理器"按钮 上右击,打开跳转列表,如图 2-7 所示,其中显示最近访问的文件记录。

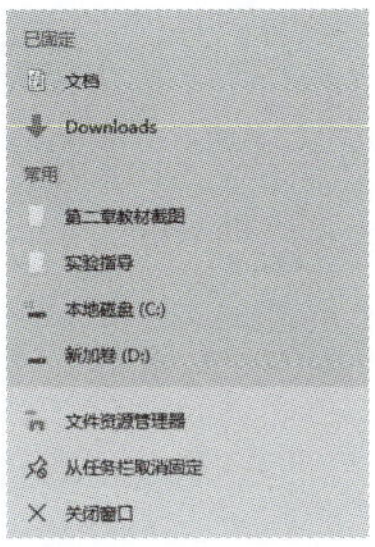

(2) 虚拟桌面

Windows 10 操作系统中新增了虚拟桌面功能。在打开多个窗口时,虚拟桌面打破传统桌面的限制,给用户更多的使用空间。虚拟桌面可以把不同类型的程序放在不同的桌面上,为不同任务定制一个工作环境,有助于专注特定场景或任务环境。

图 2-7　跳转列表

按下【Win+Tab】组合键或单击任务栏中的"任务视图"按钮 ,打开虚拟桌面。虚拟桌面默认显示当前桌面环境中的窗口,上下滑动鼠标滚轴,可以显示近期使用的虚拟桌面列表。

单击"新建桌面"或按下【Win+Ctrl+D】组合键,在屏幕上方的预览窗口可以看到新创建的桌面,如图 2-8 所示,同时可以将打开的窗口拖动至新建或其他虚拟桌面中。按下【Win+Ctrl+←/→】组合键,可快速切换虚拟桌面。鼠标移动至要关闭的虚拟桌面上,此时右上角会有一个"关闭"按钮 ,单击即可关闭该虚拟桌面。也可切换至要关闭的虚拟桌面上,按下【Win+Ctrl+F4】组合键即可关闭。

创建虚拟桌面没有数量限制,每个虚拟桌面任务栏上会显示在该虚拟桌面环境下打开的窗口及应用程序,且根据系统主题颜色在图标下方显示相应的横线。

3. 分屏功能

Windows 10 的分屏功能可以实现将多个窗口在同一屏幕上显示,避免窗口间频繁的切换,方便进行文本对照或编辑。

启动分屏功能十分简单:在当前窗口按下【Win+←/→】组合键,当前窗口自动贴靠至桌面左/右侧,而其他窗口会以缩略图的形式显示在另一侧。这时,单击另一个要分屏的缩略图即可实现二分屏模式。也可以按下【Win+Tab】组合键打开虚拟桌面,鼠标指针移动至要分屏的窗口右击,在弹出的菜单中选择"左侧贴靠"或"右侧贴靠",在桌面右侧或左侧单击另一个要分屏的缩略图即可实现二分屏显示。

分屏功能不仅可以实现左右二分屏,还可以实现屏幕四角贴靠分屏,具体操作步骤:

① 按下【Win+Tab】组合键或单击任务栏上的 按钮,再单击"新建桌面"命令。

② 单击预览窗口中的新桌面,在新的桌面环境中依次打开四个应用窗口。

③ 用鼠标拖动某个窗口标题栏，直至鼠标指针接触屏幕一角边缘，当窗口显示一个四分之一大小的半透明背景时松开鼠标。逐一将另外三个窗口拖动至屏幕一角，即可实现四角贴靠分屏，如图 2-9 所示。

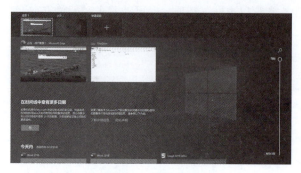

图 2-8　虚拟桌面

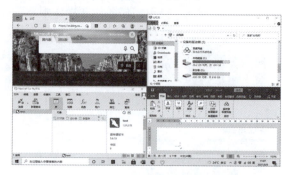

图 2-9　四角贴靠分屏

4. Ribbon 界面

Ribbon 界面最早用于 Microsoft Office 2007，随着 Windows 7 及 Microsoft Office 2010 中部分组件采用 Ribbon 界面，其实用性和易用性受到越来越多用户的接受和认可。Ribbon 界面摒弃了 Windows 应用程序常用的菜单和工具条，将所有功能分成几个不同的选项卡，显示在界面上方的功能区中，选项卡内又以竖线分隔成若干个组，每个组的内容相当于旧版对话框中的主要功能。图 2-10 所示的是 Microsoft Office 2019 的 Ribbon 界面。

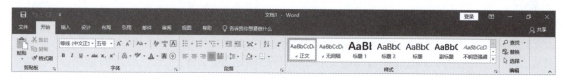

图 2-10　Microsoft Office 2019 Ribbon 界面

在 Windows 10 中打开文件资源管理器，其 Ribbon 界面默认情况下包括文件、主页、共享和查看四种选项卡，如图 2-11 所示。在桌面双击"此电脑"图标，打开的窗口包括 3 种选项卡：文件、计算机和查看，如图 2-12 所示。窗口默认是隐藏功能区，单击标签栏右侧按钮 ⌄ 即可展开功能区，这些功能选项包含用户常用的操作，单击按钮 ⌃ 即可隐藏功能区。

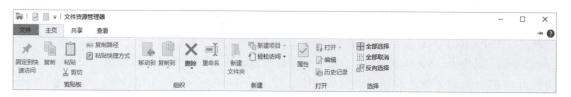

图 2-11　"文件资源管理器"Ribbon 界面

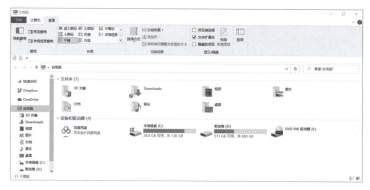

图 2-12　"此电脑"Ribbon 界面

（1）"计算机"选项卡

"计算机"选项卡包括常用的计算机操作选项，如卸载程序、设置系统属性及打开 Windows 设置等。

（2）"主页"选项卡

"主页"选项卡包括对文件及文件夹的常用操作选项，如复制、剪切、粘贴、新建、打开、编辑、选择等。此外还有"复制路径"选项，选中文件或文件夹后，单击此项即可复制选中对象的路径至剪贴板。

（3）"共享"选项卡

"共享"选项卡包括与共享和发送相关的操作选项，可以对文件或文件夹进行压缩，实现刻录光盘、打印、传真、共享等操作，还可以对文件及文件夹的权限进行设置。

（4）"查看"选项卡

"查看"选项卡可以设置左侧的导航窗格，调整文件及文件夹的显示布局，查看文件的类型。在"当前视图"组中，可以对文件或文件夹进行分组、排序及添加更多显示列等操作。

（5）快速访问工具栏

打开"文件资源管理器"或"此电脑"，快速访问工具栏位于窗口的标题栏中，包括常用的操作按钮，单击右侧的下拉箭头，在弹出的菜单中自定义显示的操作选项。

任务❷-❶ 文件资源管理器中搜索工具的使用。

要求：
① 打开文件资源管理器，根据文件名进行查找。
② 使用"搜索工具|搜索"选项卡，根据要搜索文件大小进行查找。
③ 使用"搜索工具|搜索"选项卡，根据文件修改时间进行查找。

操作提示：
① 按文件名查找：单击任务栏中的 ▦ 按钮，打开文件资源管理器，鼠标左键选中搜索文件所在的磁盘分区或文件夹，在窗口右上角的搜索框中输入搜索的文件名，即可在指定范围内查找文件，也可调整搜索框的大小，鼠标移动到边框的左边缘，指针变为双向箭头时，拖动鼠标向左或右调整大小。

② 按文件大小查找：如果知道文件大小，可在文件资源管理器搜索框中输入文件名，此时在窗口上方出现一个"搜索工具|搜索"选项卡，如图 2-13 所示，单击"优化"|"大小"按钮，在弹出的下拉菜单中选择搜索文件的尺寸范围。

③ 按文件修改时间查找：单击"搜索工具|搜索"|"优化"|"修改日期"按钮，在弹出的下拉菜单中选取从今天至去年的时间范围。

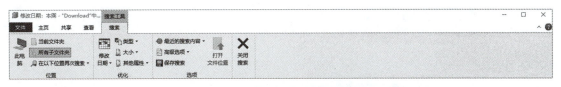

图 2-13 "搜索工具 / 搜索"选项卡

2.1.3 系统设置

随着 Windows 10 的不断更新，系统中越来越多的功能设置被移到"Windows 设置"中。单击"开始"菜单的"设置"按钮，打开"Windows 设置"窗口，包括 13 个选项。

1. 系统

"系统"选项中是常用的设置，如显示、声音、电源和睡眠、存储等，如图 2-14 所示。其中"显示"可进行显示器的设置，如夜间模式、显示分辨率、文本及应用缩放比例、显示方向及多显示器等设置。"电源和睡眠"是设置电脑待机时关闭屏幕和进入睡眠的时间等。"存储"显示磁盘分区的使用情况，当检测到空间不足时，系统自动删除不需要的文件，如临时文件或回收站中的内容。

2. 网络和 Internet

在"网络和 Internet"中可以对无线网络、以太网、VPN、宽带拨号等进行设置，如图 2-15 所示。

打开"WLAN"功能并关闭"飞行模式"（此功能需要无线网卡及其驱动安装正常方可显示），可以将计算机连接到当前新的 Wi-Fi 网络中。单击右侧的"显示可用网络"选项，从列表中选择要连入的网络。如果该网络有密码，输入正确的密码后方可连接成功。

打开"移动热点"功能（此功能需要无线网卡及其驱动安装正常方可显示），可以将自己的网络共享给其他计算机或移动设备。通过查看网络设备名称和密码，方便用户连接本地 Internet 网络，也可通过"编辑"选项对其进行修改。

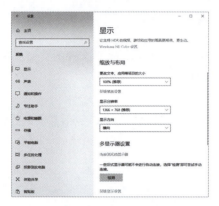
图 2-14　系统设置

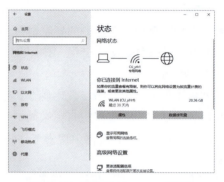
图 2-15　网络和 Internet 设置

"以太网"选项，可以对本地计算机网络属性进行设置。单击"网络和共享中心"选项，如图 2-16 所示，查看本地网络基本信息，单击"访问类型：Internet"的连接活动网络，如"以太网"，在弹出的对话框中单击"详细信息"按钮，查看本地网络连接的物理地址、IPv4 地址和 DNS 服务器地址等详细信息，返回上一级对话框，单击"属性"按钮，在打开的对话框中选择"Internet 协议版本 4（TCP/IPv4）"，单击"属性"按钮，在打开的对话框中对本地网络的 IP 地址、DNS 服务器地址进行编辑和修改，如图 2-17 所示。

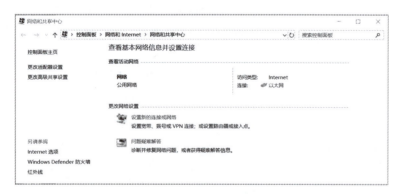
图 2-16　网络和共享中心

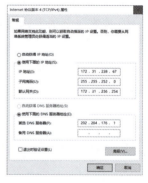
图 2-17　TCP/IP 设置

3. Windows 应用

用户可以在"应用"中调整程序的安装和卸载、视频播放及开机启动项等。其中，使用"应用和功能"，系统将自动检测已安装的应用程序并显示在右侧的列表中，如图 2-18 所示。单击列表中某一应用程序，选择"卸载"按钮，将删除该应用程序，也可在 Windows "控制面板"|"程序"|"卸载程序"中完成。

4. Microsoft 账户

Windows 10 提供了登录操作系统的两种账户类型，一种是本地账户，另一种是 Microsoft 账户。在系统安装设置时会提供注册 Microsoft 账户的选项，这时需要将计算机连接到互联网。在无网络的情况下，只能通过本地账号登录操作系统。选择"脱机账号"选项，即可创建本地账号。

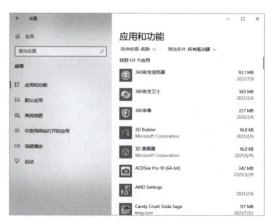
图 2-18　应用和功能设置

（1）Microsoft 账户

使用 Microsoft 账户，用户不仅可以登录并使用任何 Microsoft 应用程序或服务，如 Office、OneDrive、Xbox 和 Microsoft Store 等，也可以使用 Microsoft 账户登录本地计算机。

Windows 10 带有自动同步设置功能，用户可以在多个 Windows 10 设备间漫游。系统将使用的桌面主题，包括颜色、桌面壁纸以及浏览器收藏夹、系统设置和密码等同步到 Microsoft 账户中。在"设置"|"账户"|"同步你的设置"中进行开启或关闭同步功能，如图 2-19 所示。在同步密码时，为了确保密码的安全和隐私，Windows 10 要求用户通过手机短信或 E-mail 验证登录此计算机账户的合法性。通过验证后，Microsoft 账户和计算机间建立信任关系，就会同步 Microsoft 账户保存的密码。

（2）本地账户切换至 Microsoft 账户

由于本地账户无法使用某些应用程序，且无法同步系统设置的某些数据，为了能完整体验 Windows 10 的功能，必须使用 Microsoft 账户登录系统。依次打开"设置"|"账户"|"账户信息"，在图 2-20 所示的窗口中单击"改用 Microsoft 账户登录"，并按照提示输入 Microsoft 账户及密码。验证通过后，当前登录账户自动切换为 Microsoft 账户，可以单击"改用本地账户登录"切换为本地账户。

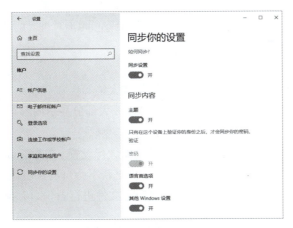

图 2-19　同步选项设置　　　　　　　　　图 2-20　本地账户

视频：
任务2-2

任务❷-❷ 本地账户的创建及登录。

要求：新建一个名为 jsj 的本地账户并使用 jsj 账户登录 Windows 10 系统。

操作提示：

① 打开"用户账户"对话框：在系统中按下【Win+R】组合键，打开"运行"窗口，在输入栏中输入"netplwiz"，单击"确定"按钮。

② 创建本地账户：在打开的对话框中，单击"添加"按钮。在弹出的界面中单击"不使用 Microsoft 账户登录"选项（连接互联网时出现），如图 2-21 所示。单击"本地账户"按钮，在"用户名"文本框中输入"jsj"，密码均为空，单击"下一步"按钮，最后单击"完成"按钮。

③ 设置用户权限：在"用户账户"对话框中，双击 jsj 用户，单击"组成员"选项卡，将 jsj 设为"管理员"，单击"确定"按钮。

④ 注销当前账户：右击"开始"菜单，在弹出的列表中选择"关机或注销"，单击"注销"。

⑤ 登录系统：使用新建的账户 jsj 登录 Windows 系统。

（3）登录验证模式

Windows 10 提供多种登录方式，有 Windows Hello（生物识别技术，需要硬件支持）、传统的字符密码、Windows Hello PIN（Personal Identification Number）、图片密码和动态锁。在 Windows 10 中设置 Microsoft 账户时，系统要求用户启动 PIN，如图 2-22 所示。如果要修改 PIN 密码，需要在"账户"|"登录选项"|"Windows Hello PIN"中单击"更改"，在弹出的对话框中输入旧 PIN 和新 PIN，单击"确定"按钮即可。还可以重置 PIN，单击"Windows Hello PIN"|"我忘记了我的 PIN"进行重置。

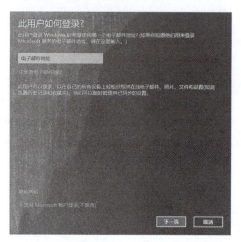

图 2-21　不使用 Microsoft 账户登录

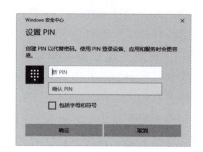

图 2-22　PIN 设置

5. Windows 时间和语言

打开"时间和语言"选项，可以对当前日期和时间、区域及语言等选项进行调整。其中，"同步时钟"的"立即同步"通过网络时间服务器校准系统时钟。在 Windows 10 中还支持农历显示。

6. Windows 轻松使用

打开"轻松使用"选项，可对系统的辅助功能选项进行设置，如显示、鼠标指针及放大镜等。在"显示"中可以调节文本显示的比例；通过"鼠标指针"调整指针大小及颜色；打开"放大镜"可以放大部分显示内容等。

7. Windows 更新和安全

打开"更新和安全"选项，可以对 Windows 更新、Windows 安全中心、备份及激活等选项进行设置。在"Windows 更新"中可以检查系统更新、设置暂停更新的时长、更改使用时段，以便在此时间段内系统更新不会自动重启设备、查看更新的历史记录及系统内部版本信息等。用户可以启动"备份"功能，系统会定期将文件进行备份，存储到 OneDrive 或本地磁盘中。

Windows 10 中的安全中心默认会安装一套防病毒保护程序。如果对系统的安全性要求不高，完全可以使用 Windows 安全中心和防火墙保护计算机，不再需要安装其他防护软件。在以前版本的 Windows 10 中，Windows 安全中心称为 Windows Defender 安全中心。

单击"Windows 安全中心"选项，单击右侧的"打开 Windows 安全中心"按钮，即弹出如图 2-23 所示的窗口，包括"病毒和威胁防护"、"防火墙和网络保护"以及"设备性能和运行状况"等。

（1）病毒和威胁防护

"病毒和威胁防护"可以帮助用户扫描计算机上的病毒和威胁，并获得 Windows Defender 保护。单击"病毒和威胁防护"，在"当前威胁"区域中可以查看最近扫描的结果，也可以启动新的扫描，还可以查看允许的威胁内容和保护的历史记录等，如图 2-24 所示。单击"扫描选项"会显示四种扫描选择：快速扫描、完全扫描、自定义扫描和 Microsoft Defender 脱机版扫描。

单击"病毒和威胁防护"中的"管理设置"，显示病毒防护的相关选项，可以选择关闭或开启保护设置，建议开启"实时保护"。

"病毒和威胁防护更新"显示上次更新的信息，可以单击"检查更新"，手动更新病毒库。

（2）设备性能与运行状况

当用户打开这个界面时，系统会自动对计算机的运行状况进行扫描并生成状况报告，除了显示上次扫描的时间外，还包括存储容量、应用和软件及系统时间的状态。绿色表示一切正常，如果是黄色标记，则需要关注这些内容，根据提供的建议修复它们。

（3）防火墙和网络保护

Windows 防火墙可以保护不同网络环境下的通信安全，再配合系统自带的其他安全功能，以保护 Windows 系统的安全。Windows 防火墙默认处于开启状态。对于普通用户来说无须安装第三方防火墙软件，操作系统就能立即受到保护。但是，对操作系统安全级别需求高的专业用户，建议使用专业级别的防火墙软件。安装第三方防火墙软件，会自动关闭 Windows 防火墙。

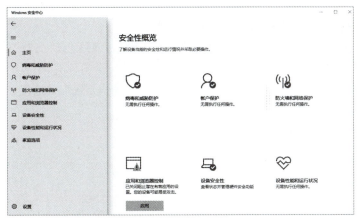

图 2-23　Windows 安全中心

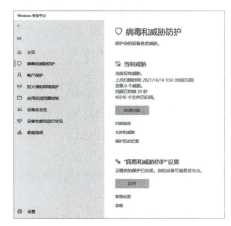

图 2-24　病毒和威胁防护

当安装好 Windows 10 操作系统，第一次连接网络时，Windows 防火墙会自动匹配适合计算机所连接不同网络类型的防火墙和安全设置。Windows 10 操作系统中有 3 种网络位置类型，分别为公用网络、专业网络和域。默认情况下，操作系统会将公用网络位置类型分配给新的网络连接。

2.1.4　任务管理器

当用户遇到应用程序未响应时，所做的操作就是打开 Windows 任务管理器，关闭未响应的进程。Windows 10 中任务管理器有两种显示模式，分别为简略信息模式和详细信息模式。打开任务管理器的方法有：

方法 1：按下【Ctrl+Alt+Delete】组合键，在出现的界面中选择"任务管理器"命令。
方法 2：按下【Ctrl+Shift+Esc】组合键直接打开。
方法 3：任务栏空白处右击，在弹出的菜单列表中选择"任务管理器"命令。
方法 4：按下【Win+R】组合键，在"运行"对话框的输入栏中输入 taskmgr.exe 并按下【Enter】键，打开任务管理器。

1. 简版信息任务管理器

打开简版任务管理器，如图 2-25 所示。如果在 64 位的 Windows 10 系统中使用 32 位的程序时，会在其后加上标注 "32 位"。如果要关闭某个应用程序，选中该程序，单击 "结束任务" 按钮即可，或者右击选中的应用程序，在弹出的菜单中选择 "结束任务"。

2. 详细信息任务管理器

如果想要查看详细信息，可以单击简版任务管理器左下角的 "详细信息" 命令切换至功能更强的完整版，如图 2-26 所示，这里有进程、性能、应用历史记录、启动及详细信息等选项卡。

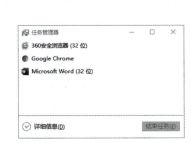

图 2-25　简版任务管理器

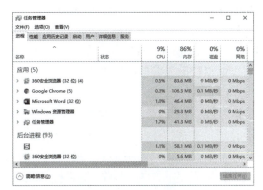

图 2-26　详版任务管理器

① 进程：用颜色和数字来显示应用程序或进程占用资源的情况，默认情况依次为名称、状态、CPU、内存、磁盘、网络。另外，还可以右击选项栏，在弹出的菜单中选择其他选项，如类型、发布者、PID 及进程名等。当有一个进程异常并导致系统过载时，进程管理器会通过加深颜色向用户示警。

② 性能：显示系统所监视的设备类别及资源使用率动态图。

③ 应用历史记录：统计 Windows 中运行的应用程序信息，包括占用的 CPU 时间、网络活动及网络流量等信息。

④ 启动：显示应用程序的发布者、启动状态及对 CPU、磁盘活动的影响。如果想要加快系统启动速度，可以关闭某些应用程序，在列表中选择程序，单击"禁用"按钮。

⑤ 用户：显示所有用户的 CPU、内存、磁盘、网络流量及 GPU 使用情况。

⑥ 详细信息：非常详细地显示进程的各种资源使用情况。

⑦ 服务：显示本地服务列表，右击选项启动或关闭服务。

2.1.5 Microsoft Edge 浏览器

Microsoft Edge 是微软开发的全新、轻量级浏览器，于 2015 年正式发布，成为 Windows 10 默认的浏览器，但同时保留了 IE 11 浏览器，以兼容使用旧版本的网页。2020 年微软采用基于 Chromium 内核的新版本 Edge，取代了旧版的 Microsoft Edge 浏览器。新版的 Microsoft Edge 浏览器提供的功能有：

- Microsoft Edge 有 SmartScreen、密码监控、InPrivate 搜索和儿童模式等安全功能，提供用户安全的在线体验。
- Microsoft Edge 加入了扩展功能，可以从 Microsoft Edge Addons 商店或 Chrome Web Store 下载用户喜欢的扩展程序，打造个性化的体验。
- Microsoft Edge 内置 PDF 工具及沉浸式阅读功能，并设有集锦、垂直选项卡和网页捕获等功能，帮助用户在浏览、搜索、分享和更多场合下更好地组织并利用时间。
- Microsoft Edge 在外观设置中增添颜色选择器和主题色挑选器，用户可以定义属于自己风格的浏览器。

> **要点提示：**
> 目前市场上主流的浏览器有：IE、Firefox、Google Chrome、Safari 和 Opera。浏览器最重要的是它的内核，也称"渲染引擎"，用来决定浏览器如何显示网页内容及页面格式信息。Chromium 是一个免费的开源软件项目，许多浏览器都是基于 Chromium 的代码，如 Microsoft Edge 和 Opera。

1. Microsoft Edge 常规操作

在任务栏或"开始"菜单栏中单击 按钮，启动 Microsoft Edge 浏览器，界面如图 2-27 所示。它主要由标题栏、功能栏、网页浏览区组成。功能栏从左至右依次为后退、前进、刷新、地址栏、扩展程序、集锦、个人、设置及其他选项按钮。浏览器可以使用 Microsoft 账户登录，在所有已登录设备间同步收藏夹、密码和浏览器数据。单击"设置及其他"按钮 可以打开更多功能选项菜单，如图 2-28 所示，单击"新建 InPrivate 窗口"命令或按下【Ctrl+Shift+N】组合键，打开一个新的浏览窗口并自动启动 InPrivate 功能。在该窗口中浏览可以保护使用者的隐私，不保留任何浏览记录、临时文件、表单数据、Cookie 及用户名和密码等信息，关闭该窗口即会结束 InPrivate 浏览。单击图 2-28 中的"设置"命令可打开 Microsoft Edge 浏览器设置界面，设置个人资料、浏览器外观、默认搜索引擎、默认首页、站点权限及其他高级选项。

2. Microsoft Edge 扩展管理

Microsoft Edge 浏览器支持安装扩展程序，用户可以为浏览器添加新的功能。在功能栏中单击 按钮，选择"扩展"命令，或"扩展"|"管理扩展"命令，即可打开浏览器扩展管理窗口，如图 2-29 所示，其中显示已安装的扩展程序列表。单击列表中某个扩展程序下的"详细信息"，可以查看扩展程序的版本、大小、描述等，还可以单击某个扩展程序下方的"删除"，进行卸载。单击"获取 Microsoft Edge 扩展"按钮，打开 Edge 扩展应用商店，如图 2-30 所示，从中选取要安装的扩展，单击"获取"，安装完成后，扩展程序自动添加到浏览器的功能栏中。

第 2 章　计算机操作系统

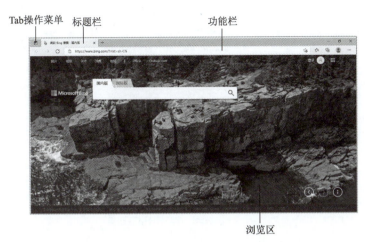

图 2-27　Microsoft Edge 浏览器界面

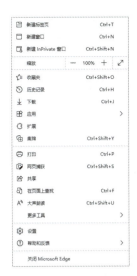

图 2-28　功能选项菜单

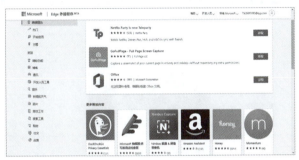

图 2-29　浏览器扩展管理

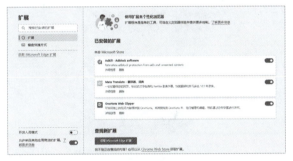

图 2-30　Edge 扩展应用商店

任务❷-❸ Microsoft Edge 浏览器自动翻译功能的使用。

要求：新版 Microsoft Edge 浏览器支持多种语言的翻译，当打开的页面所使用语言不是首选语言时，浏览器将翻译此页面。

操作提示：

在 Microsoft Edge 浏览器地址栏中输入"ENIAC"，在搜索结果中单击"ENIAC-CHM Revolution"词条（https://www.computerhistory.org/revolution/birth-of-the-computer/4/78），浏览器自动检测页面语言，并弹出一个对话框，提示是否要翻译为"中文"，这时单击"翻译"，可将网页翻译为中文网页，单击浏览器功能栏中的 按钮，在弹出的对话框中单击"显示原始内容"即可恢复其英文网页。

视频：
任务2-3

3. Microsoft Edge 集锦

新版的 Microsoft Edge 浏览器增加了集锦功能，类似于浏览器中的收藏夹。使用该功能可以直接在浏览器中保存图像、文本或网页，还可以实现所有设备的同步，方便用户从任意位置访问。单击浏览器功能栏的 按钮，打开集锦功能页面，如图 2-31 所示，单击"启动新集锦"按钮，输入集锦的名称，单击"添加当前页面"，可以将当前页面添加到集锦中。可以单击集锦页面中的 按钮，拖动网页中的图片或文本至集锦中保存。内容添加后，会集合成一张卡片。单击某个集锦卡片，在其中可以添加网页、打开网页、删除网页，还可以对其添加注释，如图 2-32 所示。

4. Microsoft Edge 沉浸式阅读器

沉浸式阅读器是 Microsoft Edge 的一种内置工具，它可以自动识别并简化网页布局、消除与内容无关的文字和图片，让用户聚焦正文内容，并提供阅读辅助工具，如"大声朗读""文本首选项""语法工具"等，从而提升整体的阅读体验。如果 Microsoft Edge 浏览器检测到打开的网页符合沉浸式阅读模式，则在地址栏右侧会出现 按钮，单击该按钮或按下【F9】键进入沉浸式阅读模式，如图 2-33 所示。再次单击该按钮或按下【F9】键退出

· 29 ·

沉浸式阅读模式，进入页面浏览模式，如图 2-34 所示。

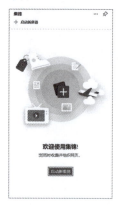

图 2-31　集锦界面

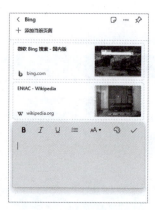

图 2-32　集锦中的注释

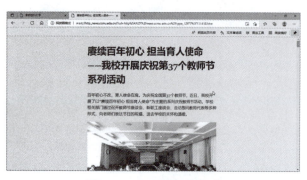

图 2-33　沉浸式阅读模式

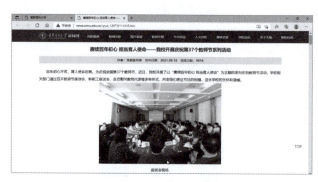

图 2-34　页面浏览模式

5. Microsoft Edge 中的 PDF 阅读器

Microsoft Edge 内置的 PDF 阅读器可以打开本地 PDF 文件及联机 PDF 文件，它具有基本的阅读和导航功能，如缩放、旋转、适合页面/宽度、跳转到页面和搜索等，还具有墨迹和突出显示及添加批注等功能，可通过 PDF 文档顶部的可固定工具栏访问，如图 2-35 所示。

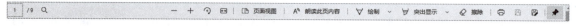

图 2-35　Microsoft Edge 中 PDF 阅读器工具栏

> **思政导引：**
>
> 　　党的二十大擘画了全面建设社会主义现代化国家、以中国式现代化全面推进中华民族伟大复兴的宏伟蓝图。华为鸿蒙操作系统的诞生，是中国科技产业的自主创新之举，它支持多设备多硬件，可以搭载在手机、智能手表和摄像头等多种 IoT 设备上，从而实现全系统覆盖所有设备，构建一个万物互联的智能网络。这种生态结合多源信息，配合 5G 网络和云计算，能够更有效地分析人体的健康状况，提升人体健康水平，促进人们从被动医疗转向主动健康。2021 年 9 月 25 日，华为又正式发布面向数字基础设施的开源操作系统欧拉（OpenEuler）。欧拉操作系统可广泛部署于服务器、云计算、边缘计算及嵌入式等各种设备，实现一套操作系统支持多种设备，应用一次开发覆盖全场景。欧拉与鸿蒙进一步打通就可以更好地服务数字世界全场景。我们应为中国基础软件的创新能力点赞。

2.2　Ubuntu 操作系统

1991 年芬兰大学生 Linus Benedict Torvalds 在一台 Intel 386 机器上安装 Minix（Mini UNIX）操作系统，利用

GNU（GUN is Not Unix）计划提供的 BASH（Bourne Again Shell）及 GCC 编译器（GNU Compiler Collection）等自由软件，创造出当今最流行的操作系统内核之一，并以 Linux 来命名，同年正式宣布 Linux 内核诞生。由此可见 Linux 是一个内核，它不是操作系统，但人们习惯用 Linux 来代表整个基于 Linux 内核并使用 GNU 计划及各种工具软件的操作系统。Linux 的诞生、发展和壮大离不开五个重要元素：UNIX 操作系统、MINIX 操作系统、GNU 计划、POSIX（Portable Operating System Interface）标准和 Internet 网络。

早期的 Linux 系统只有少数工程师进行开发和维护，为了让更多的用户使用，许多社区和软硬件发行商都参与了 Linux 内核和工具软件编写工作，这就构成了当今丰富多彩的 Linux 发行版本，如 Red Hat、Debian、SUSE、Fedora 等。初学者如何选择一个适合自己使用的 Linux 发行版本呢？可以参考 DistroWatch（http://distrowatch.com/）网站上各种 Linux 发行版的介绍。

> **要点提示：**
> ① Linux 内核官方网站：http://www.kernel.org/
> ② 主要的 Linux 发行版官方网站：
> Ubuntu： http://www.ubuntu.com   Linux Mint： http://linuxmint.com
> Red Hat： http://www.redhat.com   CentOS： http://www.centos.org
> Fedora： http://getfedora.com   Debian： http://www.debian.org
> 红旗 Linux： http://www.chinaredflag.cn
> ③ Linux 的 logo 是一只可爱的企鹅，它的名字为 Tux。

Linux 是一套非常稳定的操作系统，同时也是一种嵌入式操作系统。它可以运行在小型单板机如树莓派和智能手机、掌上电脑的 ARM（Advanced RISC Machines）架构下，也可以是路由器、备份的 NAS（Network Attached Storage）、机器人控制芯片、家用电器的控制器等的操作系统，实现了功能上的多样化。

2.2.1 概述

Ubuntu 是基于 Debian 开发，以桌面应用为主的 Linux 发行版本，它是一个自由开放且免费使用的操作系统，也是目前拥有最多用户的 Linux 版本。Ubuntu 每半年发布一个版本，长期支持版本（LTS）每两年发布一次。Ubuntu 的第一个版本为 Ubuntu 4.10，目前版本为 Ubuntu 21.10，如表 2-1 所示。本节介绍的 Linux 发行版本为 Ubuntu 20.04 LTS。

表 2-1　Ubuntu 发行版本缩略表（来源维基百科）

版　　本	开 发 代 号	中 文 翻 译	发 布 日 期	内 核 版 本
18.04 LTS	Bionic Beaver	仿生的海狸	2018-04-26	4.15
20.04 LTS	Focal Fossa	焦点的马岛长尾狸猫	2020-04-23	5.4
21.04	Hirsute Hippo	多毛的河马	2021-04-22	5.11
21.10	Impish Indri	顽皮的大狐猴	2021-10-14	5.13

> **要点提示：**
> 用户通过 Ubuntu 强大的社区网络，可以很方便地获得在线帮助和支持。
> 中文论坛： https://forum.ubuntu.org.cn/   国际论坛： https://ubuntuforums.org/
> 国际社区： https://askubuntu.com/   维基国际： https://wiki.ubuntu.com/

2.2.2 桌面环境设置

当启动 Ubuntu 时，首次登录的桌面环境非常简洁，主要包括顶栏、快速启动栏（Dash）和桌面工作区。Ubuntu 操作界面如图 2-36 所示。下面介绍其中几项。

1. 快速启动栏（Dash）

桌面左侧的 Dash 栏，其实它是一个收藏夹，方便用户打开常用或正在运行的应用程序。如果在图标左侧出现一个红点，表示程序正在运行，单击图标会打开最近使用的窗口。右击图标，便会弹出快捷菜单，其中包含与此应用程序相关的操作。

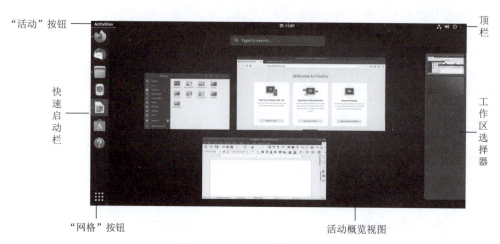

图 2-36 Ubuntu 操作界面

2. 活动概览视图

单击桌面左上角的"活动"（Activities）按钮，用户可在普通视图模式和活动概览视图模式之间切换。活动概览视图会显示当前打开的工作区以及每个工作区上打开的应用程序窗口缩略图。每个窗口缩略图代表一个正在运行的应用程序图形界面，上部的搜索框，用于查找文件、应用程序、音频和视频等。

3. 工作区

活动概览视图右侧浮动的是工作区选择器，单击时会打开某个工作区，进行工作区间的相互切换。将应用程序归类放在不同的工作区，是组织和管理工作区的有效法方法。具体操作：单击"活动"按钮，将 Dash 栏中的应用拖到工作区选择器的某个工作区域内，活动概览视图中会自动弹出该应用的缩略图，同时工作区选择器会出现一个新的工作区备用。

4. 应用程序

单击 Dash 栏底部的"网格"按钮▦，将显示桌面环境的应用程序，分为常用和全部两种模式。前者只显示常用的应用，后者显示全部的应用。如果想要将一个应用添加到 Dash 栏中，右击这个应用图标，从快捷菜单中选择"添加到收藏夹"命令即可。再次单击"网格"按钮▦，将关闭应用程序界面。

5. 桌面个性化设置

在使用 Ubuntu 时，用户往往根据自己的喜好对桌面环境进行设置。在顶栏中选择"设置"按钮⚙，或者在应用程序列表中单击"设置"按钮⚙，打开如图 2-37 所示的"设置"窗口。

①显示设置：在"设置"|"显示器"|"分辨率"中调整显示分辨率大小，然后单击"应用"按钮。

②锁屏设置：在"设置"|"隐私"中选择"锁屏"，或在工作区中右击，在弹出的快捷菜单中选择"显示设置"，进行息屏延时、是否自动锁屏等功能设置。

③网络设置：在"设置"|"网络"中列出目前网络状态，单击"有线"右侧的"设置"按钮⚙，在弹出的窗口中查看或修改网络设置参数。如在"IPv4"选项卡中修改 IPv4 方式、IP 地址或 DNS 信息，修改好后单击"应用"按钮。

④背景设置：选择"设置"|"背景"，或在工作区中右击，在弹出的快捷菜单中选择"更换壁纸"，修改背景图案或添加新的图片背景。

⑤输入法设置与切换：选择"设置"|"区域和语言"，在"输入源"中选择"中文（智能拼音）"，单击右侧的"设置"按钮⚙设置输入法选项，如图 2-38 所示。在实际输入时要进行状态切换，单击顶栏右侧的 zh▼ 按钮，在下拉菜单中选择"中文（智能拼音）"，切换到中文输入法状态，也可按【Shift】键进行切换。

⑥ 快捷键设置：在"设置"|"键盘快捷键"中可以看到系统默认操作的快捷键，单击所需设置项进行修改。

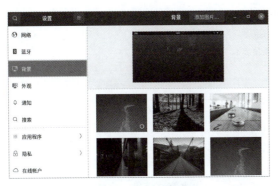

图 2-37　"设置"窗口

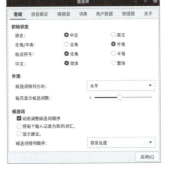

图 2-38　输入法设置

6. 软件和更新

在应用程序列表中找到"软件和更新"图标并单击，打开如图 2–39 所示的对话框，在"Ubuntu 软件"选项卡中单击"下载自"下拉按钮，选择"其他站点"，在打开的对话框中选择"中国"|"mirrors.aliyun.com"，更改软件的下载源，单击"选择服务器"按钮确认。

在"更新"选项卡中对系统更新项进行设置。默认如果有安全更新时，系统会自动下载并安装。当系统检测到有更新时，会弹出对话框提示用户是否更新。

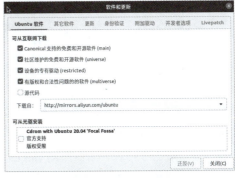

图 2-39　软件和更新

2.2.3　基本命令

Shell 是一个程序，它连接用户和 Linux 内核，是一个面向命令行的交互接口，它将用户输入的命令转化成指令代码传递给操作系统执行，并将处理完的结果反馈给用户。在 Linux 中默认的 Shell 是 BASH。

1. 终端窗口

在 Ubuntu 图形界面中打开终端仿真应用程序，执行命令行模式的 Shell 操作。具体操作步骤：在桌面工作区中右击，在弹出的快捷菜单中选择"在终端中打开"命令或按下【Ctrl+Alt+T】组合键打开终端窗口，如图 2–40 所示。

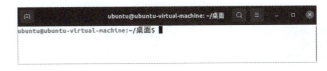

图 2-40　终端窗口

2. 命令行语法格式及常用命令

打开终端窗口，可以看到一个 Shell 提示符，用户可以在其后输入命令行，基本语法格式为：

命令 [选项] [参数]

其中，命令是命令的名称，如 ls。选项是定义命令执行的特性，有长、短两种格式。长格式选项用"--"引导，如 --help；短格式选项用"-"引导，后面接单个字符，如 -l。多个短格式选项可以组合使用，如 -a -l 可以写成 -al，但长格式选项不可以组合使用。参数是命令的操作对象，一般为文件、目录、用户或进程等，命令一般都需要加入参数，如果省略，则一般是有默认参数。如 ls 命令可以不设置参数，默认为显示当前目录中的文件及子目录。命令、选项和参数严格区分大小写。表 2–2 中列出了常用的基本命令语法格式和基本功能介绍。

表 2-2　基本命令介绍

命令语法格式	基 本 功 能
cd [选项][目录]	改变当前工作目录
ls [选项][文件]	显示指定目录中的文件及子目录
more [选项] 文件名	分屏显示较长的文本文件内容
ps [选项]	显示当前进程的状态，类似 Windows 的任务管理器

续表

命令语法格式	基 本 功 能
pwd [选项]	显示当前工作目录
clear [选项]	清除屏幕显示信息
uname [选项]	查看 Linux 内核版本
reboot [选项]	重启系统
shutdown [选项][时间]	关闭系统

基本命令使用实例如下：

```
命令行                说明
$ cd /bin            ## 进入/bin目录
$ ls --help          ## 显示ls命令的帮助信息
$ ls -la |more       ## 分屏显示当前目录中所有文件，"|"为管道操作，连接两个命令
$ pwd                ## 显示当前工作目录
$ firefox            ## 打开火狐浏览器
$ uname -r           ## 查看Linux内核版本
$ ps -aux            ## 查看系统中运行的所有进程
$ clear              ## 清除屏幕信息
$ reboot             ## 快速重启系统
$ shutdown -h 0      ## 关闭系统，-h 0表示时间参数为0秒即立即关机
```

3. 使用 vim 文本编辑器

vim 是一个功能比较强大的文本编辑器，类似于 Windows 中的记事本。用户往往需要使用 vim 来编辑大量的配置文件。vim 有三种操作模式：一般命令模式、编辑模式和命令行模式。

① 一般命令模式：用户启动 vim 即进入一般命令模式。

② 编辑模式：在一般命令行模式中输入 "i" 进入编辑模式，可以对文件进行编辑。按下【Esc】键可退出编辑模式返回一般命令模式。

③ 命令行模式：在一般命令模式中输入 ":" 进入命令行模式。其中，基本命令 "q" 表示不保存退出 vim 编辑器，"wq" 表示保存退出 vim 编辑器，"w" 表示保存并继续编辑，"q!" 表示不保存强行退出 vim 编辑器等。

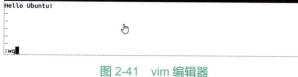

图 2-41 vim 编辑器

任务❷-❹ vim 编辑器的使用。

要求： 使用 vim 编辑器在主目录中新建一个如图 2-41 所示的 hello.txt 文件。命令如下：

```
$ cd ~                  ## 进入主目录
$ vim hello.txt         ## 输入内容并保存退出
$ more hello.txt        ## 查看hello.txt文件内容
```

视频：
任务2-4

如果在终端窗口输入 "vim hello.txt"，系统提示 "vim 命令没有找到 ……"，需输入命令 sudo apt install vim 安装 vim 编辑器。

2.2.4 用户管理

Linux 是一个多用户的操作系统，任何用户要使用系统首先要向管理员申请账号，由管理员对所有用户进行管理。

1. 用户

Ubuntu 中有两种用户：一是 root 超级用户，终端提示符里用 # 表示。它在系统中具有最高权限，系统配置和管理的很多操作都需要使用 root 身份，如安装软件、添加或删除用户（组）、启动和关闭网络服务等。系统默认是禁止使用 root 账户，而是使用 sudo 来代替 root 身份执行命令。二是 user 普通用户，终端提示符里用 $ 表示。Ubuntu 中又将普通用户分为两类：管理员和标准账户。管理员是安装系统时创建的第一个用户，具有管理普通用户的权限，可以删除用户、安装软件和驱动程序等。标准用户则不能进行这些操作。

2. 使用图形化工具添加用户

具体操作步骤：

① 选择"设置"|"用户",打开"用户"管理界面。单击右上角的"解锁"按钮,输入当前用户密码。
② 单击右上角"添加用户"按钮,选择"账号类型"并设置全名及用户名,单击"添加"按钮添加用户。
③ 在"认证与登录"中单击"密码"选项,选择"现在设置密码"单选按钮,单击"更改"按钮设置密码。

3. 使用命令添加用户

添加用户是在系统中创建一个新的用户并分配用户名等。其语法格式为:

```
useradd [选项] 用户名
```

其中,选项为 –d 表示指定用户主目录。如果此目录不存在,使用 –m 选项,自动创建主目录。

4. 删除用户

如果一个用户账号不再使用了,可以从系统中删除。删除用户就是从系统文件中删除该用户的相关信息,必要时可以将用户的主目录删除。其语法格式为:

```
userdel [选项] 用户名
```

其中,选项为 –r 表示删除用户及其主目录。

5. 用户间切换

su 命令用于在多个用户间进行切换。其语法格式为:

```
su [选项] [用户名]
```

任务❷-❺ 新用户创建、用户间切换与删除。
要求:创建新用户"zhang",其主目录为"/home/zhang",并设置用户密码,进行用户切换及删除新用户操作。

视频:
任务2-5

命令如下:

```
$ sudo useradd -d  /home/zhang -m zhang    ## 创建新用户
$ sudo passwd zhang                         ## 设置用户密码
$ su zhang                                  ## 切换为zhang用户
$ whoami                                    ## 查看当前用户
$ su ubuntu                                 ## 切换为ubuntu用户
$ sudo userdel -r zhang                     ## 删除zhang用户的相关数据,连同主目录一起删除
```

> **要点提示**:
> 执行命令时,如果出现"××× is currently used by process ××××",可以输入命令"sudo kill -9 ××××"强行终止运行的进程。

2.2.5 文件目录管理

1. 文件目录结构

Ubuntu 是 Linux 的一种发行版本,在 Linux 中所有信息的基本单位都可以抽象为文件。Linux 的文件系统是将所有文件挂载在一个以根目录("/")开始的树形结构下,如图 2-42 所示。

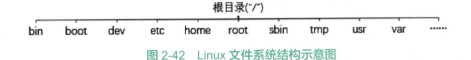

图 2-42　Linux 文件系统结构示意图

每个目录的含义为:
/bin:存放最常用的命令。
/boot:系统启动的核心文件。
/dev:各种外部设备文件。
/etc:系统管理的启动和配置文件。
/home:用户的主目录,一般与用户的账户名同名。
/root:系统管理员的主目录。

/sbin：系统管理员使用的相关命令。
/tmp：存放临时文件。
/usr：存放用户的应用程序和文件，类似于 Windows 的 Program Files 目录。
/var：存放系统不断增加的数据和配置文件。

在文件系统中，用户所在的工作目录称为当前目录，用"./"表示。而当前目录的上一级目录称为父目录，用"../"表示。以点号加文件表示隐藏的文件或目录，如".bashrc"。

2. 文件属性及权限

Linux 将文件可读写的身份分为3类：文件拥有者（属主）、文件所属群组（属组）和其他人，且各自具有读（r）、写（w）和执行（x）的权限，示意图如图2-43所示。

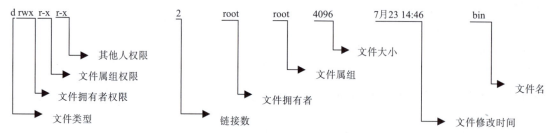

图 2-43　文件属性及权限示意图

图2-43中第一列共有十个字符，代表文件的类型与权限。其中第一个字符可以为 d、-（短横杠）、l（link）、b 和 c，分别表示目录、文件、链接文件、随机读取设备和串行端口设备。

任务 2-6 文件属性及权限的解析。

要求：用数字0表示文件的类型，数字1~3表示文件拥有者的读、写、执行权限，数字4~6表示文件属组的读、写、执行权限，数字7~9表示其他人读、写、执行权限。若一个文件的类型与权限为[-rwxrw-r-x]，请试着说明其含义。

解析：

分解【-rwxrw-r-x】类型与权限数据：

[-]	[rwx]	[rw-]	[r-x]
0	123	456	789

0：表示这个文件名是文件；
123：拥有者的权限为可读、可写、可执行；
456：同用户组的用户权限为可读、可写；
789：其他用户的权限为可读、可执行。

3. 修改文件属性及权限

① 修改文件拥有者及所属群组命令 chown（change owner），其语法格式为：

chown　[选项]　拥有者[:所属群组]　文件或目录

② 修改文件所属群组权限命令 chgrp（change group），其语法格式为：

chgrp　[选项]　所属群组　文件或目录

③ 修改权限命令 chmod（change mode），其语法格式为：

chmod　[选项]　权限属性　文件或目录　　或：
chmod　[选项]　操作对象　操作符　权限　文件或目录

修改权限有两种方法：数字法和符号法。用数字代表权限，其中 r 为4，w 为2，x 为1，每种身份（拥有者/所属群组/其他人）各自的权限属性是将 rwx 属性值累加。如权限为[-rwxr-x---]，那么拥有者为7（rwx=4+2+1=7），所属群组为5（r-x=4+0+1=5），其他人为0（---=0+0+0=0）。而用符号修改权限，是用 u、g 和 o 分别代表三种身份，用 a 代表所有身份。

任务❷-7 文件权限的修改。

要求：查看 .bashrc 文件的权限，使用数字法或符号法将权限修改为 [-rwxrwxrwx]。

命令如下：

```
$ cd ~                              ## 进入主目录
$ ls -l .bashrc                     ## 查看文件权限
$ chmod 777 .bashrc                 ## 用数字八进制语法设置文件权限
$ chmod u=rwx, g=rwx, o=rwx .bashrc ## 用符号法设置文件权限
$ ls -l .bashrc                     ## 查看文件权限
```

视频：
任务2-7

4. 其他常用命令

（1）创建空文件和目录

```
$ cd ~                  ## 进入主目录
$ mkdir image           ## 创建目录image
$ touch lucky           ## 创建空文件lucky
```

（2）移动、复制和删除文件

```
$ mv lucky image        ## 将文件lucky移动到目录image中
$ cd image              ## 进入目录image
$ ls                    ## 显示目录image中文件
$ cd ..                 ## 返回上一级目录
$ cp ./image/lucky ./   ## 将目录image中的文件lucky复制到当前目录中
$ rm -rf image          ## 删除目录image及其下所有文件及目录
$ rm lucky              ## 删除文件lucky
```

（3）文件打包和解压

```
$ cd /etc                           ## 进入/etc目录
$ sudo tar -cvf conf.tar *.conf     ## 以conf结尾的文件打包为新文件
$ ls *.tar                          ## 显示打包文件
$ sudo mkdir tar                    ## 创建目录tar
$ sudo tar -xvf conf.tar -C tar/    ## 将打包文件解压至目录tar中
```

2.2.6 磁盘管理

磁盘是用来存储数据的设备。操作系统以一种特殊的方式对磁盘进行操作，如文件的命名、文件的存储及文件的访问等，这些都可以通过文件系统来实现。ext（即 Extended File System）一直是 Linux 首选的文件系统，ext3 作为主流的文件系统流行了很长一段时间。Ubuntu 使用 ext4 作为其默认的文件系统。

1. 查看磁盘使用状态

```
$ df                ## 查看文件系统的磁盘空间使用情况
$ df -h             ## 以易读的格式显示
$ lsblk             ## 列出系统上所有磁盘
$ sudo fdisk -l     ## 显示系统上所有的分区表
```

2. 文件系统挂载

一般硬盘接口有 IDE、SCSI 和 SATA。在 Linux 系统中，用 hd 来表示 IDE 接口的设备，用 sd 来表示 SCSI 或 SATA 接口的设备。系统中的第一块硬盘为 sda，第二块为 sdb，……每块硬盘最多有四个主分区，分别用 sda1、sda2、sda3 及 sda4（以 sda 为例）来命名。用户不能通过这些名字直接访问设备，而是必须在使用前将其挂载到一个目录下，通过挂载目录，就可以像访问文件一样使用这个设备。一般情况下，文件系统会自动挂载设备，也可以通过命令手动挂载。Ubuntu 提供专门的挂载目录，如 "/mnt" "/media" "/cdrom"。

> **要点提示**：
> 文件系统挂载前需要注意：一个目录不能挂载多个文件系统；一个文件系统不能重复挂载到不同的挂载点即目录中；作为挂载点的目录应为空目录。

2.2.7 网络命令

1. ping 命令

ping 是一个最常用的，用于检测主机间网络连通的命令。当远端计算机接收到本地计算机请求时，会发出应答信息，从而得知网络连接是否正常。例如：

```
$ ping 127.0.0.1              ## 检测本地TCP/IP协议是否设置好，按下【Ctrl+C】组合键终止。
$ ping www.baidu.com          ## 检测与远端主机连通情况，按【Ctrl+C】组合键终止。
```

2. ifconfig 命令：用于显示或配置当前网络设备信息。例如：

```
$ ifconfig                    ## 显示网卡信息，如IP地址、子网掩码、广播地址等，如图2-44所示。
$ sudo ifconfig ens33 down    ## 关闭指定ens33网卡
$ sudo ifconfig ens33 up      ## 开启指定ens33网卡
```

3. wget 命令

wget 用于从指定的 URL（Uniform Resource Locator）下载文件，支持 HTTP、HTTPS 和 FTP 协议，对 Linux 用户尤其是网络管理员是必不可缺的工具。wget 在带宽很窄或不稳定网络中都有很强的适应性。例如从网络下载单个文件（如 Nginx）并保存在当前目录中，可通过执行如下命令完成：

```
$ wget http://nginx.org/download/nginx-1.18.0.tar.gz
```

下载过程中会显示完成的百分比、已经下载的字节、当前下载速度、剩余时间，如图 2-45 所示。

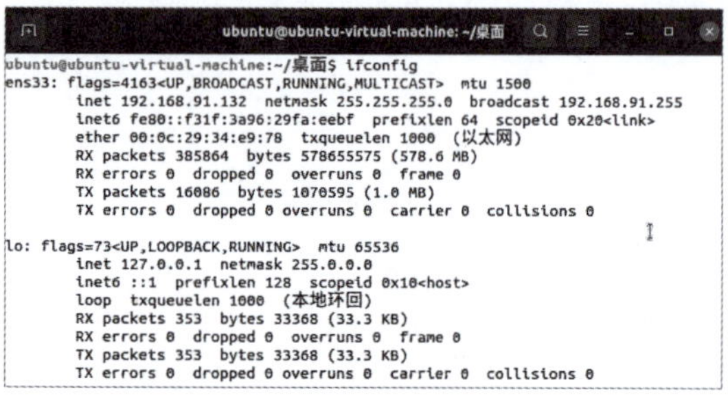

图 2-44　当前网络设备状态 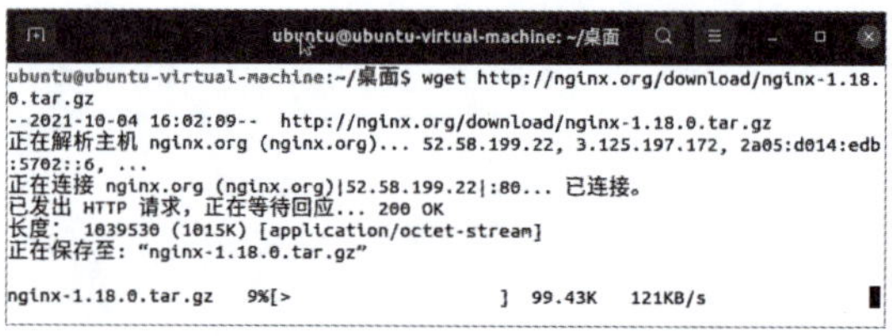　　　　　　　　　　图 2-45　文件下载

4. apt 命令

apt 是 Ubuntu 系统中的一款安装包管理工具，软件的查找、安装、更新、卸载都离不开它。用户每次安装和更新软件包之前，先执行 apt update 命令，更新软件源中的所有软件列表，再使用 apt upgrade 命令来升级软件包，然后使用命令 apt install/remove/autoremove 软件包名，安装或卸载指定的软件。

任务2-8 apt 命令实例。

要求：在 Ubuntu 中安装 gcc 编译器，编写一个名为 hello.c 的小程序，如图 2-46 所示，编译后显示输出结果。

视频：任务2-8

命令如下：

```
$ sudo apt update                        ## 更新软件列表
$ sudo apt upgrade                       ## 升级软件包
$ sudo apt install build-essential       ## 安装gcc
$ gcc --version                          ## 成功安装则可查看gcc版本
$ vim hello.c                            ## 编写程序
$ gcc hello.c -o hello                   ## 编译为可执行文件hello
$ ./hello                                ## 运行程序，结果如图2-47所示
$ sudo apt autoremove gcc                ## 删除gcc及所依赖的包
```

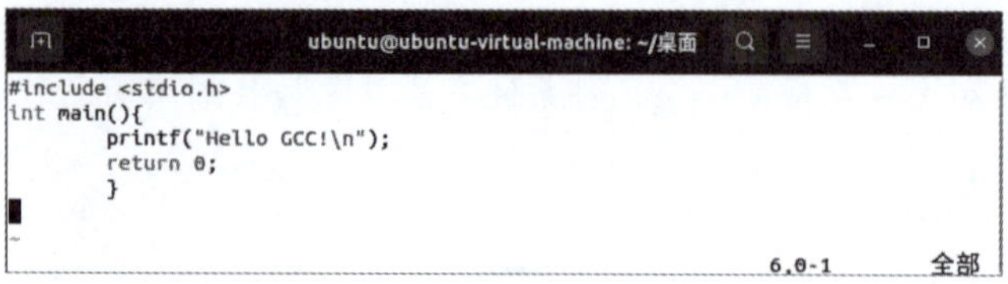

图 2-46　"hello.c" 程序代码 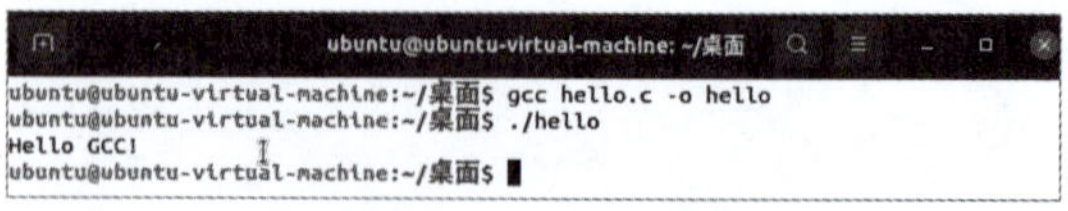　　　　　　　　　　图 2-47　编译运行结果

5. pip 命令

pip 是 Python 包管理工具，提供了 Python 包的下载、安装和卸载功能，可以通过以下命令检测或安装 pip：

```
$ pip --version              ## 检测是否安装pip, Python2.x版本命令
$ pip3 --version             ## 检测是否安装pip, Python3.x版本命令
$ sudo apt install python-pip    ## 安装pip
$ sudo apt install python3-pip   ## 安装pip3
```

> **要点提示：**
> 　　如果系统只安装了 python3，则 pip 和 pip3 等价。如果系统提示存在 python2 和 python3，则 pip 安装的包只给 python2 使用，pip3 安装的包只给 python3 使用。另外，由于 pip 自带的源下载速度太慢，可以改用国内的镜像源，如清华、豆瓣、中国科学技术大学等。

第 3 章
Word 文字处理

Word 是 Microsoft 公司推出的 Office 组件中一个重要的文字处理软件。Word for DOS 是为 IBMPC 研发的第一个文本编辑器，第一个 Windows 版本的 Word 发售于 1989 年。Office 2021 正式版在 10 月 5 日同步 Windows 11 推出，提供 Windows 和 Mac 版本。LaTeX 由美国计算机学家莱斯利·兰伯特（Leslie Lamport）在 20 世纪 80 年代初期开发，对于生成复杂表格和数学公式表现得尤为突出，目前已被增加到 Word 2019 的公式编辑器中。本章讲述 Windows 操作系统下的 Word 2019 文字处理及 LaTex 论文排版。

3.1 Word 概述

文稿的电子化离不开文字处理软件。众多文字处理软件中 Word 功能强大，简单易学。本章采用 Windows 操作系统下的 Word 2019 版本，介绍 Word 工作环境、文本编辑、文档格式化、图文混排、审阅与修订、布局与引用等文档编辑方法。

3.1.1 功能介绍

Word 是目前个人普遍使用的文字处理软件，随着其版本的发展，功能越来越强大。而且，根据用户不同的要求，Word 可以实现不同的功能。

- 初级要求：可以当作一个记事本或者写字板，进行简单的文字输入与编辑。
- 基本要求：可以使用 Word 制作报告，实现表格、图文混排。
- 进阶要求：可以使用模板和样式、审阅和修订等功能，提高工作效率。
- 高级要求：可以熟练使用长文档的编辑、目录和索引、邮件合并等应用。

此外，还可以充分利用 Windows 10 平台所提供的云端服务，深刻理解并应用 Word 所提供的各种功能，协同 Office 的其他组件，实现多媒体多平台的信息共享与编辑。

相对于以前版本的 Word，Word 2019 版本提供了处理文档的全新方式，如改进的数字笔、类似图书的页面导航、学习工具和翻译等功能。Word 2019 版本的重要新增功能有：

① 文本翻译：单击"审阅"|"语言"|"翻译"按钮，打开如图 3-1 所示的下拉面板，可实现所选文档内容和全部文档的翻译。选择"设置文档翻译语言"可打开翻译工具，设置翻译的源语言和目标语言。

② 阅读体验：单击"视图"|"沉浸式"|"学习工具"按钮，进入"沉浸式 | 学习工具"页面，如图 3-2 所示。在"沉浸式|学习工具"|"学习工具"组中，使用"文字间距"按钮，可以增加文字间的距离，同时自动增加行宽；使用"朗读"按钮可以朗读从当前光标位置开始之后的文档内容，还可调整朗读的语速。

③ 数字笔绘图和书写：单击"文件"|"选项"命令，打开"Word 选项"对话框，选择"自定义功能区"标签，在"主选项卡"里单击选中"绘图"复选框，添加"绘图"选项卡，如图 3-3 所示。可使用铅笔、笔或荧光笔进行绘图或擦除所绘形状，也可将绘制的墨迹转换为形状或数学公式。

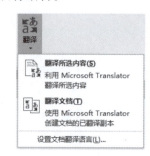

图 3-1 "翻译"面板

第 3 章　Word 文字处理

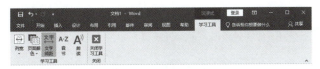

图 3-2　"沉浸式|学习工具"选项卡

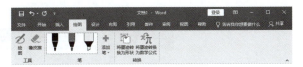

图 3-3　"绘图"选项卡

④ LaTeX 语法：单击"插入"|"符号"|"公式"下拉按钮，在打开的面板中选择"插入新公式"，在"公式工具|设计"选项卡"转换"组中实现。

⑤ 图标：单击"插入"|"插图"|"图标"按钮，打开"插入图标"对话框，如图 3-4 所示，可添加所选类型的图标。

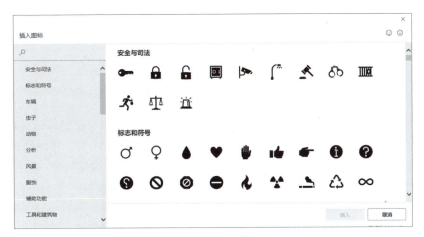

图 3-4　"插入图标"对话框

⑥ 3D 模型：可通过单击"插入"|"插图"|"3D 模型"按钮插入。

3.1.2　工作环境

启动 Word 2019 后，进入如图 3-5 所示的 Word 模板选择页面。在此页面中可以选择 Word 内置的模板，或者搜索需要的联机模板。

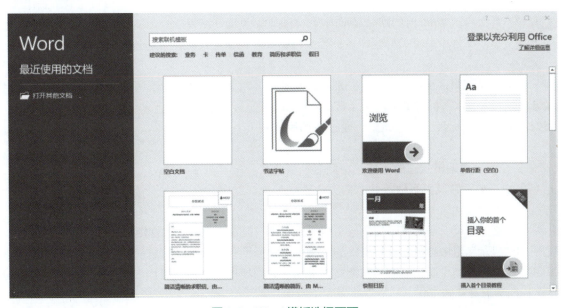

图 3-5　Word 模板选择页面

选择"空白文档"后启动 Word 2019 的操作界面如图 3-6 所示。

· 41 ·

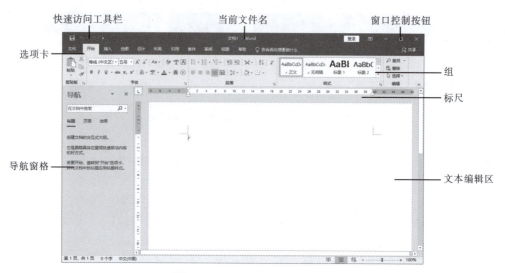

图 3-6　Word 2019 工作界面

① 标题栏：位于窗口最上一行，包括快速访问工具栏，当前文件名和窗口控制按钮。其中，快捷访问工具栏的内容可以由用户自定义："文件"菜单选择"选项"，在打开的"Word 选项"对话框中"快捷访问工具栏"中设置；窗口控制按钮包括："功能区显示选项"按钮，"最小化"、"最大化"和"关闭"按钮。

② 选项卡：位于标题栏下方。主选项卡包括"文件"、"开始"、"插入"、"设计"、"布局"、"引用"、"邮件"、"审阅"和"视图"等选项卡以及搜索框。每个选项卡具有不同类别的功能，选项卡上有多个组，对应不同类型的功能组合。一些组的右下角有功能扩展按钮 ，单击可打开相应的对话框。选项卡有以下特点：

- 选项卡可以被改变：如在 3.1.1 节阅读体验中，实现"学习工具"操作时，添加了"沉浸式|学习工具"选项卡。
- 选项卡可以被隐藏：标题栏中窗口控制按钮的"功能区显示选项"按钮，可设置选项卡显示方式及隐藏。
- 选项卡可以自定义：包括重命名已有选项卡及添加新的选项卡，使用"文件"|"选项"命令，在打开的"Word 选项"对话框中选择"自定义功能区"。重命名已有选项卡，右击，直接重命名；添加新的选项卡，对话框中单击"新建选项卡"添加新的选项卡，"新建组"为新选项卡添加分组，再从左边选择要添加的按钮，使用"重命名"完成自定义设置。

③ 文档编辑区：输入和编辑文本、对象的工作区域，默认是白色底，是最主要的编辑与显示工作区。

④ 导航窗格：首次启动 Word 时的默认显示内容，有标题、页面和结果 3 个标签。默认以标题为搜索交互工具，导航窗格中可直接显示文档中已有的标题样式；若文档中没有标题样式时，可通过在搜索文本框输入关键字实现查找定位。

⑤ 标尺：位于文档编辑区上方和左侧，分别称为水平标尺和垂直标尺，用于调整段落缩进、制表位、页边距、表格大小和分栏栏宽等。水平标尺上的四个元素功能如图 3-7 所示，设置时将鼠标指向标尺上相应元素，通过拖动鼠标实现调整。

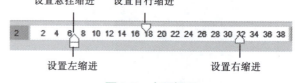

图 3-7　水平标尺

⑥ 状态栏：显示文档编辑状态的区域，左侧显示当前文档的基本信息，如当前页数及总页数等，右侧为文档显示视图的切换与显示比例的设置。

注意：导航窗格、标尺、显示视图切换与文档的显示比例设置，也可在"视图"选项卡实现。

- "视图"|"显示"组中标尺和导航窗格的选择可设置标尺和导航窗格的显示。
- "视图"|"视图"组中除了状态栏右侧文档显示视图切换中的页面、阅读、Web 版式视图之外，还有大纲和草稿视图共五种视图模式，其特点如表 3-1 所示。
- "视图"|"显示比例"组中单击"显示比例"按钮，打开"显示比例"对话框，在此对话框中可设置需要的显示比例和调整页宽和多页显示等。

表 3-1 文档显示视图模式

视 图 名 称	特 点
页面视图	Word 默认视图，也是与打印输出效果完全相同的显示模式。在此视图下，文档中的所有元素都可被显示出来，是最方便的视图模式
阅读视图	适合于仅查看文档，不能对文档进行编辑修改，同时隐藏选项卡，以全屏的方式显示文档
Web 版式视图	以网页形式显示文档，不显示页眉页脚、页码、分页等。在此视图下，可看到 Word 文档在浏览器中的显示效果
大纲视图	显示文档结构的视图，将文档中设置了标题样式的内容，以树状分级显示，是长文档编辑的重要手段。在此视图下，添加"大纲显示"选项卡，图片、形状等外部对象，分页将被隐藏
草稿视图	便于快速编辑的视图。在此视图下，图片、艺术字等显示为空白区域，页眉页脚、分栏等信息都将不显示，分页以虚线的形式表示

3.1.3 文档操作

Word 文档基本的操作包括文档的创建、保存、打开和关闭。

1. 文档的创建

文档的创建包括创建空白文档和使用模板创建文档。

创建空白文档是 Word 操作中最为频繁使用的操作之一。方法主要有两种：

① 启动 Word，在图 3-5 所示的"模板选择页面"上单击"空白文档"；

② 在 Word 工作环境下，单击"文件"|"新建"，选择"空白文档"，或者使用【Ctrl+N】组合键。

Word 模板是指其中包含固定格式设置和版式设置的文件。模板的应用可以帮助用户快速批量生成特定类型的 Word 文档。Word 的模板文件保存在 Office 的 Templates 文件夹中。

Word 文档的扩展名是 docx，其模板的扩展名是 dotm。模板文件有两类，一类是 Office 自带的，一类是用户创建的。

① 应用模板：启动 Word，在开始屏幕上显示了 Word 内置的许多格式模板，用户可以直接选择使用；或者在 Word 工作环境下，单击"文件"|"新建"，在"新建"页面中也可选择使用。另外，Office 官网上也提供了很多的模板，联网情况下，在上述两个页面中的"搜索联机模板"文本框内输入需查找的模板关键词，选择下载后使用。

② 创建自定义模板：编辑一个普通文档，保存时，在"另存为"对话框的"保存类型"中选择"启用宏的 Word 模板 (*.dotm)"，保存路径将自动定位到 Office 模板的存放路径，当新建文档时，可直接选取并应用。另外，也可不将模板保存在默认位置，在"另存为"对话框的保存位置中重新定义保存地址，但这样保存的模板文件在应用时，需指定保存地址。

2. 文档的保存

文档保存时，主要分为两种情况：保存新文档和保存已有文档。保存方法可以使用【Ctrl+S】组合键，或"文件"|"保存"菜单。不同的是保存新文档时，会出现"另存为"对话框，需要输入文件名并指定文件位置、类型等属性，而对已保存过的文档则直接实现保存。

使用"文件"|"另存为"菜单，可对已有文档的文件名、保存位置、文件类型等属性进行更改并保存。保存成功后，当前窗口就是新的文档，原文档被关闭，且新作的修改将不会被保存在旧文档中。另外，也可以在文件类型下拉列表里选择其他的文件格式，实现文件格式转换。

此外，为了避免意外发生时的数据损失，Word 可以实现一定间隔时间的自动保存：使用"文件"菜单选择"选项"，在打开的"Word 选项"对话框中选择"保存"标签，如图 3-8 所示，在"自定义文档保存方式"区域设置文件保存格式、保存自动恢复时间间隔、保存位置等信息。

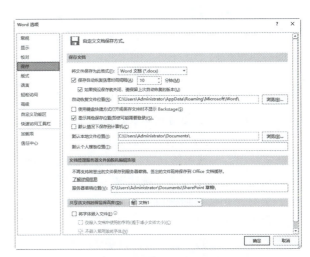

图 3-8 设置自动保存选项

3. 文档的打开与关闭

打开一个新的空白文档，可以使用【Ctrl+N】组合键。打开已经保存的文件，使用"文件"|"打开"命令，在"打开"页面选择"浏览"，则看到"打开"对话框，指定文档所在位置，找到相应文件，单击"打开"按钮实现文档打开。

文档的关闭仍然可以使用【Alt+F4】组合键，或者单击"文件"|"关闭"菜单。在关闭过程中，如果文档中有未保存的改动，Word 会提示是否将更改保存到文档中。

> **要点提示：**
> 打开 Word 文档时，单击"打开"对话框中"打开"按钮右侧三角，下拉列表中提供了多种打开文件的方式。以只读方式打开：文档将只能阅读，不可编辑，如进行了编辑，保存时会弹出"另存为"对话框；以副本方式打开：将为指定文件生成一个副本文件；在受保护的视图中打开：此状态下，Word 的多数编辑功能被禁止，只能阅读。

3.2 文本编辑

Word 提供了一系列常用的文本选定、剪切、移动、复制、删除以及查找替换等编辑方法。另外，还可以输入一定的特殊符号和数学公式等元素。

3.2.1 文本输入与选取

1. 文本的输入

当光标在文本编辑区为不停闪烁的"I"时，即可在光标当前位置输入文本。这个位置可以是文档中文本所在的位置或文档中的任意空白位置。

① 将鼠标光标定位到文本中插入点的方法有两类：鼠标单击定位或键盘快捷键定位。表 3–2 所示为键盘光标定位的快捷键。

表 3-2　光标定位快捷键

快　捷　键	功　　能
↑，↓，←，→	每按一次光标移动上（或下）一行，左（或右）一个字符
Home，End	移动到当前行行首，或行尾
Ctrl+Home，Ctrl+End	移动光标到文档的开头，或文档结尾
PgUp，PgDn	光标后翻一页，或前翻一页

② 将鼠标光标定位到文档中任意空白位置，除了直接使用键盘的回车键和空格键外，还可以使用"即点即输"快捷方法，即在需要输入文本的任意空白位置双击鼠标定位。

2. 文本的选取

处理的文本对象，可以是连续的几个字、一行或连续多行，也可以是整个段落、矩形区域或整篇文档等。选定的对象以高亮方式显示，即黑底白字。选定文本的操作可以使用鼠标和键盘实现。

（1）鼠标或鼠标键盘结合选定

① 连续区域选取：单击鼠标定位选取的开始点，拖动鼠标到结束位置。

② 词组选取：鼠标指向要选取的字或词后双击鼠标左键。

③ 一行、连续多行或整段选取：鼠标指针移动到要选定行的左侧页边距之外，鼠标指针呈⟋形状时，单击鼠标选定一整行，或者拖动鼠标左键选定连续多行；双击则选定整个段落。

④ 非连续多个文本区域选取：按下【Ctrl】键的同时拖动鼠标实现。

⑤ 任意矩形区域选取：将鼠标定位在矩形一角，按下【Alt】键同时拖动鼠标左键到矩形另一对角实现。

⑥ 整篇文档选取：单击"开始"|"编辑"|"选择"|"全选"命令；使用【Ctrl+A】组合键；和选定一行、连续多行或整段的方式类似，只是此时要三击鼠标左键实现。

（2）键盘选定

将光标定位在需选定文本的起始位置，表 3-3 为键盘选定文本的基本操作键。

表 3-3 键盘选定文本基本操作键

快 捷 键	功 能
Shift+←，Shift+→	选中当前光标左（或右）一个字符
Shift+↑，Shift+↓	选中当前光标向上（或下）一行同一位置所有字符
Shift+Home，Shift+End	选中当前光标到当前行首（或行尾）的所有字符
Ctrl+Shift+Home， Ctrl+Shift+End	选中当前光标到文档开始位置的所有字符 选中当前光标到文档结束位置的所有字符
Shift+PgUp，Shift+PgDn	选中当前光标到上（或下）一页同一位置的所有字符

3.2.2 文本内容编辑

文本内容的编辑主要使用 Word "开始" | "剪贴板"组，或者与此对应的快捷键实现。

1. 文本复制

选定需复制文本，实现的方法有：近距离复制，按鼠标左键的同时，按下【Ctrl】键拖动到目标位置；使用"剪贴板"，"开始" | "剪贴板"组 "复制"按钮；或使用【Ctrl+C】组合键。将鼠标定位于目标位置后，可以使用"开始" | "剪贴板"组 "粘贴"按钮或者【Ctrl+V】组合键完成粘贴。

2. 文本移动

移动文本的操作与复制相似：近距离移动，直接按鼠标左键拖动到目标位置；使用"剪贴板"，"开始" | "剪贴板"组 "剪切"按钮；或使用【Ctrl+X】组合键完成剪切。将鼠标定位于目标位置后，可以使用"开始" | "剪贴板"组 "粘贴"按钮或者【Ctrl+V】组合键完成粘贴。

3. Office 剪贴板

复制、剪切和粘贴操作利用的是 Office 的剪贴板功能，标准的"粘贴"操作只能粘贴剪贴板中最后一项内容。而 Microsoft Office 剪贴板可以从当前 Windows 环境中的任意程序中收集文字或图形信息，再将这些信息粘贴到任意的 Office 文档中，并且可将剪贴板保留的最近 24 次操作数据进行记录，随时得到历次的粘贴内容。

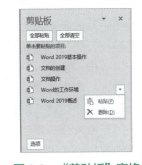

图 3-9 "剪贴板"窗格

单击"开始" | "剪贴板"组右下角的功能扩展按钮 ，打开"剪贴板"任务窗格，如图 3-9 所示。选中其中任何一项单击其右侧的下拉按钮时，都可实现再次粘贴，或者彻底删除。另外，单击窗格下方的"选项"按钮，可进行剪贴板的设置。

需要注意的是，剪贴板记录的历次操作为剪贴板在打开情况下的操作和剪贴板打开之前的最后一次操作。而且，如果某次打开剪贴板时保留的操作不足 24 次，后面打开剪贴板后会继续添加后面进行的操作。

4. 撤销、恢复和重复操作

Word 会自动记录用户在文档编辑过程中所执行过的许多操作。撤销、恢复和重复操作方便了用户对文档的编辑。同样，撤销、恢复和重复操作也可通过快速访问工具栏上的按钮或者快捷键完成。执行了误操作时，可以通过"撤销"功能取消，而且，只要不超过 Office 保存的最近 100 次撤销限制，都可在保存后撤销更改，"撤销"是【Ctrl+Z】组合键；"恢复"按钮仅在撤销操作后显示，恢复功能可以取消多次对于错误的撤销操作，"恢复"是【Ctrl+Y】组合键；多次使用"重复"操作可将刚执行过的操作多次执行，"重复"是【F4】键。

3.2.3 特殊文本输入

文本输入过程中，对于键盘上有的符号，可以直接输入，但也经常会出现一些键盘上没有的字符，如一些数学符号：≮、≌，或为了特殊使用的一些字符，如 ☻、©、® 等，无法直接输入。此时，可使用"插入" | "符号" | "符号"按钮完成。

1. 插入特殊符号

单击"插入"|"符号"|"符号"按钮，在打开的下拉面板中可以看到常用和最近插入过的符号。单击最下方的"其他符号"打开如图 3-10 所示"符号"对话框，其中包括"符号"和"特殊符号"两个选项卡。

"符号"选项卡上的符号来源于字体及其子集，用户根据选择的字体及其子集类型实现。而且，任何版本的 Windows 中都包含有 Wingdings 字体，这个字体中都是特殊字符；"特殊符号"选项卡包含的是一些常用符号，如：版权所有、注册和商标等，与字体无关。

2. 插入特殊编号

文档输入过程中经常需要输入一些特殊格式的编号，如数字序号：①、②、……；罗马数字 Ⅰ、Ⅱ、……等。输入方法：单击"插入"|"符号"|"编号"按钮，弹出如图 3-11 所示的"编号"对话框，在"编号"下方的文本框中手动输入需插入的编号值；在"编号类型"下方列表框中选择想输入的编号形式，单击"确定"按钮后实现特定值的选定编号类型的输入。图 3-11 的特殊格式编号输入结果为：③。

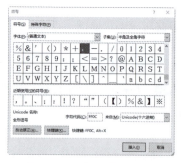

图 3-10 "符号"对话框

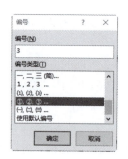

图 3-11 "编号"对话框

3. 插入公式

公式是科技文档写作不可或缺的一项内容。Word 2019 提供的公式创建和编辑包括：Word 自带的公式编辑器、使用手写的墨迹公式和 Word 2019 新增的使用 LaTex 语法功能的公式。其中，Word 自带的公式编辑器和使用手写的墨迹公式这两种插入公式方法可以单独使用，也可以结合一起使用。

单击"插入"|"符号"|"公式"右侧的下拉箭头，可看到 Word 的内置公式，根据需要单击直接插入公式，或插入后简单修改成用户需要的公式；或者单击下拉列表中的"插入新公式"，在当前文档编辑区光标所在位置出现"在此处输入公式"标识的输入用户需要的公式。

新插入公式或选中插入的公式后，Word 新增了如图 3-12 所示的"公式工具|设计"选项卡，可以在"符号"组中选择公式中需要的特殊字符；在"结构"组中选择组成公式元素的样式模板，在虚线方块中输入公式内容，根据需要串联不同的公式元素，从而完成公式输入。

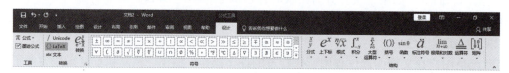

图 3-12 "公式工具|设计"选项卡

单击"插入"|"符号"|"公式"下拉列表中的"墨迹公式"，打开如图 3-13 所示的"数学输入控件"对话框，当"写入"按钮选中时实现触屏或鼠标的手写公式输入。输入过程中可通过单击"选择和更正"按钮进行错误修正，通过"擦除"按钮进行字迹修改，通过"清除"按钮清除已书写公式。

另外，在使用公式编辑器输入公式过程中，单击"公式工具|设计"|"工具"组中的"墨迹公式"，可在当前输入公式内容位置后面直接插入书写公式；同样，墨迹公式插入后，仍然可使用公式编辑器继续编辑公式后面的内容。

Word 2019 新增了在公式中使用 LaTex 语法的功能，使用方法如下：

① 直接在新公式编辑框内输入 LaTex 语法的公式。如：在文档编辑区出现的"在此处输入公式"标识内输入

"y=x_1^2+x_2^2"，按【Enter】键后看到输入的公式和墨迹公式中输入的一致。

② 可将已输入公式中的全部或其中一部分转换为LaTex语法的公式。如：对已输入的公式$\frac{x}{y}+a^b$，选择其中的一部分$\frac{x}{y}$，单击"转换"组中的"LaTex"按钮，公式转换为"x"/"y"+a^b，只转换了公式中的一部分。若不选择公式中任何部分或选择公式的全部单击"LaTex"按钮实现将全部公式转为LaTex语法的公式。

在Word 2019中，按【Alt+=】组合键可在当前光标处显示插入公式输入框，并激活"公式工具|设计"选项卡。

关于LaTex的更多内容，具体可参考3.8节。

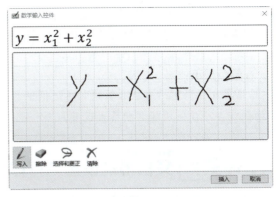

图3-13　手写输入公式编辑

3.2.4　查找与替换

科技论文写作过程中，有时会需要对其中出现的文字、数字、字母和标点符号等做批量修改。当篇幅较长时，手动查找并修改不仅效率低下，还容易出错。而Word提供的查找替换功能非常强大，使用其能更好地实现批量修改要求。在批量修改过程中，有时只需要文字、数字、字母和标点符号等简单的查找和替换，而有时需要带格式的查找和替换，前者使用简单查找替换就可实现，后者使用带格式文本和特殊格式符号的高级查找替换实现。

1. 简单查找替换

单击"开始"|"编辑"|"替换"按钮，打开如图3-14所示的"查找和替换"对话框。

首先在"查找内容"后的文本框内输入被修改内容，"替换为"后的文本框中输入目标内容。替换操作可分两种：

① 一次性全部替换：单击"全部替换"按钮可一次性批量修改全部符合条件的内容，结束后会出现一个提示，提示共完成了多少处替换。

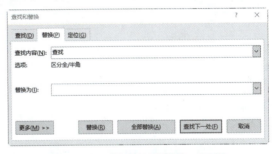

图3-14　"查找和替换"对话框

② 逐步替换：每单击一次"查找下一处"按钮，Word将定位并突出显示此次搜索结果，可供用户查看此结果是否需要替换，如需替换单击"替换"按钮，否则继续单击"查找下一处"按钮，从而实现内容的全部或部分替换。

2. 高级查找替换

单击图3-14所示"查找和替换"对话框中左下方的"更多"按钮，打开如图3-15（a）图所示的"查找和替换"扩展对话框，会显示更多的搜索选项。单击此对话框中下方的"格式"按钮打开列表如图3-15（b）图所示，继续单击其中的字体、段落、制表符、语言、图文框、样式选项还可打开对应的对话框进行详细设置，从而设置基于字体、段落、制表符、样式等详细信息的带格式查找或替换。单击"查找和替换"扩展对话框中下方"特殊格式"按钮，可设置段落标记、分节符、分栏符等信息用于特殊格式查找或替换。

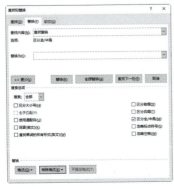

（a）"查找和替换"扩展对话框

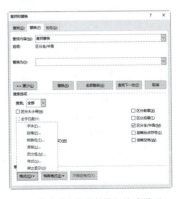

（b）"查找和替换"格式设置

图3-15　高级"查找和替换"对话框

需要注意的是：如果查找的是文档中带格式的信息，先在"查找内容"后的文本框内输入被修改内容，并设置信息格式；同样，如果替换的目标内容是带格式的信息时，先在"替换为"后文本框内输入目标内容，并设置格式。

> **要点提示：**
> Word 会保留"查找和替换"对话框中"查找内容"和"替换为"的内容和格式设置，单击"不限定格式"按钮可去除前一次操作的格式设置。

3.3 文档格式设置与打印

为了增加文档可读性，Word 提供了丰富多彩的文本格式、段落格式和页面设置。

3.3.1 文本格式设置

文本格式是影响文本外观的重要环节，包括字体、字号、字形、颜色、上标、下标、间距等属性的设置，还能够为文本标注拼音、设置带圈字符等。文本格式设置可利用"开始"|"字体"组中的按钮快速实现，"字体"组中的按钮及其功能如表 3-4 所示。

表 3-4　字符格式命令及功能

命 令 按 钮	名称及功能	样　　例
宋体	字体：更改和选择字体	宋体，**黑体**，隶书
小五	字号：改变字的大小；中文数字号大字小，西文数字号大字大	四号字，五号字 10号字，18号字
A̅ A̅	增大/缩小字体：单击增大/缩小一号	增大，缩小
Aa▾	更改字母大小写：单击可打开下拉菜单进行选择，可实现全角/半角的切换、大小写切换及设置	全角数字：１，２，３ 半角数字：1,2,3
✏	清除格式：一次性清除选中文字的所有格式设置	
文	拼音指南：为文字添加拼音注音，单击打开相应的对话框	pīn yīn zhǐ nán 拼音指南
A	字符边框：为选中的文本添加外边框	字符边框
B	加粗：字体加粗	**字体加粗**
I	倾斜：字体倾斜	*字体倾斜*
U▾	下画线：添加下画线，并单击下拉菜单可选择线型	下画线
abc	删除线：添加删除线	删除线
x₂ x²	上/下标：添加上/下标文字	上ᵗ，下ₜ
A▾	文本效果：可直接选择内置的效果，也可进行自定义设置字体的阴影、边框、填充等属性	阴影，映像，发光
ab	突出显示：选择不同的颜色突出显示文本	突出显示
A▾	字色：设置字的颜色	字色 字色
A	字符底纹：为选中文字添加灰色底纹	字符底纹
字	带圈字符：单击出现带圈字符对话框，可选择圆、矩形、菱形、三角形四种外框，每个框只能设置一个字	带圈字符

另外，单击"字体"组右下角的功能扩展按钮，可打开"字体"对话框，如图 3-16 所示。此对话框包含两个选项卡，"字体"选项卡和"字体"组中对文本的设置功能类似；"高级"选项卡可用于字符间距、位置、缩放等的设置。

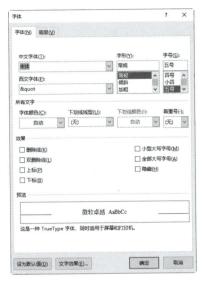

（a）"字体"选项卡　　　　　　　　　（b）"高级"选项卡

图 3-16 "字体"对话框

任务 3-1 素材文件"任务 3-1.docx"中的字体格式设置。

要求：

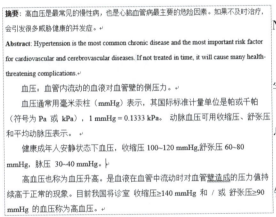

图 3-17 任务 3-1 结果

① 第 1 段设置为宋体五号字，第 2 段设置为 Times New Roman 五号字。

② 设置"摘要"和"Abstract"加粗。

③ 从第 3 段开始其余部分中文设置为宋体小四号字，英文设置为 Times New Roman 小四号字。

④ 标点符号设置：第 2 段中的标点符号全部设置为英文标点符号；其余部分的标点符号设置为中文标点符号。

操作提示：

① 字体、字号和字形设置利用"开始"|"字体"组中的按钮或在"字体"对话框中实现。

② 通过切换中英文输入法实现中英文标点符号设置。

完成以上操作后，结果如图 3-17 所示。

视频：
任务3-1

3.3.2　段落格式设置

段落可由文本、图形、对象或其他项目构成，是文档排版中的主要操作对象。每个段落的最后都会有一个"回车符"标记，即段落标记，标志着一个段落的结束。

段落格式设置是指设置整个段落的外观，包括段落对齐、段落缩进、间距设置、对象格式复制、项目符号、边框与底纹、首字下沉等相关格式的设置。段落格式的设置可使用"开始"|"段落"组或"段落"对话框完成。

1. 段落对齐

对齐方式是段落在页面上的分布规则。段落对齐方式主要有 5 种：左对齐、居中对齐、右对齐、两端对齐和分散对齐。一般文档标题采用居中对齐，正文采用左对齐或两端对齐，数字则多采用右对齐。

2. 段落缩进

段落缩进是中文排版的重要特征。Word 提供了 4 种缩进方式：左缩进、右缩进、首行缩进和悬挂缩进。段落缩进的设置使用"段落"对话框或者标尺，其中"段落"对话框设置最为精确，标尺最为直观。有关标尺设置参考本章 3.1.2 节中图 3-7 及相关描述。

单击"开始"|"段落"组右下角的功能扩展按钮，打开如图 3-18 所示的"段落"对话框。"缩进"区域的"左侧"和"右侧"，用于设置文档的左右边界位置。单击"特殊格式"下拉按钮有 3 种形式："无"取消缩进设置，顶格排列文字；"首行缩进"并设置度量值后，段落第一行自左向右缩进；"悬挂缩进"设置度量值后，段落除第一行外其余各行自左向右缩进。

3. 间距设置

间距分为行间距和段落间距，分别用于控制行与行之间及段落与段落之间的距离。在图 3-18 所示的对话框中，"间距"区域可直接设置段前、段后间距和行距。其中，"行距"下拉列表框中有多种选择，在"最小值""固定值""多倍行距"中可输入一个数值，进行更为自由的设置。另外，单击"开始"|"段落"组的行和段落间距按钮，可快速设置常用的行距，也可选择"行距选项"打开"段落"对话框进行精确设置。

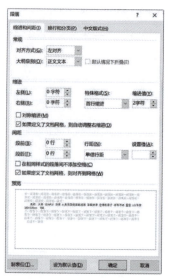

图 3-18 "段落"对话框

> **要点提示：**
> 段前间距指段落第一行与前一段落的距离，段后间距是段落最后一行与下一段之间的距离。如果一个段落设置了段前 0.5 行间距，其前一段设置了段后 0.5 行间距，则两个段落之间的实际距离是 0.5 行 +0.5 行 =1 行的距离。如果这两个段落还设置了 2 倍的行距，则两个段落的距离是 0.5 行 +0.5 行 +2 行 =3 行。

4. 对象格式复制

格式刷是快速应用格式设置的一个便捷工具，即"开始"|"剪贴板"|" "按钮，可将当前选中对象的格式复制到一个或多个其他对象上。使用方法：选取欲复制格式的对象，单击"格式刷"工具，然后刷过目标对象，则目标对象格式变为选取对象的格式。双击"格式刷"工具，源格式可以多次复制，直至再次单击"格式刷"工具。

5. 项目符号、编号和多级列表

加入项目符号或编号能使文档条理分明、层次清晰，而多级列表是设置多层次文档的重要工具。

（1）项目符号

单击"开始"|"段落"|"项目符号"按钮，可添加默认的项目符号；单击此按钮右边的下拉按钮，打开如图 3-19（a）所示的"常用项目符号"面板，可在其中选择需要的符号；在此面板中选择"定义新项目符号"，打开如图 3-19（b）所示的"定义新项目符号"对话框，选择其中的"符号"和"图片"按钮，可选择新的符号和图片作为新的项目符号，并可在"对齐方式"的下拉列表内设置其对齐格式；对已经设置了项目符号的段落，可在 3-19（a）所示面板中选择"更改列表级别"得到图 3-19（b）所示的"更改列表级别"面板，从中设置项目符号列表级别更新。另外，可通过选择"常用项目符号"面板中的"无"取消已添加的项目符号。

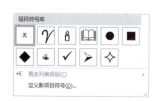

（a）"常用项目符号"面板

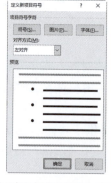

（b）"定义新项目符号"对话框

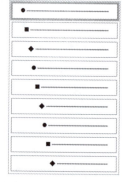

（c）"更改列表级别"面板

图 3-19 项目符号设置

（2）项目编号

项目编号设置和项目符号设置的操作基本类似，单击"开始"|"段落"|"编号"按钮，添加默认的项目编号；单击此按钮右边的下拉按钮，打开如图3-20（a）所示"常用项目编号"面板，可在其中选择需要添加的项目编号；在此面板中选择"定义新编号格式"打开图3-20（b）所示的同名对话框，可定义新的编号格式和样式；对已经设置了项目编号的段落，选择"常用项目编号"面板中的"更改列表级别"和"定义新编号格式"，打开图3-20（c）和（d）的"更改列表级别"面板和"起始编号"设置对话框，用于项目列表级别的更新和列表编号起始值的设置。另外，可通过选择图3-20（a）"常用项目编号"面板中的"无"取消已添加的项目编号。

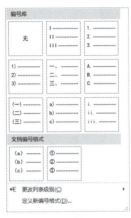 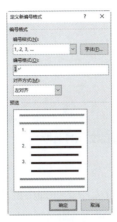 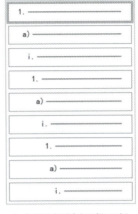 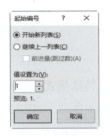

（a）"常用项目编号"面板　（b）"定义新编号格式"对话框　（c）"更改列表级别"面板　（d）"起始编号"设置对话框

图3-20　项目编号设置

（3）多级列表

多级列表是设置多层次文档的重要工具，多级列表与项目编号不同的是，通过级别的增减，编号会自动发生变化。多级列表的设置方法与编号和项目符号相似，方法是：先通过"开始"|"段落"|"多级列表"按钮进行设置，再通过按钮的下拉菜单中的"更改列表级别"决定当前光标所在段落的级别。

任务3-2　素材文件"任务3-2.docx"中的项目符号、项目编号插入，及列表级别设置。

要求：

① 在文档中第1、2、3段段首插入项目符号。
② 在文档中第4、5段插入项目编号（1）~（2）。
③ 在文档中的适当位置设置列表级别。

操作提示：

① 打开图3-19（b）所示"定义新项目符号"对话框，单击其中的"符号"按钮，打开图3-10所示的"符号"对话框，"字体"区域选择"Wingdings"，在下方列表中选择。
② 打开图3-20中的"常用项目编号"面板，插入对应项目编号。
③ 使用"减少/增加缩进量"按钮 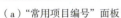 快速设置列表级别。

完成以上操作后，文档如图3-21所示。

6. 边框和底纹

Word可为文档中的各种对象（包括表格、文本框、插入的图片、对象等）设置边框和底纹。

① 边框：单击"开始"|"段落"|"边框"按钮，添加默认的边框格式；单击此按钮右边的下拉按钮，设置用户需要的边框格式、取消已设置的边框，或者选择"边框和底纹"选项打开如图3-22所示的"边框和底纹"对话框，在其中的"边框"选项卡可设置边框线的线型、颜色、宽度，在预览中单击周边的按钮可分别定义所选对象上、下、左、右边线的有或无。

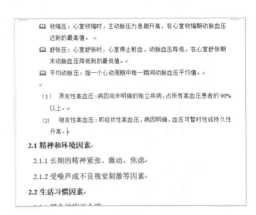

图3-21　任务3-2结果

② 底纹：单击"开始"|"段落"|"底纹"按钮 ，添加默认的底纹颜色；单击此按钮右边的下拉按钮，可对底纹的颜色属性进行设置；单击"边框和底纹"对话框的"底纹"选项卡，可在"填充"区域设置底纹的颜色，"图案"区域的"样式"设置填充颜色样式。

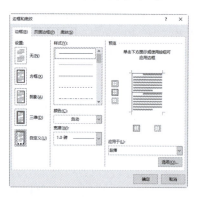
（a）"边框"选项卡

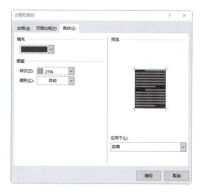
（b）"底纹"选项卡

图 3-22 "边框和底纹"对话框

7. 特殊格式

Word 提供了文档中各种特殊格式的设置，如：首字下沉、中文处理中的中文版式等。

① 中文版式：指一些中文文本和段落的特殊格式设置，通过单击"开始"|"段落"|" "按钮进行设置。中文版式的样式、特点和效果如表 3-5 所示。

表 3-5 中文版式的样式、特点与效果

版　　式	特　　点	效　　果
纵横混排	同一行文字中实现部分文本纵排	纵横效果
合并字符	将选中字符（最多6个）合并，结果占一个字符的位置，并可设置其中需合并字符的字体和字号	合并字符效果
双行合一	将选中字符并成2行，并可选择括号标识	双行合一效果
调整宽度	设置选中字符所占的宽度，单位是字符	调 整 宽 度效果
字符缩放	改变字符的形状，横纵方向均可缩放	字符缩放效果

② 首字下沉：将段落开头放置一个大号字符，在报纸、杂志、海报的排版中比较常见。首字下沉实际是两种形式：下沉和悬挂。单击"插入"|"文本"|"首字下沉"，选择下拉列表中的最后一项可打开如图 3-23 所示的同名对话框，可在此对话框中设置下沉或者悬挂的具体属性。

8. 制表位

制表位，是设置在页面上、用于放置和对齐文字的位置，其定义通过标尺上的制表符标识或"制表位"对话框实现。在设置制表符时，每按一次【Tab】键，就插入一个制表符，同时光标从当前位置转到标尺上下一个制表符对应位置。制表符的 5 种对齐方式分别为：

① 左对齐式制表符：以制表符所在标尺上位置为准，文本左对齐。

② 居中式制表符：以制表符所在标尺上位置为准，文本居中对齐。

③ 右对齐式制表符：以制表符所在标尺上位置为准，文本右对齐。

④ 小数点对齐制表符：以制表符所在标尺上位置为准，使数位不同的小数以小数点的形式对齐。

⑤ 竖线对齐制表符：可以在文档中的每一行的同一位置（即标尺上制表位的位置）增加一条竖线，以此竖线对齐。

具体实现过程：

① 单击水平标尺上左侧的制表符标识，包括左对齐式、居中对齐式、右对齐式、小数点对齐式、竖线对齐制表符。

② 在水平标尺上任意位置单击选择制表符控制点。
③ 反复操作步骤①和②，可在水平标尺上的多个控制点设置不同类型的制表符。
④ 输入垂直按列对齐文本，按【Tab】键，输入第一个控制点的文本。
⑤ 反复操作步骤④，输入多个控制点文本；遇到换行时，按回车键，在下一行，继续操作步骤④完成。

设置好制表符后，可以通过"制表位"对话框对其属性进行修改或重新设置。单击"段落"对话框（见图3-18）中的"制表位"按钮打开如图3-24所示的"制表位"对话框，可在其中看到设置的制表符控制点位置、对齐方式及引导符等属性，并可在对话框中修改这些属性。单击"清除"按钮，删除当前制表符；单击"全部清除"按钮，删除当前段落全部制表符。

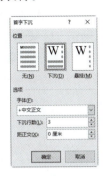

图 3-23　"首字下沉"对话框

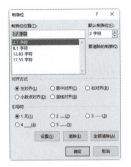

图 3-24　"制表位"对话框

任务❸-❸ 素材文件"任务3-3.docx"中的段落格式设置。
要求：

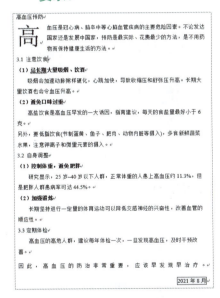

图 3-25　任务 3-3 结果

① 全文中文设置为宋体小四号字，英文设置为 Times New Roman 小四号字。
② 设置全文行距为 1.5 倍行距。
③ 第 5、7、11、13、15 段首行缩进 2 个字符。
④ 第 2 段首字下沉，下沉 3 行，距正文 0.5 行。
⑤ 第 16 段分散对齐，段前、段后均为 0.5 行。
⑥ 最后一行，右对齐，文本底纹为"黄色"填充，边框为"黑色"方框，线性宽度"1 磅"。

操作提示：
① 使用"开始"|"字体"组的功能扩展按钮打开"字体"对话框设置字体格式。
② 使用"开始"|"段落"中的相关按钮设置段落格式。
③ 特殊格式的首字下沉。
④ 使用"边框和底纹"对话框设置边框和底纹。
完成以上操作后，文档如图 3-25 所示。

视频：
任务3-3

3.3.3　页面设置

改变文字方向、设置页面边框、页面布局和添加页眉/页脚等操作可以使文档版面多姿多彩。文档的整体排版风格设置在"设计"和"布局"选项卡完成。"设计"选项卡包含了页面的整体修饰风格。"布局"选项卡设置页面元素的格式。

1. 页面属性

页面属性主要包括页边距、纸张选择、页面版式和页面网格等的设置，可直接选择"布局"选项卡"页面设置"组内的命令设置，也可单击"页面设置"组右下角的功能扩展按钮打开如图 3-26 所示的"页面设置"对话框设置。"页面设置"对话框包含 4 个选项卡，可设置的页面属性有：

① 页边距：文档中文字到纸张边界的距离，包括上、下、左、右 4 个边界值。在"布局"|"页面设置"|"页边距"按钮打开下拉面板选择需要的常规页边距或选择"自定义边距"在图 3-26 中设置。

② 纸张设置：包括纸张方向和纸张大小设置。纸张方向通过单击"布局"|"页面设置"|"纸张方向"按钮在其下拉列表中可直接设置，或在图 3-26 中的"纸张方向"区域设置；纸张大小可直接在"纸张大小"下拉列表中选择合适的大小，或选择"其他纸张大小"，在图 3-26 中"纸张"选项卡内设置。

③ 页面版式：在"页面设置"|"版式"选项卡中可设置页面中的基本样式，包括设置节的位置、设置页眉页脚奇偶页不同，以及页面上所有对象在页面中的垂直对齐方式（默认为"顶端对齐"）。

④ 文档网络：在"页面设置"对话框"文档网格"选项卡中可设置文字的排列方向、每页中的行数、每行中的字符数、行的跨度、字符间的跨度等。"文字排列"区域可设置文档排版方向为"水平"或"垂直"，另外，也可使用"布局"|"页面设置"|"文字方向"下拉列表设置文档文字方向。"网格"区域中有 4 个单选按钮："无网格"对行和字符间跨度距离均不可设置；"只指定行网格"可设置每页的行数和跨度距离；"指定行和字符网格"可设置每页的行数和跨度，以及每行的字符数和跨度；"文字对齐字符网格"可设置每页行数和每行字符数，不可设置跨度。"网格"选项不同，"字符"和"行"选项组可设置内容不同。

2. 分栏

分栏排版可提高文档的阅读性，单击"布局"|"页面设置"组 "栏"按钮，在其下拉列表框中选择常用的分栏形式。选择最后一项"更多栏"打开如图 3-27 所示的"栏"对话框。在此对话框中，可以实现分栏数量、栏间距离、各栏宽度以及各栏之间是否有"分割线"等的设置。

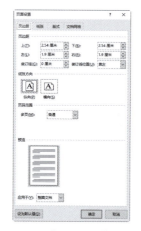

图 3-26 "页面设置"对话框

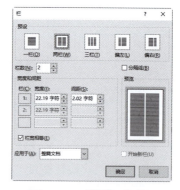

图 3-27 "栏"对话框

3. 分隔符

分隔符可以更灵活地设置页面版式，使页面设置与文档内容有机结合。分隔符包括分页符和分节符。

① 分页符：将分隔符所在位置后的文本在下一页继续，插入分页符实现文档的强制分页。

② 分节符：节是 Word 中的一个重要概念，默认情况下 Word 将整篇文档视为一节，采用相同的页面格式。如果一篇文档中需要采用不同的页边距、页面边框或页眉、页脚等格式，就必须插入分节符，Word 中插入的分节符有 4 类："下一页"，分节的同时分页；"连续"，分节但不分页；"奇数页"或"偶数页"，从下一个偶数页或奇数页上开始新节。

4. 页面设计

页面设计对页面的修饰内容进行设置，在"设计"选项卡完成相应操作。其中，文档格式、水印和页面颜色的设置针对整篇文档，页面边框的设置可选择应用范围。

① 文档格式：包括对文档主题、每一类主题对应的样式集及其相关颜色和字体、段落间距等的设置。主题即字体、样式、颜色等格式设置的组合。Word 提供了各式各样的内置主题。相对于每一类主题，又有一组和其相匹配的样式集。对于已选定的主题和样式集，还可以继续进行颜色和字体样式集的更改，并可将更改后的样式集和主题保存为新的主题和样式集。

② 水印：通常是放置于正文文字下面的文字或图片等。单击"水印"按钮打开如图 3-28（a）所示的下拉列表，可选择 Word 内置的水印样式，也可选择"自定义水印"，在图 3-28（b）所示的"水印"对话框中设置自定义的文字水印或图片水印。

③ 页面颜色：实际是纸张的颜色。单击"页面颜色"按钮打开下拉列表，可直接选择单色页面颜色，选择"填充效果"打开对话框，可设置自定义的填充，包括渐变、纹理、图案和图片等设置，如图 3-29 所示。

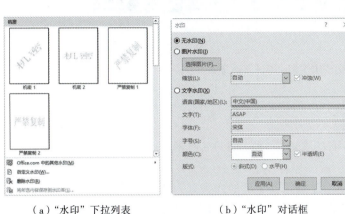
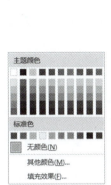
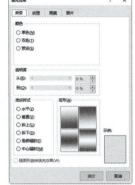

（a）"水印"下拉列表　　　（b）"水印"对话框　　　　　　（a）"页面颜色"面板　（b）"填充效果"对话框

图 3-28　页面水印设置　　　　　　　　　　　　　　　图 3-29　页面颜色设置

④ 页面边框：整个页面的边框，也可以看作是特殊对象的边框，单击"页面边框"按钮打开"边框和底纹"对话框，在"页面边框"选项卡中设置边框线型、颜色、宽度、框线位置等信息。其中"艺术型"下拉列表框中提供了多种艺术边框。在此对话框中继续选择"选项"按钮后，在打开的"边框和底纹选项"对话框中可设置边框的边距、测量基准等，如图 3-30 所示。

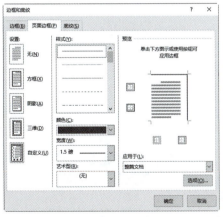
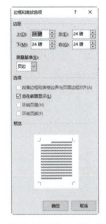

（a）"页面边框"选项卡　　　　　　　　　　　　　（b）"边框和底纹选项"对话框

图 3-30　页面边框设置

5. 页眉/页脚

页眉页脚是位于页面顶部或底部页边距中的内容，它们通常包含文档的说明、章节名、标题、页数、页码和日期等。

① 页眉/页脚编辑视图：通过"插入"|"页眉和页脚"组中的"页眉"、"页脚"或"页码"按钮，在下拉列表中选择页眉/页脚的样式，进入页眉/页脚的编辑状态；或在下拉列表中选择"编辑页眉"或"编辑页脚"进行页眉/页脚自定义设置；对已设置有页眉/页脚的文档，在正文编辑状态下是灰色的，双击页眉/页脚位置，也可切换到页眉/页脚编辑状态。

②"页眉和页脚工具|设计"选项卡：新插入页眉/页脚或选中已插入的页眉/页脚后，Word 新增了如图 3-31 所示的"页眉和页脚工具|设计"选项卡。在此选项卡中可继续设置页眉、页脚、页码；插入其他类型页眉/页脚；

对文档页面的页眉/页脚的做一些特殊设置；或重新设置页眉/页脚的位置等。其中，对文档页面的页眉/页脚做特殊设置时，对于首页、奇偶页不同可直接设置，但对文档有分节，并要设置各节的页眉或页脚不同时，需注意选项卡"导航"组中的"链接到前一条页眉/页脚"按钮的状态。若此按钮处于选中状态，则当前节页眉/页脚与前一节相同，否则，可与前一节不同。

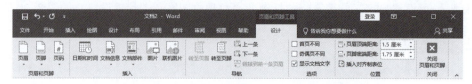

图 3-31 "页眉和页脚工具 | 设计"选项卡

视频：
任务3-4

任务 ❸-❹ 素材文件"任务 3-4.docx"中的页面格式设置。

要求：

① 设置文档的纸张为 A4；上、下、左、右的页边距分别为：3.8 厘米、3.8 厘米、3.2 厘米、3.2 厘米，装订线 0 厘米。

② 将文档中"第三部分 预防"里的"3.1 注意饮食"下的内容分为两栏显示。

③ 在文档中"第一部分 概述"、"第二部分 来源"和"第三部分 预防"之前插入分隔符：分节符 - 下一页。

④ 给分节后文档设置页眉和页脚：首页没有页眉、页脚；其他页页眉输入"医科大学本科毕业论文"，宋体、小五号字、居中、置于页面上部；论文页码居中，置于页脚。

⑤ 插入自定义文字水印，内容为"仅供排版使用"，字体为"华文楷体"，字号为 40。

操作提示：

① 打开"页面属性"对话框设置。

② 使用"栏"对话框设置分栏。

③ 使用"页眉和页脚 | 设计"选项卡设置首页页眉/页脚和其他页页眉/页脚时，注意"导航"组中的"链接到前一条页眉/页脚"按钮的状态。

④ 使用"页面水印设置"，添加水印。

完成以上操作后，文档部分页面结果如图 3-32 所示。

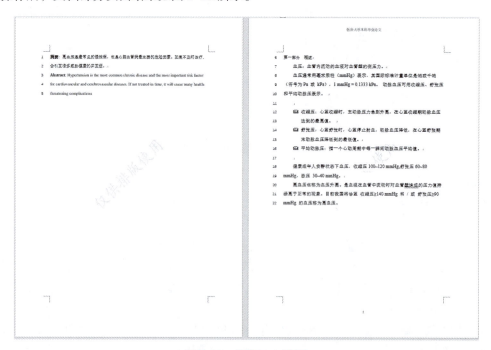

图 3-32 任务 3-4 结果

3.3.4 打印设置

编辑好的文档在打印前通常需要设置打印的页面范围、份数和打印顺序等属性。页面视图下所显示的效果与打印结果相同。

单击"文件"|"打印"命令，在打印页面上可设置打印份数、打印页面范围（所选内容、当前页、页面范围等）、打印方式（单面打印、双面打印）和打印方向（横向、纵向）等，在页面右侧有当前打印页的预览视图，方便查看打印页面信息。设置好后，单击"打印"按钮即可完成打印，默认设置是"打印所有页"1 份。

3.4 图文混排

利用图片、图形、艺术字和文本框进行的图文混排是文档排版中常用的对象元素。

3.4.1 图片编辑

图片是文档排版中插入最多的外部对象。Word 中可以插入的图片包括：计算机中保存的图片、联机图片和屏幕截图等。

1. 插入计算机中的图片

单击"插入"|"插图"|"图片"按钮，打开"插入图片"对话框，选择图片文件后即可在 Word 中插入图片。Word 支持的图片文件类型很多，插入时默认的文件类型是"所有图片"。

2. 插入联机图片

单击"插入"|"插图"组的"联机图片"按钮，打开如图 3-33（a）所示的联机图片页面，页面中图片上标识的名字是图片的类型，选择其中一类，如"飞机"，单击进入，可看到"飞机"图片，选中一个或多个图片后，单击"插入"按钮可直接插入。或者直接在搜索框内输入需要的图片内容关键字，Word 将通过微软的必应搜索引擎找到相应的图片素材，选择其中的一个或多个图片后，单击"插入"按钮。

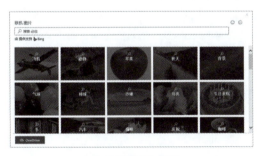
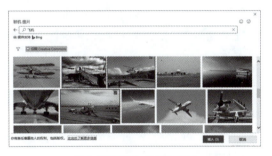

（a）"联机图片"页面　　　　　　　　　　　（b）"联机图片-飞机"页面

图 3-33　插入"联机图片"

3. 插入屏幕截图

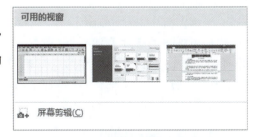

Word 提供了拷贝屏幕的功能，单击"插入"|"插图"|"屏幕截图"按钮，打开"可用的视窗"下拉菜单，如图 3-34 所示，可将当前活动窗口整个拷贝到文档中，也可在弹出的下拉菜单中选择"屏幕剪辑"命令，鼠标显示为十字标识后拖动鼠标截取屏幕图片插入。

图 3-34　"可用的视窗"下拉菜单

> **思政导引：**
> 作为国产软件，Snipaste 是很有特色的截图软件之一，不仅具有自动检测边界、文本、形状、箭头、涂鸦、高亮和马赛克等强大标注功能，还能让用户将截图或剪贴板内容直接固定在屏幕上，方便随时查看。同时，它支持任何屏幕位置截图、窗口截图和快捷方式（【F1】键）截图。

4. 图片编辑

新插入图片或选中插入的图片后，窗口中新增"图片工具|格式"选项卡，如图 3-35 所示。图片的所有编辑都通过此选项卡完成。

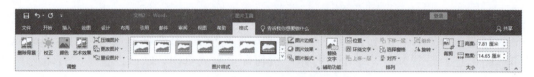

图 3-35 "图片工具|格式"选项卡

① 图片调整：在"调整"组中实现。"校正"按钮用于调整图片的亮度和对比度，"颜色"按钮用于调整图片的饱和度、色调、双色调等，"艺术效果"按钮用于为图片添加滤镜效果，"删除背景"按钮用于实现简单的抠图效果。

② 图片样式：在"图片样式"组中实现。Word 提供了可直接选择并应用的样式库。单击"图片样式"组右下角的功能扩展按钮，打开"设置图片格式"任务窗格，其中包含多个标签，可分别设置图片效果的各种属性。

③ 图片排列和对齐：在"排列"组中实现。当在同一文档中插入多个图片时，会出现多个图片的层叠关系、对齐方式的问题。使用"上移一层"、"下移一层"或"对齐"按钮，实现图片排列及对齐。

④ 图片与文字的关系：在"排列"组中实现。插入图片时，默认将其嵌入到文字中。通过"位置"和"环绕文字"两个按钮，可设置多种图文间的关系。

⑤ 图片大小：在"大小"组中实现。选中需调整大小的图片后周围会出现八个控制点，使用鼠标拖动控制点可直接改变图片大小；或者在"高度"或"宽度"框中直接设置大小；也可单击"大小"组右下角功能扩展按钮，打开"布局"对话框"大小"选项卡，进行设置。

⑥ 图片裁剪：在"大小"组中实现。"裁剪"按钮的下拉列表中的"裁剪为形状""纵横比"可将图片裁剪成特殊形状或按比例裁剪。图片裁剪并不是真正的裁剪，隐藏的部分可随时恢复和编辑。如需真正裁剪图片，单击"调整"组的"压缩图片"按钮，裁剪的部分将不可恢复。

视频：
任务3-5

任务❸-❺ 新建 Word 文档中的图片插入和编辑。

要求：

① 插入 2 张图片：肥胖 .jpg 和头晕心悸 .jpg。

② 裁剪图片"肥胖 .jpg"为椭圆，并设置其高度和宽度分别为：4 厘米和 7.02 厘米。

③ 删除"头晕心悸 .jpg"背景，并保留结果图中所示部分。

操作提示：

① 打开"图片工具|格式"对话框。

② 选中图片"肥胖 .jpg"，使用"裁剪"工具"裁剪为形状"选择椭圆。

③ 选中图片"头晕心悸 .jpg"，单击"调整"组的"删除背景"按钮，打开如图 3-36 所示的"背景消除"选项卡，使用"优化"组"标记要保留的区域"选择结果图中的保留部分，单击"关闭"组的"保留更改"选项完成，并设置其高度和宽度分别为：4 厘米和 7.13 厘米。

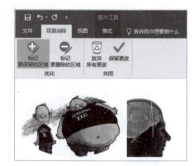

图 3-36 任务 3-5"背景消除"选项卡设置及结果

完成后结果如图 3-36 所示。

3.4.2 图形编辑

图形对象可以使文档的内容更加丰富，包括形状、图标和 SmartArt 等。在"插入"|"插图"组中有相应形状、图标等按钮用于插入图形对象。

1. 形状

Word 提供了多种形状，单击"插入"|"插图"|"形状"按钮可以打开形状的下拉列表，如图 3-37 所示。

选择一个形状后，鼠标会成为"+"，拖动鼠标即可绘制出指定形状。插入新形状或选定一个已插入的形状后，窗口中新增如图 3-38 所示"绘图工具|格式"选项卡，形状属性设置中的大小、排列和样式等与图片的属性设置类似，不同的地方有：

① 形状样式：可设置形状填充和轮廓的属性。其中，形状填充使用纯色、渐变、图片或纹理填充；形状轮廓是为选定的形状设置一定的颜色、宽度或线型的轮廓。也可选择"无颜色填充"或"无轮廓"取消形状填充或形状轮廓。

② 编辑形状：可用于更改此绘图的形状，或将其转换为任意多边形。具体操作有：更改为其他形状或者编辑此形状的顶点。编辑顶点对当前形状的顶点进行编辑，得到完全自定义的形状。

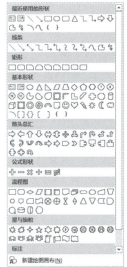

图 3-37 插入形状

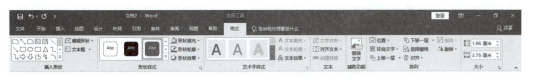

图 3-38 "绘图工具|格式"选项卡

2. 图标

Word 2019 新增了插入"图标"功能。单击"插入"|"插图"|"图标"按钮，打开"插入图标"对话框（见 3.1.1 节的图 3-4）。此对话框的左侧是图标类型，可在不同类型中同时选择多个图标，单击"插入"按钮完成。如图 3-39 所示为插入的 3 个图标。

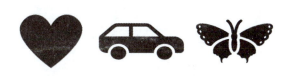

图 3-39 插入图标

插入新图标或选定一个已插入的图标后，窗口中新增"图形工具|格式"选项卡，如图 3-40 所示，图片属性和形状属性设置包含了其中大部分的属性功能。其中，图标特有的属性设置有：

① 更改：可更改图形或转换为形状。更改图形可以来自文件、在线来源或从图标。转换为形状可将插入的图标转为 Microsoft Office 图形对象以方便再次使用。

② 辅助功能：可针对屏幕阅读器创建对象的文本说明。替换文字可帮助有视觉障碍的用户了解图标信息，当使用屏幕阅读器查看文档时，就会听到替换文字；如果没有替换文字，仅知道有一个图标，便没法确定图标的进一步信息。

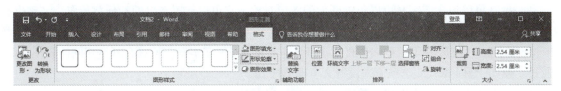

图 3-40 "图形工具|格式"选项卡

3. 绘图画布

Word 中的绘图画布功能可用来绘制和管理多个图形对象。插入的方法是单击"插入"|"插图"|"形状"按钮，选择下拉列表（见图 3-37）的最后一项"新建绘图画布"。

绘图画布内可以放置自选图形、文本框、图片、艺术字等多种不同的图形。使用绘图画布时，既可以将多个图形对象作为一个整体，在文档中移动、调整大小或设置文字绕排方式；又可以对其中的单个图形对象进行格式化操作，且不影响绘图画布。

3.4.3 艺术字编辑

艺术字是设置了特殊样式、具有艺术效果的文字。艺术字可以像其他图形一样在文档中进行插入、编辑、修改等操作。插入艺术字可以增加文档的渲染力，达到强烈、醒目的效果。

1. 插入艺术字

单击"插入"|"文本"|"艺术字"按钮打开艺术字下拉列表，选择一种艺术字样式；在"请在此放置您的文字"对话框中输入、编辑要设置成为艺术字的文字。或者直接选中要设置成为艺术字的文字，选中一种艺术字样式完成。

2. 编辑艺术字

插入的艺术字与图片和图形对象一样，是作为图形对象插入到文档中的，因此，其与文字的环绕关系、多个对象的编辑、阴影设置、边框与底纹的设置等，以及缩放、移动等操作与绘制图形和插入图片是相同的。新插入艺术字或选择已插入的艺术字后，Word 会新增"绘图工具|格式"选项卡，此选项卡的"艺术字样式"组是艺术字主要的设置工具。

如图 3-41 所示为插入一个内容为"首都医科大学"、样式为下拉列表中第 2 行第 2 列的艺术字，并重新设置艺术字的字体为"黑体"、字号为"三号"、颜色为"红色"、文本效果为"转换"|"跟随路径"|"拱形"。

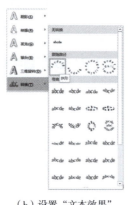
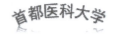

（a）插入艺术字　　　　　　（b）设置"文本效果"　　　　　　（c）结果

图 3-41　艺术字文本效果设置及结果

> **要点提示：**
> 插入艺术字时，若先选择艺术字样式，后输入文字，则插入的艺术字浮于文字上方；若先选中文字，后设置艺术字样式，则插入的艺术字与周围文字的位置关系为四周型环绕方式。

3.4.4　文本框编辑

文本框是一种既可以包含文字又可以包含图形的图形对象。它可以放置在页面的任意位置。文本框有横排和竖排两种形式，可实现在同一页面上文字横纵混排的效果，使得 Word 所能制作的文档类型更加多元化。单击"插入"|"文本"|"文本框"按钮，在下拉列表中可以选择文本框的样式。文本框与形状有基本相同的属性和编辑方法，同样，可通过"绘图工具|格式"选项卡来设置文本框属性。

另外，多个空白文本框之间可以建立链接，从而将长文本自动地分布显示在多个文本框中。

3.5　表格与图表

表格层次清晰、逻辑关系明确，图表直观、信息量大，均是文档中常用的对象元素。

3.5.1　表格创建

文字处理过程中经常使用各种类型的表格。Word 提供了很强的制表功能，可以方便地创建和修改表格。

Word 中创建表格可通过"插入"|"表格"|"表格"按钮的下拉列表实现。表格中的单元格是最小操作单元，行和列是基本组成单位，全部行和列组成整个表格。创建表格的具体方法如下：

① 虚拟表格：是创建行列数较少，同时形式又比较规范，最为快捷简单的操作方法。在"表格"按钮下拉列表的方格（即：单元格）上移动鼠标，鼠标划过的单元格即为表格的行列虚拟演示，如图 3-42（a）中"虚拟表格"

所示，是一个 5（列）×4（行）的表格，同时在文档中出现虚拟的表格，直到方格数量满足要求，即得到合适的行列数后，单击鼠标左键完成表格插入。这种方法有一定的局限性，最多只能插入 10（列）×8（行）的表格。

② "插入表格"对话框：选择"表格"按钮下拉列表上的"插入表格"，打开图 3-42（b）中所示的"插入表格"对话框，在对话框中设置行数和列数值，并设置"自动调整"参数，单击"确定"按钮完成表格插入。其中，自动调整操作的意义分别为：固定列宽，表格宽度不会随内容的改变而变；根据内容调整表格，表格宽度随内容改变而变；根据窗口调整表格，表格宽度与文档的左右边距相关，随左右边距的变化而变化。

③ 绘制表格：选择"表格"按钮下拉列表中的"绘制表格"，鼠标成为铅笔状 ✎，拖动鼠标可绘制一个单元格，若是在已有单元格中，可绘制间隔线，多次拖动鼠标可绘制任意结构的表格，再次单击下拉列表的"绘制表格"完成绘制。

④ 文本转换为表格：使用此操作前，需先选中要转换为表格的文本，并根据文本内容设定一定的文字分隔符，如制表符、空格、段落标记、逗号或自定义的其他字符。选择"表格"按钮下拉列表中的"文本转换为表格"，在图 3-42（c）所示的"将文字转换成表格"对话框中，Word 会根据文字分割位置自动识别出表格行数和列数，单击"确定"按钮完成。

⑤ 快速表格：选择"表格"按钮下拉列表"快速表格"，展开如图 3-42（d）所示的"内置快速表格"列表，其中列出了已定义好格式与样式的内置表格，单击其中一种即可插入相应表格。

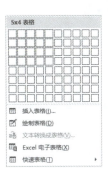
（a）虚拟表格

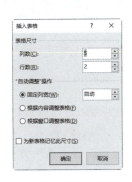
（b）"插入表格"对话框

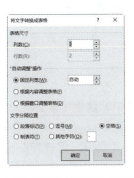
（c）"将文字转换为表格"对话框

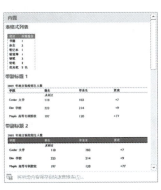
（d）"内置快速表格"列表

图 3-42　插入表格

3.5.2　表格编辑

创建表格生成表格框架后，还需向表格内输入内容、进行格式设置，以及可能需要的表格框架再修改等编辑工作。新插入表格或选中已插入的表格后，Word 新增了"表格工具 | 设计"和"表格工具 | 布局"两个选项卡用于表格格式设置和编辑。

1. 输入表格内容及内容格式设置

表格内容输入实际是在表格的单元格内输入内容。将光标定位在单元格内，即可向所在单元格输入内容。光标的定位可以通过鼠标，也可通过键盘上的【Tab】键。单按【Tab】键：光标右移一个单元格；同时按下【Shift+Tab】组合键，光标左移一个单元格。当光标在表格的最后一行的最后一个单元格时，按下【Tab】键，可为表格增加一个空行。

单元格内输入的内容可以包括：文本、图片、图形对象等元素，而且单元格内容的设置与正文中文本及对象的格式设置方法相同。

2. 选取表格内容

编辑表格内容的前提是选中要编辑的内容。表格内容的选取包括选定单元格、选定行、选定列、选定整个表格以及选定单元格内容。

① 鼠标选取：鼠标停留在表格的不同位置时，鼠标会有相应变化，单击则选择相应的内容。表 3-6 列出了鼠标的变化样式与选择内容的不同。

表 3-6 鼠标样式与选择内容

鼠标样式	位 置	功 能
⊞	表格左上角	单击选中整个表
↗	表格外左侧	单击选中表格中鼠标所指向的行
↓	表格外上方	单击选中鼠标所指的列
↗	表格内单元格的左下方	单击可选中鼠标所指向的单元格
↔	表格中竖线上	拖动可改变列宽
↕	表格中横线上	拖动可改变行高

② "表格工具|布局"选项卡"表"组中"选择"按钮。

当光标停留在表格内时，单击"表格工具|布局"|"选择"按钮，出现下拉菜单，指定选择对象即可选择当前光标所在的单元格、行、列或是整个表格。

3. "表格工具|设计"选项卡

此选项卡如图 3-43 所示，常被用于实现表格样式及样式选项、边框的设置。

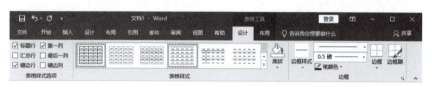

图 3-43 "表格工具|设计"选项卡

① "表格样式选项"组：用于样式中的选项（如标题行、第一列等）进行设置，直接选择选项前复选框实现。

② "表格样式"组：用于设置表格样式。单击此组右下角的功能扩展按钮，在下拉列表中提供了"普通表格"、"网格表"和"清单表"等内置表格样式列表，可选择一种样式直接进行表格格式设置，也可修改或新建。此组中的"底纹"设置和段落中底纹设置相同。

③ "边框"组：用于表格边框的进一步设置，具体和段落中的边框设置相同。其中的"边框刷"可用来手工绘制边框线。

4. "表格工具|布局"选项卡

此选项卡如图 3-44 所示，常被用于实现表格整体结构的编辑。

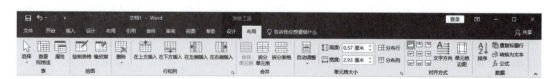

图 3-44 "表格工具|布局"选项卡

① "表"组：用于表格内容选取、网络线设置及打开"表格属性"对话框。"选择"按钮已在输入表格内容中介绍，可用于表格内容选取。"查看网格线"按钮用于显示或隐藏表格的网格线。单击"属性"按钮，打开如图 3-45（a）所示的"表格属性"对话框，此对话框包含的五个选项卡可对表格的行、列、单元格及表格整体各个属性进行设置。

② "绘图"组：用于表格格式编辑。"绘制表格"按钮用于绘制单元格、行或列边框。"橡皮擦"按钮用于删除表格中的特定边框以创建合并单元格。

③ "行和列"组：同样用于表格格式编辑，可以在表格中删除或插入单元格、行或列。"删除"按钮除了可删除单元格、行、列之外还可以删除整个表格。

④ "合并"组：用于单元格的合并和拆分及表格的拆分，常用于制作不规范表格。需注意的是，"拆分"单元格时可设定其拆分的数量；"合并"单元格前，需选定多个单元格，且当单元格内容不空时，合并后的单元格

内容将被放置在一起。

⑤ "单元格大小"组：用于设置单元格的尺寸大小，可直接在"高度"和"宽度"后文本框内输入数据设置。"分布行"和"分布列"按钮，需在选中多行/列的前提下，将选中的行/列的行高或列宽进行均分。"自动调整"按钮中的选项与插入表格对话框中的功能相同。

⑥ "对齐方式"组：用于设置表格中单元格内文字的对齐方式、文字的方向及单元格的边距和间距属性。"文字方向"按钮实现单元格内文字的垂直或水平显示；单击"单元格边距"按钮，打开图3-45（b）所示的"表格选项"对话框，用于设置单元格的边距和间距等属性；另外的9个按钮实现的是单元格内容的9种对齐方式。由于每个单元格的对齐都有垂直和水平两个方向，每个方向上都有左中右3种对齐方式，因此，共有9种对齐方式。

⑦ "数据"组：用于简单的数据整理工作，如排序和公式计算。排序的具体操作和第4章Excel中的使用相同，公式计算只能通过内置的公式进行简单计算；另外，使用"转换为文本"按钮可打开"表格转换成文本"对话框，指定分隔符后可将表格中的数据转换为以分隔符分隔的文本。当表格占据Word多页，其光标位于插入表格的首行时，单击"重复标题行"按钮可使表格首行在表格每页首行显示。

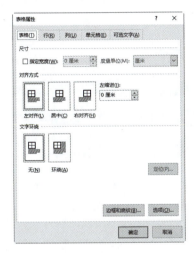

（a）"表格属性"对话框

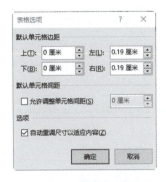

（b）"表格选项"对话框

图 3-45　"表格属性"设置

> **要点提示：**
> 在"表格工具|设计"|"边框"|"边框"按钮下拉列表中可选择斜线形式，为表格添加斜线表头。对于无框表格，可单击"表格工具|布局"|"表"|"查看网格线"按钮，显示网格线以查看表格的真实结构。

3.5.3　图表创建与编辑

图表是以图形化的形式显示表格中的数据。用户可以根据数据及应用的不同，选择不同的图表类型。Word 2019 提供了17种类型的图表，其各自的特点及用法详见第4章相关内容。

单击"插入"|"插图"|"图表"按钮，打开"插入图表"对话框。选择图表类型后进一步选择需要的图表样式，打开"Microsoft Word 中的图表"窗口，如图3-46所示。在工作表中输入数据或复制数据。需注意的是，输入或复制的数据需全部包含在图3-46中的蓝色框线内，如果数据和蓝色框内的数据数量不一致时，可以通过鼠标拖动蓝线改变表格大小以包含全部数据，返回到Word后即可查看相应的图表。

图 3-46　Word 中插入图表

创建图表后，还可以根据用户需要对图表进行格式化和编辑。新插入图表或选中已有的图表时，Word窗口新增"图表工具|设计"选项卡和"图表工具|格式"选项卡，图表的格式化和编辑均可使用此两个选项卡的命

令实现。在"图表工具|设计"选项卡中,图表布局、图表样式、数据和类型组可以分别实现图表布局、图表样式、数据的操作和图表类型的更改操作。在"图表工具|格式"选项卡,利用"当前所选内容"组可以选择图表中的对象,如图表区、图例等,并能设置所选内容的格式。

视频:
任务3-6

任务❸-❻ 素材文件"任务 3-6.docx"中的表格格式设置。
要求:
① 将以制表位分隔的文字转换为表格。
② 设置表格为三线格式,并设置其他格式属性,如行高、列宽、对齐方式、表头格式等。
③ 画出其中患病率、知晓率、治疗率和控制率的条形图。
操作提示:
① 使用文字转换为表格的方法。
② 插入条形图,将"患病率、知晓率、治疗率和控制率"表数据复制粘贴到 Excel 中。
完成以上操作后,结果如图 3-47 所示。

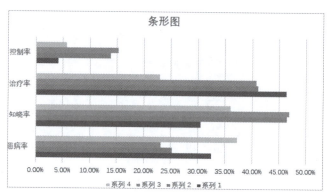

图 3-47　任务 3-6 结果

3.6　审阅与邮件

3.6.1　审阅与修订

编辑科技文档的过程中,字数统计、设置批注和修订等操作是必不可少的,这些操作可以通过"审阅"选项卡完成。

1. 校对工具

校对工具中常用的有拼写和语法、字数统计。

① 拼写和语法:选中需校对的文字段落后,单击"校对"组的"拼写和语法"按钮,在文档右侧打开"校对"面板,其中显示了 Word 认为有拼写错误和语法错误的标识,并提出错误提示,给出建议,可根据需要选择是否修改。

② 字数统计:单击"校对"组的"字数统计"按钮,打开同名对话框,显示了页数、字数、字符数、段落数等详细的统计信息。

2. 批注工具

批注的作用是注释、评论文档内容。

① 插入批注:单击"批注"组"新建批注"按钮,会在窗口右侧出现一个批注框。批注框以审阅者的用户名为开端,用户可在批注框内输入注释内容。

② 编辑批注:在批注上右击可出现快捷菜单,选择"答复批注"可在此条下输入讨论内容;"解决批注"备注批注内容的完成;"解决批注"后,继续右击的快捷菜单会出现"重新打开批注",可继续编辑。

③ 删除批注:在批注上右击出现的快捷菜单项中选择"删除批注"可删除当前批注;单击"批注"组的"删

除"按钮，可选择删除当前批准或文档中所有批注。

另外，"批注"组中的"上一条"和"下一条"按钮可以直接跳到当前批注的上一条或下一条批注。

3. 修订工具

单击"修订"组的"修订"按钮，使"修订"按钮处于选中状态。此时，在修订状态下对文档做任何操作，都会显示与当前正文明显不同的颜色，同时在修改过的行端出现竖线标记。

① 修订选项设置：单击"修订"组右下角的功能扩展按钮打开如图 3-48（a）所示的"修订选项"对话框，用于定义修订的显示内容。单击此对话框中的"高级选项"按钮打开如图 3-48（b）所示的"高级修订选项"对话框，对修订的显示格式进行进一步设定。

② 修订状态选择：修订状态下有 4 种显示方式，其中无标记状态是修改后的最终状态，原始状态是未修改的初始状态，简单标记显示为最终状态但在修改过的地方显示红线以示此处有修订，所有标记则显示所有修订。

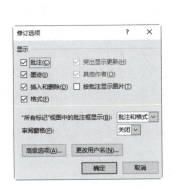
（a）"修订选项"对话框

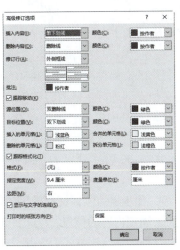
（b）"高级修订选项"对话框

图 3-48 "修订选项"设置

4. 更改工具

对带有修订标记的文档，可选择接受或拒绝修订。

① 接受与拒绝修订：单击"接受"按钮右侧的下三角按钮，打开如图 3-49 所示的"接受"下拉列表。同样方法，可打开"拒绝"下拉列表，内容类似。可在其中选择接受/拒绝当前修订或接受/拒绝所有修订。

② "上一处"或"下一处"按钮："更改"工具中的"上一处"/"下一处"按钮，指的是批注和修订的所有条目。假设当前文档中共有 3 条批注和修订，它们的位置关系为：批注，修订，批注；若当前光标在批注位置，那么单击"下一条"按钮，光标会移动到下面的修订位置。

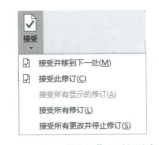

图 3-49 "接受"下拉列表

5. 比较工具

单击"审阅"|"比较"|"比较"按钮，打开的下拉列表有"比较"和"合并"两个选项。"比较"选项可对原始文件与修改后文件进行精确比较，自动生成一个修订文档；"合并"选项将多位作者的修订组合到一个文档中。

3.6.2 邮件合并

平常工作中，经常要批量制作一些文档主体相同，只有少部分且位置固定的文字内容不同的文件，比如成绩单、邀请函、名片等。如果单独编辑这类文件，可能要重复生成多页重复内容，然后再更改不同的信息，不仅工作量大，而且容易出错。Word 所提供的邮件合并即是对这类操作的快捷方法。

准备邮件合并时，要有两项内容：一是结果中完全相同的文档主体，这部分内容通常为一个 Word 文档；二是数据源。数据源是一个文件，它包含合并结果的不同的文档部分，可以是一个 Word 表格、Excel 表格、数据库表单等。邮件合并功能就是将相同的内容创建为主文档，不同的信息利用"域"的概念创建为数据源文档，文档主体内容和数据源文档中的信息逐条分别合并，自动形成一系列合并文档。

使用邮件合并功能，以制作一系列内容相同、收件人等具体信息不同的通知信函为例。

（1）通知信函主体

新建一个空白文档，具体内容如下：

[姓名]同学：

请查收邮件并完成，在规定的时间，[星期][具体时间]内提交完成结果。

（2）数据源

Word 中新建一个表格，按照信函主体内需填入信息，表格内容如表 3-7 所示。

（3）邮件合并

在通知信函编辑的主文档，进行邮件合并操作。单击"邮件"|"开始邮件合并"|"开始邮件合并"|"邮件合并分步向导"按钮，Word 文档编辑区右侧打开"邮件合并"面板，如图 3-50 所示。邮件合并的具体操作步骤为：

① 选择要制作的文档类型：在图 3-50（a）所示"邮件合并"面板中选择"信函"，单击"下一步：开始文档"。

② 选择主文档：即进行主体内容编辑的文档，选择"使用当前文档"，单击"下一步：选取收件人"。

③ 选择数据源：其中可供选择的项有："使用现有列表"是选择已存在的数据源，另外，还可"从 Outlook 联系人中选择"，或者"键入新列表"建立一个表格或文件作为数据源。在此选择"使用现有列表"，单击"浏览"，选择文件，打开图 3-50（b）所示的"邮件合并收件人"对话框，可通过使用其中的复选框添加或删除邮件合并的收件人。

④ 撰写信函：此步骤为主体文档的编辑部分。将外部数据源的内容按照要求插入到文档主体中对应位置。将光标定位在要插入固定内容的位置，在此将光标定位于"同学"前，单击"邮件"|"编写与插入域"|"插入合并域"下拉列表，此时，列表下已添加了合并域，选择"姓名"。其余域的合并按此操作即可。

⑤ 预览，合并完成：使用"邮件"|"预览结果"组 ▶ 或 ◀ 按钮前后翻页浏览，也可直接查找收件人，此时的文件仍为一页。单击"邮件合并"面板组的"合并完成"按钮完成邮件合并。

表 3-7　数据源表格

姓　　名	星　　期	具体时间
张红	星期一	上午 10 点
王伟	星期三	下午 1 点
刘丽	星期二	上午 11 点
杨阳	星期一	下午 3 点

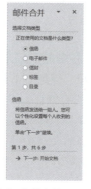

（a）"邮件合并"面板

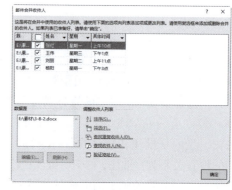

（b）"邮件合并收件人"对话框

图 3-50　"邮件合并"设置

> **思政导引：**
> Foxmail 是优秀的国产电子邮件客户端软件。最初由华中科技大学张小龙开发，于 2005 年被腾讯收购，其通过和 U 盘的授权捆绑形成了安全邮、随身邮等一系列产品。到目前为止，其中文版使用人数已超过 400 万，英文版用户遍布 20 多个国家和地区。

任务 3-7 主体文档"3-7-1.docx"和数据源文件"3-7-2.docx"的邮件合并实现。

要求：实现需要在"星期一"完成结果的同学的邮件合并。

操作提示：在图 3-50 所示的"邮件合并收件人"对话框中"调整收件人列表"区域选择"筛选"，打开"查询选项"对话框，设置如图 3-51（a）所示。

完成以上操作后，结果如 3-51（b）所示。

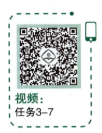

视频：
任务3-7

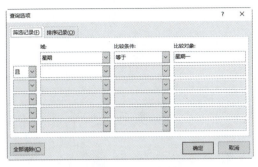

（a）"查询选项"对话框　　　　　　　　　　　（b）结果

图 3-51　任务 3-7 操作过程及结果

3.7　大纲与引用

3.7.1　样式

样式是一系列字符格式和段落格式的集合，使用样式便于快捷编排和修改文档外观。撰写文档时可以对文中不同段落、标题、图名等对象分别定制样式。Word 系统包含了多种可应用于各类文档的内置样式，用户可直接使用。在使用过程中，用户还可以在内置样式基础上适当修改并保存为需要的样式。此外，还可根据需要创建自定义的样式。

样式包括字符样式、段落样式、链接段落、表格样式和列表样式。给字符使用样式时，先选定需设置样式的字符；给段落使用样式时，将光标置于需设置样式的段落任意位置。

1. 应用内置样式

使用内置样式是样式应用的基本要求，选定需设置样式的文本或将光标置于需设置样式的段落内，单击"开始"|"样式"组右下角的功能扩展按钮，打开如图 3-52 所示的样式窗格。在此样式窗格内单击需设置的内置样式完成操作。

在 3-52 所示的样式窗格中用方框标出的是当前光标所在内容的样式名称，选中样式窗格下的"显示预览"复选框，可看到样式的设置效果。

2. 基于内置样式的修改

在使用内置样式时，如果对某些格式有其他要求，需进行内置样式的修改。选择需修改的内置样式，单击样式窗格中的最下方左数第 3 个按钮，即"管理样式"按钮，打开如图 3-53（a）所示的"管理样式"对话框，单击其中的"修改"按钮，打开如图 3-53（b）所示的"修改样式"对话框，修改其中需要的属性完成操作。

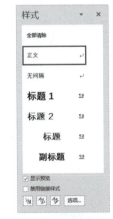

图 3-52　带预览的样式窗格

另外，单击"修改样式"对话框左下角的"格式"按钮可以完成更多格式的设置。此外，对话框还提供了 4 个选项，用于确定新样式是否保存到当前样式库中、新样式的格式被修改后应用了此样式的内容是否自动更新、新样式是否只在当前文档中应用及应用到基于该模板的所有文档中。

3. 新建样式

在"样式"窗格上单击"新建样式"按钮，打开如图 3-54 所示的"根据格式化创建新样式"对话框，在其中设置新建样式的属性和格式。

① 名称：样式的名称，并以此作为样例的文本。

② 样式类型：选择样式类型。常用的样式类型有字符样式、段落样式和链接段落和字符样式。

③ 样式基准：新样式的格式参照来源。

④ 后续段落样式：应用新样式的段落回车换行后，下一段落是否延续新样式，还是应用其他样式。

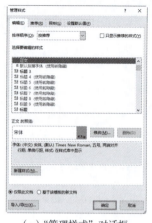
（a）"管理样式"对话框

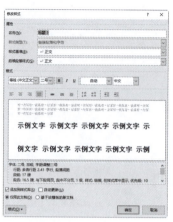
（b）"修改样式"对话框

图 3-53 内置样式修改

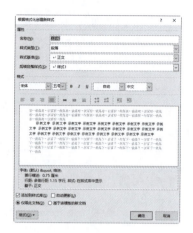
图 3-54 "根据格式化创建新样式"对话框

视频：
任务3-8

注意：对于已修改过的样式和新建样式的应用和使用内置样式一样。

任务 3-8 素材文件"3-8.docx"中的文档格式设置。

要求：

① 设置文中"摘要""Abstract""第一部分 概述""第二部分 来源""第三部分 预防"内容为"标题 1"样式。

② 设置文中"第二部分 来源"和"第三部分 预防"内"*.*"内容为"标题 2"样式。

③ 新建 1 个样式，名称"我的样式"，样式类型"段落"，样式基准"标题 3"，后续"正文"样式，用来设置文中"*.*.*"内容标题。

操作提示：

① 使用"开始"|"样式"组的快捷样式库中的标题 1 和标题 2 实现样式设置。

② 新建样式"我的样式"，用于设置文中"*.*.*"内容标题。

完成以上操作后，结果如图 3-55 所示。

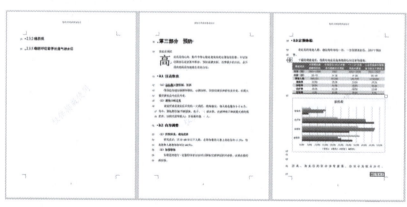

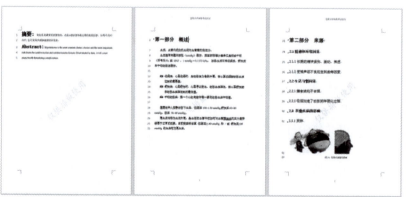

图 3-55 任务 3-8 结果

3.7.2 大纲视图

大纲视图是编辑长文档的基本视图方式，是可显示文档结构的视图，其将文档中设置了标题样式的内容，以树状分级显示。大纲视图可以随时对大标题、小标题进行分类调级，结构清晰。大纲视图下插入的图片、形状、分页等设置将被隐藏。

单击"视图"|"视图"|"大纲"按钮，在"文件"菜单后新增了如图3-56所示的"大纲显示"选项卡，使用大纲视图编辑长文档时的操作都在此选项卡实现。

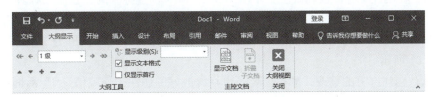

图3-56 "大纲显示"选项卡

大纲视图下，大纲级别是一个重要概念。大纲级别可以直接在"大纲显示"|"大纲工具"组内设置，也可以是设置样式时设置的。Word文档中，一种样式对应着一种大纲级别。Word默认的样式有标题1，标题2，标题3，正文。3个标题对应的大纲级别分别是1级、2级、3级，正文没有等级。另外，大纲级别的值可通过"段落"对话框（3.3.2节中图3-18）查看。对于自定义的新建样式，可以在段落中选择它的大纲级别。

① 大纲级别设置与调整：将光标定位在要设置的文本中，在"大纲工具"组中"大纲级别"下拉列表中选择设置文本的大纲级别。

② 文档内容显示设置："大纲工具"组中"显示级别"后文本框内输入或选择文档的显示级别，低于此级别的内容将被隐藏。

③ 正文的折叠与展开：大纲视图中，标题与正文有明显的格式标识，标题前为加号，正文前为圆点。双击标题前的 ⊕ 可折叠隐藏其下的正文，被折叠正文的标题下有波浪线。双击 ⊕ 可将折叠的正文再次展开。

④ 章节调整：调整章节时，可将鼠标指向标题前的 ⊕，鼠标光标成为 ✥ 时，拖动鼠标到目标位置松开鼠标，可将标题及其下属的正文，一起移动到目标位置。如果只选取标题，则只移动标题，不移动下属正文。

Word中另外一个可以显示或调整定义好标题的区域是导航窗格（参考3.1.2节）。对于已定义好了标题的文档，打开导航窗格，定义好的标题将按照标题的级别出现在导航窗格中。单击导航窗格中的标题，可将光标定位在标题所在页；单击标题前的三角形，可打开/折叠标题的子标题，空心三角形标识为被折叠的标题；拖动标题内容到另一位置，将标题下内容移动到相应位置。需要注意的是，导航窗格中显示的标题级别可以被折叠隐藏，但不能设置显示级别。

3.7.3 题注、脚注和尾注

题注用来给图片、表格、图表或公式等项目添加名称和编号。脚注位于文字下方或页面底端位置，通常用来标明资料来源、为文章补充注释等。尾注位于文档的末尾，是对文档的补充说明或列出引文的出处等。

1. 题注

题注是图片、表格、图表或公式等项目的说明文字，通常这些项目的编号是顺序的，并且带有相应的编号标识说明文字。因此，当中间插入或删除一个图片、表格、图表或公式后，其编号顺序就会发生变化。手动编号不仅烦琐，还容易出现错误，使用Word的题注功能可实现编号的自动调整。

添加题注在"引用"|"题注"组实现。单击"插入题注"按钮，打开如图3-57（a）所示"题注"对话框，单击"标签"后文本框右侧下拉按钮，在图3-57（b）所示的"标签"下拉按钮中看到可选择的题注标签有图标、公式、列表。

题注具体设置过程如下：

① 题注标签设置：如果首先选择了需添加标签的对象，则图3-57（a）所示的"题注"对话框中的"题注"标识下方的文本框内会自动识别选择的对象，如当前选择"图表"识别为"图表1"。

② 题注位置设置：初始时在图 3-57（a）所示"题注"对话框的"位置"后内容是灰色不可设置，如果选择了需添加的标签对象，则变成可设置了。在可设置后，单击"位置"后文本框右侧下拉按钮，有可供插入题注的位置选择，包括"所选项目下方"和"所选项目上方"，默认为"所选项目下方"。

③ 题注标签修改：单击"题注"对话框中的"新建标签"按钮，打开"新建标签"对话框，在其"标签"下文本框内输入"住院信息"，如图 3-57（c）所示，单击"确定"按钮返回到"题注"对话框。此时的"题注"对话框如 3-57（d）图中的新建标签"题注"对话框所示，"图表 1"已被修改为"住院信息 1"。

④ 题注编号修改：在题注标签修改基础上，单击图 3-57（d）新建标签的"题注"对话框中的"编号"按钮，打开"题注编号"对话框，其中"格式"右侧下拉按钮可选择插入的格式编号类型，如"I，II，III，…"，如图 3-57（e）所示。另外，还可在此对话框中根据需要选择是否"包含章节号"。单击"确定"按钮返回到"题注"对话框，如图 3-57（f）所示。

⑤ 此时完成了默认题注部分的修改，如有需要还可在修改好的题注"住院信息 I"后面插入内容，如"住院信息 I-"等。单击"确定"按钮，完成了题注的个性化设置。

设置好题注后，每次需为所选对象插入此题注时，直接单击"引用"|"题注"组的"插入题注"按钮即可完成所有使用该题注的编号顺序排列。

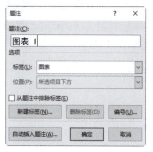
（a）"题注"对话框

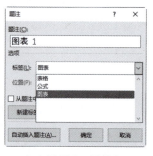
（b）"标签"下拉按钮

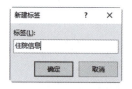
（c）"新建标签"对话框

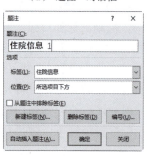
（d）新建标签的"题注"对话框

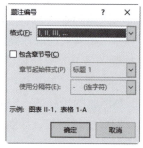
（e）"题注编号"对话框

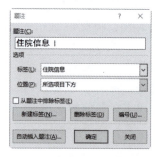
（f）"题注"结果对话框

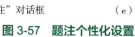
图 3-57　题注个性化设置

> **要点提示：**
> Word 表格中插入题注的方法：参考图 3-57 设置输入新标签内容为"表 3-"，单击"自动插入题注"按钮，在打开的对话框中勾选"Microsoft Word 表格"，"使用标签"中选择定义的"表 3-"，"位置"中选择"项目上方"，则在正文中插入表格后自动出现"表 3-1""表 3-2"题注。

2. 脚注和尾注

脚注添加在页面的底端，用来对文档中的某些内容进一步说明。尾注添加在文档的结尾处。插入的方法二者是相同的：单击"引用"|"脚注"|"插入脚注/尾注"实现。在同一页面上可以插入多个脚注，Word 会根据脚注在文档中的位置，自动调整顺序和编号。尾注出现在文档的末尾，如文章最后列出的引用文献等。

另外，单击"引用"|"脚注"组右下角的功能扩展按钮可打开如图 3-58 所

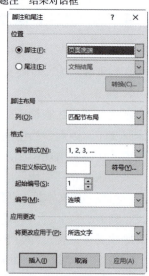
图 3-58　"脚注和尾注"对话框

示的"脚注和尾注"对话框,在其中特殊设置脚注、尾注所在的位置,脚注布局,编号格式等信息。

3.7.4 目录与索引

目录就是文档中各级标题的列表,通常放在文档之前。通过目录既可以浏览文档中的所有主题,方便了解整个文档结构,又便于迅速定位到指定标题内容。Word目录分为文档目录、图目录、表格目录等多种类型。"索引"是为文档中某些特定的词语按照指定方式排列的列表,给出了指定的词语在文档中的位置,以方便查找。

1. 目录

Word中编制目录的前提是对要显示在目录中的标题应用标题样式或大纲级别格式。

① 目录下拉列表:将光标定位到要插入目录的位置,单击"引用"|"目录"|"目录"按钮打开如图3-59(a)所示的"内置"目录下拉列表。其中包括Word内置的手动目录、自动目录1和自动目录2。手动目录需要用户手动输入目录中要显示的各级标题名称,而自动目录1和自动目录2根据文档内容中各级标题的设置情况,自动出现目录。

② 自动生成目录:选择"内置"目录下拉列表中的"自动目录1"或"自动目录2",自动生成目录;或者选择"自定义目录",打开如图3-59(b)所示"目录"对话框,对插入目录的级别、目录的前导符等进行自定义设置,单击"确定"按钮实现插入自定义目录。

③ 目录的更新:如文档内容或标题发生变化时,需更新已插入的目录。将光标定位到目录内,右击后在快捷菜单中选择"更新域";或者单击"引用"|"目录"|"更新目录"按钮实现。

④ 目录的删除:"引用"|"目录"按钮的下拉菜单中的"删除目录"项,可删除当前光标所在的目录。

> 注意:
> 图3-59所示"目录"对话框中,"显示级别"后的数字可通过手动输入或者使用按钮修改大小,其大小值和"打印预览"或"Web预览"下文本框内的级别一致。生成目录的具体级别应是显示级别的设置值。另外,大纲级别的值可通过"段落"对话框(3.3.2节中图3-18)查看。

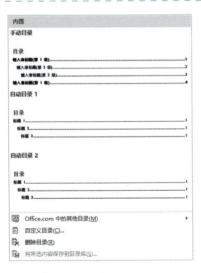
(a)"内置"目录下拉列表

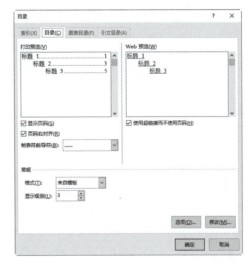
(b)"目录"对话框

图3-59 目录设置

2. 索引

① 插入索引:分为两步操作,标记条目和插入索引,在"引用"|"索引"组中实现。单击"标记条目",打开如图3-60所示的"标记索引项"对话框,单击"标记"或"标记全部"按钮后关闭对话框实现标记条目。如选择"标记"则当前所选词语两侧出现"XE"域;如选择"标记全部"则文档中所有和当前词语一样的词语两

侧都会出现"XE"域。标记好条目后，定位光标到插入索引位置，单击"插入索引"按钮，打开"索引"对话框，其中的属性值设置和目录类似，单击"确定"按钮完成。

② 索引的更新：光标位于插入索引位置，右击后在快捷菜单中选择"更新域"，或单击"引用"|"索引"|"更新索引"按钮。

③ 索引的删除：手工完成。批量删除时，可使用查找替换完成。

任务3-9 素材文件"3-9.docx"中的脚注、参考文献和目录插入。

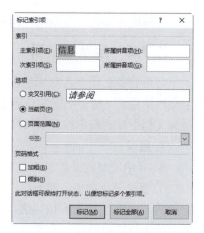

图 3-60 "标记索引项"对话框

要求：

① 第 2 页"第一部分 概述"后插入脚注，内容为"来自《国家基层高血压防治管理手册》2020 版"，格式为中文宋体五号字，数字为 Times New Roman 五号字。

② 设置最后一页"参考文献"为"标题 1"样式，参考文献下内容格式为中文宋体五号字，数字为 Times New Roman 五号字。

③ 第 3 页"第二部分 来源"后设置参考文献"1"，格式为"上标"、Times New Roman 三号字，同样，在第 6 页的"3.3 定期体检"后标注参考文献"2"。

④ 当前文档首页之前插入一个空白页，在其中插入目录，并设置"摘要"页页码为"i"。

操作提示：

① 当前文档首页开始处插入分隔符：分节符 – 下一节，插入一个空白页，设置"摘要"页页码为"i"。

② 在当前首页，使用"引用"|"目录"组插入"自动目录 1"。

完成以上操作后，文档的前两页结果如图 3-61 所示。

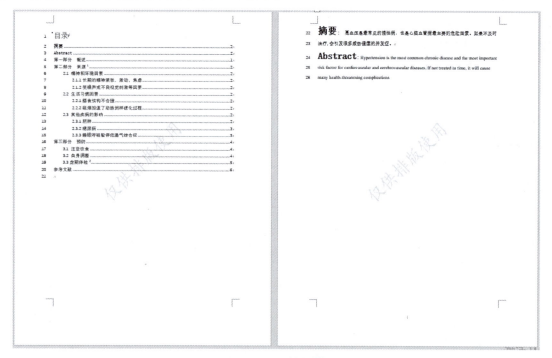

图 3-61 任务 3-9 结果

思政导引：

党的二十大报告提出了"加强知识产权法治保障，形成支持全面创新的基础制度"等一系列重要安排和部署，为新时代知识产权工作指明了前进方向、提供了根本遵循。同学们在创新性技术研发时，需注意知识产权的保护。

3.8 LaTeX 论文排版

TeX 排版系统是由美国著名的计算机科学家 Donald E. Knuth（唐纳德·克努特）教授研制发明的排版软件系统，被普遍认为是一个很好的排版工具。LaTex 是一种基于 TeX 的排版系统，是在 20 世纪 80 年代初期由美国计算机学家 Leslie Lamport（莱斯利·兰伯特）开发完成。LaTeX 这种格式提供了一组生成复杂文档所需的更高级命令，其通过整合常用的版面设置操作，降低了排版的工作量和难度。

3.8.1 TeX Live 论文排版工具简介

TeX/LaTex 并不是单独的程序，目前的 TeX 系统都是包含各种排版引擎、编译脚本、格式转换工具、管理界面、配置文件、支持工具、字体及数以千计的宏包和文档的复杂软件包。而一个 TeX 的发行版就是把所有这样的部件都集合起来，打包发布的软件。

TeX Live 就是由 TeX 用户组（TeX User Group，TUG）维护和发布的一个 TeX 发行版，支持不同的操作系统平台，并提供可靠的工作环境。TeX Live 的官方下载网址：http://www.tug.org/texlive/，在网站上 TeX live 一般是以安装光盘镜像的方式发布的。TeX Live 的安装有在线安装和离线安装两种方式。在线安装需要的时间较长，离线安装在下载后需加载到虚拟光驱上运行安装。

本教材的 TeX Live 版本是 TeX Live2021-20210325，操作系统是 Windows 10，采用离线方式安装。一般情况下，虚拟光驱加载镜像文件后安装程序会自动运行，但如果自动运行被禁用，则需双击根目录文件 "install-tl.windows.bat" 开始安装，用户可以根据需要修改安装目录，默认的安装目录在 C:/texlive/2021。TeX Live 可以安装到硬盘上运行，也可以经过便携方式安装刻录在光盘上直接运行。

图 3-62（a）为软件 TeX Live 的安装界面，图 3-62（b）为安装过程。另外，如果对 TeX 系统比较熟悉后，还可以单击 "TeX Live 安装界面" 图中的 "Advance" 按钮，执行语言、宏包、工具等的定制安装。

安装结束后，"开始" 菜单中添加了 TeX Live，其包括以下项目：

① TeXworks editor：TeX Live 自带的 TEX 文件编辑器，简单方便，文档编辑的主要区域。
② DVIOUT DVI viewer：是一个 DVI（Device Independent Format File）文件预览器。
③ TeX Live command-line：打开 Windows 命令提示符，可以在其中使用命令行编译处理 TEX 文档。
④ TeX Live documentation：TeX Live 系统中所有 PDF 或 HTML 格式文档列表的链接页面，便于在以后工作中查看需要的内容。
⑤ TeX Live Manager：TeX Live 管理工具界面，可以在其中实现一些需要的配置。

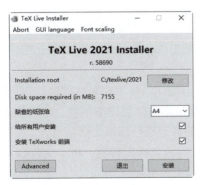

（a）TeX Live 安装界面

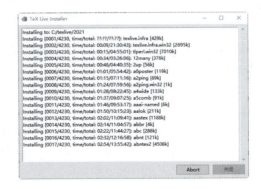

（b）TeX Live 安装过程

图 3-62　TeX Live 安装

3.8.2 TeXworks 编辑器简介

LaTex 使用纯文本描述，任何能编辑纯文本的编辑器，如 Windows 系统下的记事本、写字板等都能用来编辑 LaTex 文档。而 TeXworks 是 Windows 系统下 TeX Live 预装的编辑器，是 TUG 发布并推荐的入门级编辑器，是一款小巧好用的 LaTeX 编辑器，其自带的功能足够编写一般的 LaTeX 文档。更高级的 LaTeX 编辑器有 TeXStudio、TeXMaker、WinEdt 等。

启动 TeXworks，其初始界面如图 3-63 所示，主要包括标题栏、菜单栏、工具栏、编辑区、状态栏五部分。其中工具栏最左侧的箭头按钮 ▶ 是 TeXworks 编辑器最重要的"排版"按钮，可以将 TEX 源文件编译为 PDF 文件；"排版"按钮后面的文本框内是 TeXworks 预设的若干排版工具，如 pdfTeX、pdfLaTeX、XeTeX、XeLaTeX 等，默认是 pdfLaTeX，可单击文本框右侧三角选择使用。当对已有文档排版后，会再打开一个类似于 TeXworks 界面的 PDF 文件预览窗口。TeXworks 编辑窗口和 PDF 文件预览窗口共同组成 TeXworks 的工作界面。

TeXworks 软件界面简洁，使用方便，其常用的特色有：

- 个性化设置："编辑"菜单"首选项"命令，打开如图 3-64 所示的"TeXworks 首选项"对话框，可在其中对工具栏图标、行号、行距、字体、字号、语言、文字编码、排版、脚本等信息进行详细设置。
- 使用模版：平常写作的大多数文件，几乎都在导言区使用类似的指令，每次都输入一遍比较费时费力。TeXworks 提供模板功能，执行"文件"|"从模板新建"，打开如图 3-65 所示的"从模板创建新文档"对话框，为新文档选择需要的模板使用。当然，用户也可以根据需要创建个性化的文档模板保存后使用。
- 标签标记："窗口"|"显示"|"标签"，图 3-63 工作界面的左侧添加文档标签，标签栏的标签分级显示，并对应于源文件中的 \section \subsection\ subsubseciton 等命令，功能类似于 Word 中的导航窗格。

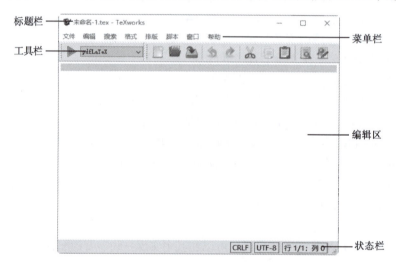

图 3-63　TeXworks 初始界面

- 自动补全：输入一个助记词或命令的一部分，再按【Tab】键，则 TeXworks 会根据配置补全整个命令或是环境，连续按【Tab】键可以切换补全的不同形式。
- 行号查错："个性化设置"中设置编辑器左边显示行号，选中"窗口|显示控制台输出"，在编辑区下方显示"控制台输出"区，单击 ▶ "排版"按钮，控制台输出区显示本次排版详细信息，可根据相关提示修改排版内容；而且，使用【Ctrl+L】组合键，可设置跳转到文档的特定行号编辑文档。
- 自动跟踪焦点：选中"窗口|自动跟踪焦点"，在编辑窗口编辑文档内容时，PDF 文件预览窗口的光标会自动跟踪到对应位置。
- 查找替换：单击工具栏的"查找"按钮 或"替换"按钮 ，打开"查找或替换"对话框，类似于 Word 的查找替换。
- 删除辅助文件：编译过程中，会产生一些辅助文件。但是，最终需要保存的是源文件和 PDF 文件。编译结束后，可以删除辅助文件，TeXworks 执行"文件|删除辅助文件"实现。

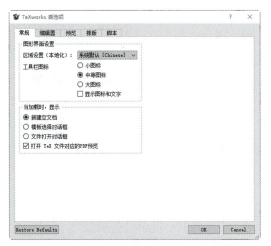
图 3-64 "TeXworks 首选项"对话框

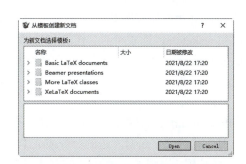
图 3-65 "从模板创建新文档"对话框

如图 3-66 是一个编辑了简单文档包含 TeXworks 编辑窗口和 PDF 文件预览窗口共同组成的 TeXworks 工作界面，且 TeXworks 编辑窗口设置了标签标记、窗口控制台输出。TeXworks 编辑窗口和 PDF 文件预览窗口中选中的部分显示了自动跟踪焦点设置。

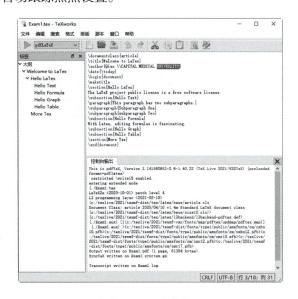

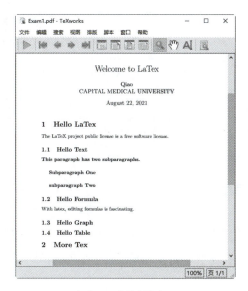

（a）TeXworks 编辑窗口　　　　　　　　　　　　（b）PDF 文件预览窗口

图 3-66　添加设置 TeXworks 工作界面

3.8.3　LaTeX 文件框架简介

所有的 LaTeX 源文件都可分为导言和正文两大部分。

1. 导言区

导言区设置文档的性质或自定义一些命令，导言中的设置对正文产生影响，包括：

- \documentclass[参数 1，参数 2，……]{ 文类 }[日期]，确定整篇文章的处理格式，中括号内为可选参数，大括号内为必选参数，每个文类都附有一个可选参数，且这个可选参数可有多个可选子参数。
- \usepackage{ 宏包 }，为第三方提供接口，扩展 / 增强 LaTeX 的功能。
- \pagestyle{ 选项 }，页面样式及其他全局性的设置等。
- 文章标题 \title{ 标题 }，作者信息 \author{ 作者信息 }，日期 \date{ 日期 } 等。

2. 正文部分

正文部分包含在 \begin{document} 和 \end{document} 内，用于直接输出。论文内容一般有文本、插图、表格、公式等和各种 LaTeX 命令，正文中的命令只对其后的局部正文产生影响，包括：

- 摘要 \begin{abstract}……\end{abstract}，章节为 \section{ 第一层标题 }，\subsection{ 第二层标题 }，\subsubsection{ 第三层标题 }。
- 控制序列 maketitle，标题声明、作者和日期通常放在导言区，但是这些信息并不马上出现在编译结果中，而需通过 \maketitle 将在导言区中定义的标题、作者、日期，按照预定的格式展现出来。
- 参考文献，bibTex。
- 插图、表格、公式。

命令 \end{document} 之后的任何字符，LaTeX 都可忽略。另外，源文档编写过程中，常会用到符号"%"，是注释符号，其右边的文字是对左边的命令或文本的说明，编译源文件时，此部分将被忽略。

宏包是用来扩展/增强 LaTeX 功能的。为了实现一些复杂排版功能，LaTeX 需要安装一些宏包，例如插入复杂的列表表格、插入公式和特殊符号、插入代码、设置文档版式等。LaTeX 安装宏包时，可打开 MiKTeX Console，使用其进行宏包的管理。

LaTeX 用户常用到的几个宏包如表 3-8 所示。

表 3-8　LaTeX 用户常用宏包

宏 包 名	说　　明	调 用 方 式
amsmath	美国数学协会（AMS）系列宏包中最重要宏包，此宏包引入了一些改进的数学环境，如：align 环境	\usepackage{amsmath }
geometry	改变整个文档默认的页边距，或者改变某个特定页面的页边距，如：重新设定文档奇偶页的边距	\usepackage[a4paper]{geometry} 创建 A4 纸张及其相应的页边距
graphicx	有插图的文档都需要使用此宏包引入插图命令 \includegraphics	\usepackage{graphic}
microtype	可以改善单词、字母的间距，使文档更容易阅读	\usepackage{microtype}
siunitx	大大简化的 TeX 命令，如：输出想要的各种方式的数字形式	\usepackage{siunitx}

> **要点提示：**
> 使用 LaTeX 可以将一个大的源文件按章、节拆分成多个小的源文件，分别由不同的作者编写，写好后可通过另一个文件将它们组合起来。一般来说，LaTeX 提供了两种包含子文件的方法：\input 和 \include。编写书籍时常使用 \include，写论文的时候多用 \input。

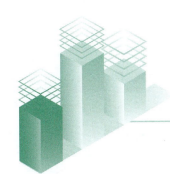

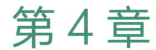

Excel 电子表格处理

世界上第一款电子表格软件"VisiCalc"由美国人丹·布里克林（Dan Bricklin）和鲍伯·弗兰克斯顿（Bob Frankston）于 1979 年在苹果 II 型计算机上开发。1985 年，第一款 Excel 诞生，它只用于 Mac 系统。1987 年，第一款适用于 Windows 系统的 Excel 正式问世。其后经过多个版本的升级，奠定了 Excel 在电子表格软件领域的霸主地位。Excel 是微软公司推出的 Office 办公软件的一个重要组成部分，主要用于科学研究、医疗教育、商业活动以及家庭生活中的数据处理。

4.1 Excel 概述

Excel 功能强大，简单易学。本教材采用 Windows 操作系统下的 Excel 2019 版本，讲授 Excel 数据输入与编辑、公式与函数以及数据管理与分析等电子表格数据处理方法。

4.1.1 功能介绍

Excel 电子表格的主要功能是数据处理，不仅可以用于数据的计算、统计、分析，还可以用比较直观的图表形式描述数据。对于高级数据计算和分析需求，可以使用 Excel 内置的 VBA 编程语言定制实现。具体功能如下：

① 数据记录和管理：数据整理在表格中，方便用户记录、查找和管理等。
② 数据加工和计算：记录数据的存储，方便其进一步编辑、更新和使用公式函数计算。
③ 数据统计和分析：各类分析工具的利用，方便数据有用信息的获取和展示。
④ 数据图表化展示：数据制作图表，方便其可视化。

相对于 Excel 2016，Excel 2019 版本的重要新增功能有：

① "Excel 选项"对话框新增"数据"选项卡，方便设置数据导入和分析相关选项。
② "获取外部数据"新增可获取外部数据类型，并增加"最近使用的源"按钮，方便快速导入最近使用数据。
③ 函数变化，输入函数时，提示包含已输入字符的函数，并增加了一些新函数方便应用。
④ 图表变化，新增"地图"和"漏斗"图表，方便数据处理。

4.1.2 工作界面

Excel 工作界面与 Word 有相同的标题栏、功能区、快速访问工具栏等元素，其工作界面中的独有元素如图 4-1 所示。

① 列号、行号：标识单元格的位置，列号用英文字母标识，行号用阿拉伯数字标识。通常，为了方便数据分析，除了标题行之外的行也称为记录或者样本，一列也称为字段或者特征。

② 单元格：是 Excel 独立操作的最小单位，其名称由其所在的列号和行号标识，如 F3 单元格就是第 F 列和第 3 行相交处的单元格。单元格中可以直接输入文字、数字、公式等信息。

③ 名称框：显示当前单元格或单元格区域的名称。如果想对多个单元格同时操作，在选定了多个单元格后，在名称框中输入以非数字开头的自定义名称，可以将其命名为区域。

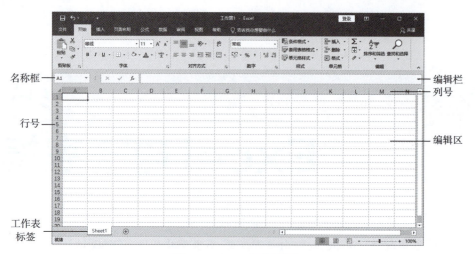

图 4-1　Excel 工作界面

④ 编辑栏：输入和编辑单元格内容的区域，在单元格中输入内容后，可以使用编辑栏修改单元格内容。

⑤ 编辑区：多个单元格组成的区域。

⑥ 工作表标签：显示工作表名称，标识 Excel 中的工作表。工作表是 Excel 完成一个具体工作的完整单位。单击工作表标签使之成为当前活动工作表。右击工作表标签，在弹出的菜单中可以实现有关工作表的不同操作，如工作表的插入、删除、复制和重命名等；双击工作表标签也可以实现工作表名称的修改。

⑦ 工作簿：是 Excel 存储在磁盘上的最小独立单位，对应一个 Excel 文件。一个工作簿可以包含多个工作表，它们以标签的形式排列在状态栏上方。Excel 启动后，默认的工作簿名为"工作簿 1"。

另外，Excel 工作界面右下角是不同的视图按钮。普通视图是默认的打开页面；页面布局视图下页眉、页脚和页边距大小都可以直观显示、编辑；分页预览视图可以显示、设置打印文档时分页符的位置。

4.1.3　工作簿的基本操作

工作簿的基本操作通过单击"文件"命令完成，主要包括新建、保存和打开工作簿等基本操作。

1. 新建工作簿

单击"文件"|"新建"命令，弹出如图 4-2 所示模板选择页面，在其中可以新建空白工作簿，也可以基于模板快速创建包含指定样式的工作簿。Excel 2019 自带了多种形式的模板，如公式教程、透视表教程等。在"搜索联机模板"编辑框中，输入搜索内容，例如"图表"，在弹出的"新建"窗口中有很多联机模板，如图 4-3 所示。单击不同的模板后，在系统弹出的对话框中单击"创建"按钮，在联机状态下，系统会创建一个新的基于模板的工作簿，并且将模板保存于本地计算机中。

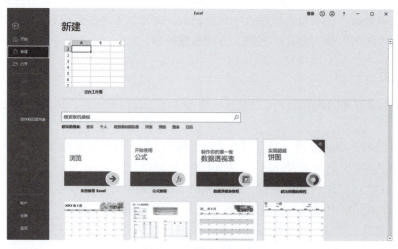

图 4-2　模板选择页面

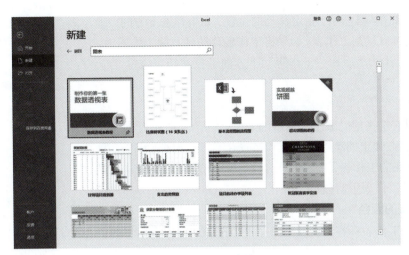

图 4-3　联机模板页面

2. 保存工作簿

对于建立好的工作簿，使用"文件"|"保存"或者"文件"|"另存为"命令可以将工作簿保存到指定的位置。对于新建立的工作簿，使用"保存"和"另存为"的功能是一样的；对于已经保存过的工作簿，"另存为"命令可以将工作簿重命名或保存到其他位置。除此之外，在设定保存的位置后，在弹出的"另存为"对话框中，通过设置保存类型，可以保存为 Excel 旧版本格式或者其他软件格式文档，如 XLS 文档、PDF 文档、CSV 文档等。

4.1.4　工作表的基本操作

工作表的基本操作包括插入/删除工作表、重命名工作表、移动/复制工作表、隐藏工作表、修改工作表标签颜色等操作。以上操作可以通过右击工作表标签，在弹出的菜单中选择对应的功能项完成。另外，插入/删除工作表也可以在"开始"选项卡的"单元格"组中单击"插入"或者"删除"右侧的下拉按钮，在打开的列表中选择对应的功能项完成。

1. 插入/删除工作表

（1）插入工作表

右击工作表标签，在弹出的快捷菜单中选择"插入(I)…"命令，或者直接单击界面下方工作表标签右侧的"插入工作表"按钮⊕，可以实现插入新工作表。

（2）删除工作表

右击工作表标签，在弹出的快捷菜单中选择"删除"命令，如果工作表为空，系统直接删除当前工作表，如果工作表非空，则弹出对话框，询问是否永久删除此工作表。

2. 重命名工作表

Excel 启动后自动生成了一个名称为"Sheet1"的工作表。可以通过双击工作表标签直接输入新的工作表名称，或者右击工作表标签，在弹出的快捷菜单中选择"重命名"命令，实现重命名工作表。

3. 移动/复制工作表

移动或复制工作表操作可以通过按住鼠标左键直接拖动工作表标签，或者右击工作表标签，在弹出的快捷菜单中选择"移动或复制(M)…"命令完成。两种方法的不同之处在于后者在实现移动或者复制时，可以将当前工作表移动或者复制到其他处于打开状态的工作簿中。

（1）鼠标拖动实现移动或复制工作表

单击选中要移动或复制的工作表标签，拖动工作表标签到合适的位置，松开鼠标可直接移动选中的工作表。如果在拖动的同时按【Ctrl】键，可实现复制工作表。

（2）使用"移动或复制工作表"对话框实现移动或复制工作表

右击需要移动或者复制的工作表标签，在弹出的快捷菜单中选择"移动或复制(M)…"命令，打开"移动或复制工作表"对话框,如图 4-4 所示,指定移动的位置,如果勾选下方的"建立副本(C)"复选框,则可以复制工作表。如果将工作表移动到其他工作簿中,可以首先将目标文件打开,然后在"工作簿"下方的下拉按钮中选择相应的文件即可。

4. 隐藏工作表

在 Excel 中,可以有选择地隐藏工作簿中的一个或多个工作表。实现方法是右击工作表标签,在弹出的菜单中单击"隐藏(H)"命令,则可以隐藏工作表;如果已存在隐藏的工作表,那么在弹出的菜单中单击"取消隐藏(U)"命令,就可以将隐藏的工作表重新显示。

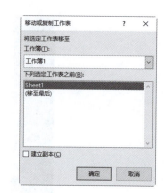

图 4-4 "移动或复制工作表"对话框

5. 修改工作表标签的颜色

右击要突出显示的工作表标签,在弹出的菜单中选择"工作表标签颜色(T)"命令,设置标签颜色。

4.1.5 工作簿与工作表的保护

工作簿的保护主要是通过设置密码,防止其他用户对工作簿插入、删除和移动工作表,而工作表的保护则是为了限制用户对工作表的行、列或者锁定的单元格的修改。

保护工作簿可单击"审阅"|"保护"|"保护工作簿"按钮或"文件"|"信息"|"保护工作簿"按钮,打开"保护结构和窗口"对话框,如图 4-5 所示,在"密码"文本框中输入密码后,单击"确定"按钮。设置保护功能后,在修改插入、删除和移动工作表时,发现这些操作对应的功能项变成了灰色不可用状态。再次打开"保护结构和窗口"对话框,可以取消保护。

保护工作表可单击"审阅"|"保护"|"保护工作表"按钮,或右击工作表标签弹出快捷菜单,选择"保护工作表"选项,打开"保护工作表"对话框,如图 4-6 所示,设置密码后,勾选可以更改的工作表内容,实现防止用户对工作表进行不必要的修改。取消的办法与工作簿的类似。

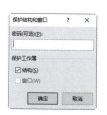

图 4-5 "保护工作簿"对话框

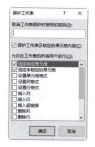

图 4-6 "保护工作表"对话框

> **思政导引:**
>
> 目前越来越多的人开始使用国产金山办公软件 WPS。WPS 套件中表格的功能与 Excel 类似,甚至在某些方面(如图表中的取色功能)要比 Excel 表现更好,而且兼容性好、占用空间小,特别是在移动平台上,WPS 表格的性能要高于 Excel。党的二十大报告提出,到 2035 年"实现高水平科技自立自强,进入创新型国家前列"。2022 年 11 月,金山办公与华为签订战略合作备忘录,进一步依托于双方的软硬件能力,在鸿蒙生态领域展开深度合作。两大国产"办公软件"与"信息与通信基础设施和智能终端提供商"强强联合,携手探索更多全场景协同办公解决方案,正是面向世界科技前沿、为实现科技自立自强的一次提速。

4.2 数据输入与编辑

在 Excel 单元格输入数据包括直接输入数据以及快速导入保存在其他格式文件中的数据两种方式。直接输入的数据可以是文本、数值、日期、时间等基本类型的数据。直接输入包括逐个单元格的输入和规律性数据的快速输入。

4.2.1 基本类型数据的输入

在单元格内输入数据时,首先选定单元格,使之成为当前单元格。在当前单元格内输入或修改数据的方法:
① 单击单元格,直接输入数据,将覆盖原来单元格的所有内容。
② 双击单元格或按下【F2】键,对已有内容修改。
③ 选中单元格后,单击编辑栏进行编辑修改。
根据输入内容的不同,具体输入方法有所不同。

1. 数值型数据

数值型数据直接输入数字,默认对齐方式为右对齐。对于较大或者较小的数据,可以采用科学计数法形式输入。例如,要输入数字 4000800,既可以直接输入 "4000800",也可以输入 "4.0008e6"。在输入负数时,应在数字前面加上 "–",或者用括号括起来。例如,输入 "–500" 和 "(500)" 都可以得到负数 –500。输入分数时,在分数前加一个 "0" 和一个 "空格"。

2. 文本型数据

文本型数据包括汉字、英文字符、数字和其他符号。在输入文本型数据时,可分为:
① 一般文本的输入,包括汉字或者英文字符,可直接输入。默认对齐方式是左对齐。
② 数字组成的文本字符串的输入,如学号、手机号、邮政编码或身份证号码等。为了避免这些数据被系统处理为数值数据,需在数字前加上一个西文的单引号,或者先输入 =,然后用双引号(英文双引号)将输入内容引起来进行输入。例如,输入邮编 100059,可以输入 ="100059" 或者 '100059。
③ 多行文本的输入,在单元格内通过【Alt+Enter】组合键进行换行,实现多行文本的输入。

3. 日期或时间型数据

在系统默认的情况下,按年、月、日或日、月(英文)、年的顺序输入,中间用连字符 "–" 或 "/" 分隔。例如,要输入 2021 年 8 月 1 日,可以在单元格内输入 "21-08-1" 或 "1-Aug-21"。系统默认的对齐方式是右对齐。特别需要注意的是以日、月(英文)、年输入时,中间的月一定是英文形式,可以是整个单词,也可以是前三个英文字母,大小写均可。如果要输入当前日期,可按【Ctrl+;】组合键输入。

对于时间型数据,如果按 12 小时制输入时间,应在时间数字后空一格,并输入字母 "a"(代表上午)或 "p"(代表下午),如 "9:00 p"。如果要输入当前时间,可按【Ctrl+Shift+;】组合键,系统默认的对齐方式是右对齐。

任务❹-❶ Excel 文件的创建与输入。
要求:
① 新建工作簿,保存为 "4-1.xlsx"。
② 按照结果表 4-1 中患者信息(第 1 行)各列的数据类型(第 2 行),创建其余各行信息,并注意观察每列的对齐方式设置。
③ 重命名工作表 "Sheet1" 为 "患者基本信息"。

操作提示:
① 双击工作表 Sheet1 标签,将工作表重命名为 "患者基本信息"。
② 患者编号、手术编码是文本型数据,首先输入单引号,再输入表中对应内容。
③ 入院日期年月日之间以 "–" 或 "/" 分隔。
完成以上操作后,结果如表 4-1 所示。

视频:
任务4-1

表 4-1 任务 4-1 结果

患者编号	住院次数	性别	年龄	住院天数	患者来源	入院日期	转归情况	手术编码	总费用(元)
文本型	数值型	文本型	数值型	数值型	文本型	日期型	文本型	文本型	数值型
810242100	1	女	57	4	急诊	2014-08-10	好转	47.01001	14730.24
2837303100	1	男	59	4	急诊	2014-08-05	治愈	47.01001	18519.83
4215142800	1	男	34	4	急诊	2014-08-03	好转	47.01001	14652.86

续表

患者编号	住院次数	性别	年龄	住院天数	患者来源	入院日期	转归情况	手术编码	总费用（元）
文本型	数值型	文本型	数值型	数值型	文本型	日期型	文本型	文本型	数值型
3348966600	1	男	51	5	急诊	2014-08-01	治愈	47.01001	17418.90
4213618200	1	女	21	4	急诊	2014-07-25	治愈	47.01001	14969.37
1571313600	1	女	55	5	门诊	2014-07-24	死亡	47.09005	16473.93
1742319900	2	女	58	10	急诊	2014-07-15	治愈	47.09005	29020.29
3767750100	1	女	62	6	急诊	2014-07-13	治愈	47.01001	19587.84
3762821700	1	男	58	10	急诊	2014-07-09	治愈	47.01001	18061.11
3767814900	1	男	39	5	急诊	2014-07-13	死亡	47.09005	17875.57
3767044500	1	男	55	4	急诊	2014-07-12	治愈	47.09005	19189.03

4.2.2 基本类型数据的快速输入

对于规律性基本类型数据的输入可以采用快速输入数据的方法。

1. 使用组合键

在输入数据时，如果若干个单元格内容相同时，首先选定这些单元格区域（按下鼠标左键拖动选择连续的多个单元格，或按下【Ctrl】键，单击不同的单元格选择不连续的多个单元格），输入数据，按【Ctrl+Enter】组合键确认，选中的单元格区域会依次录入相同内容。

2. 使用下拉列表

在录入数据时，如果某一列单元格内容仅仅局限于有限的若干个值，可以右击单元格，在弹出的快捷菜单中选择"从下拉列表中选择(K)…"命令，弹出列表中显示该列已有内容，选择相应列表项，实现快速录入数据。

使用下拉列表时，为了实现不相邻的更多单元格的快速输入，可以采用填充序列的方式实现。操作步骤如下：

① 在其他列输入序列数据的有限项，例如，转归情况的"治愈、好转、死亡"等，建立序列候选区域。
② 选择序列候选区。
③ 单击"数据"|"数据工具"|"数据验证"右侧的下拉按钮，在列表中单击"数据验证(V)…"命令，弹出"数据验证"对话框，如图4-7所示，将"允许(A)"的下拉列表值设置为序列，在"来源(S)"编辑框单击后，回到工作表，拖动步骤①预置的候选序列的单元格区域，单击"确定"按钮。
④ 再次回到工作表时，所有需要使用下拉列表的单元格均出现了下拉按钮，单击下拉按钮，选择不同的预设项完成单元格内容的输入。

需要说明的是，使用这种方式时，序列候选区域需要包含所有可能的项，否则，需要使用下拉列表的单元格无法再输入其他数据。

3. 使用填充序列

数据填充是在连续单元格内输入一组有规律的数据，这些有规律的数据可以是Excel本身提供的预定义序列，如图4-8所示，也可以是自定义的序列。Excel提供了11个预定义序列，而且多数与时间有关。数据填充序列时，在单元格中输入序列中的任何一个，例如"星期一"，将鼠标移到单元格右下角的实心小方块（填充柄），待鼠标变成"+"后，横向或者纵向拖动鼠标都可以实现快速填充部分或整个序列。

除此之外，如果想定制填充的形式，可以将鼠标移到单元格右下角的实心小方块，按下鼠标右键不放拖动鼠标，在图4-9所示的菜单中选择最后一项"序列(E)…"，然后在图4-10所示的"序列"对话框中选择不同的序列类型，单击"确定"按钮即可完成填充。

如果想生成一个新的序列便于使用，可以自己定义序列。例如，要定义一个序列"第一临床医院、第二临床医院、第三临床医院、第四临床医院"，操作步骤如下：

① 单击"文件"|"选项"命令，打开"Excel选项"对话框，在左侧选择"高级"，右侧选择"编辑自定义列表(O)"按钮，打开"自定义序列"对话框，如图4-8所示。

② 在"自定义序列"对话框中单击新序列,在右边的"输入序列"文本框内输入要定义的序列,每输入完一个序列项后按【Enter】键换到下一行,直至所有序列项输入完成。

③ 单击"添加"按钮,则在左边的"自定义序列"区域出现新定义的序列,单击"确定"按钮,完成定义。

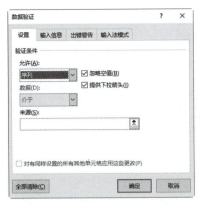

图 4-7 "数据验证"对话框

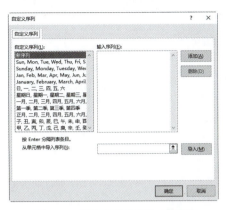

图 4-8 "自定义序列"对话框

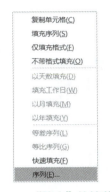

图 4-9 "填充"快捷菜单

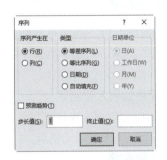

图 4-10 "序列"对话框

4.2.3 其他格式文件中数据的获取

Excel 不仅可以直接输入数据,还可以把其他格式文件中的数据导入到当前工作表中。单击"数据"|"获取和转换数据"组中的"自网站""从文本/CSV""自表格/区域"等按钮,可以将已有数据快速导入到当前工作表中。单击"获取数据"右侧下拉按钮,可以根据需要在不同选项中做出选择,导入来自不同文件或数据库的数据。

任务❹-❷ 文本数据的导入。

要求:

① 新建工作簿,保存为"4-2.xlsx"。

② 文本数据"任务 4-2.txt"导入到工作簿"4-2.xlsx"Sheet1 中。

操作提示:

① 单击"数据"|"获取或转换数据"|"自文本/CSV"按钮,打开"导入数据"对话框,选择素材文件"任务 4-2.txt",单击"导入"按钮,打开如图 4-11 所示的数据格式设置及预览对话框。

② 由于编码问题,此时汉字显示不正常,则在图 4-11 中单击"文件原始格式"下文本框右侧的下拉按钮,设置为"65001:Unicode(UTF-8)"(Windows 10 默认的文本文件格式),按同样的方法将"分隔符"设置为"制表符"(此处分隔符类型设置需要和转换的外部文件的分隔符一致,可以通过观察图 4-11 中的数据区域的预览结果设置)。单击"加载"按钮,完成数据导入,系统自动新建一个工作表,装载获取的外部数据。

视频:
任务4-2

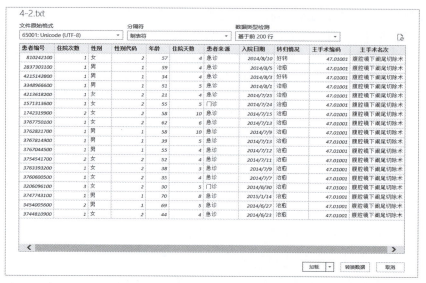

图 4-11　获取数据格式设置及预览对话框

4.2.4　工作表编辑

工作表的编辑包括插入行、列和单元格，单元格的复制、移动和删除等。Excel 的查找和替换功能与 Word 2019 类似，在如图 4-12 所示的"查找和替换"对话框中可以设置不同的查找或替换范围，搜索公式、值和批注等。

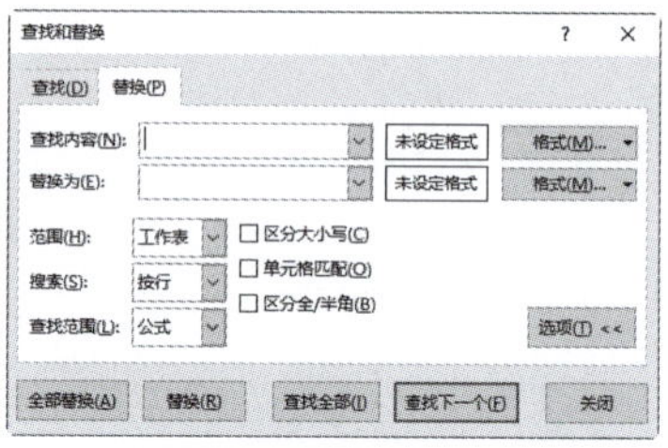

1. 行、列或单元格的插入和删除

行、列或单元格的插入和删除操作可以单击"开始"|"单元格"|"插入"和"删除"按钮实现，也可以选定单元格后，右击弹出快捷菜单，分别选择"插入(I)…"或"删除(D)…"命令实现。

图 4-12　"查找和替换"对话框

2. 单元格的复制和删除

Excel 单元格的复制操作不但涉及单元格内容，而且还包含了格式、批注、超链接等。选择需复制的单元格，单击"开始"|"剪贴板"|"剪切"或"复制"按钮，进行复制。然后，单击"开始"|"剪贴板"|"粘贴"下拉按钮，在列表中选择"选择性粘贴(S)…"，打开"选择性粘贴"对话框，如图 4-13 所示，可以设置粘贴内容，如只粘贴格式、批注等。特别是，如果复制单元格的内容是由公式或函数计算得到的，选中"数值(V)"单选框，则只粘贴数值结果，公式或函数不复制。

同理，由于单元格包含内容、格式、批注等，单元格的删除也相对复杂。为此，Excel 提供了更大的灵活性。选中单元格，单击"开始"|"编辑"|"清除"右侧下拉按钮，打开下拉列表，如图 4-14 所示，根据需要选择对应的清除方式。如果选中单元格后，直接按【Delete】键可以删除单元格的内容，但单元格的其他属性（如格式、注释等）仍然保留。

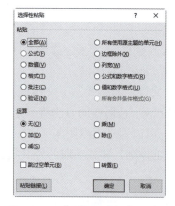

图 4-13　"选择性粘贴"对话框

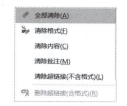

图 4-14　"清除"下拉列表

4.3 工作表格式化与打印

工作表的格式化可以使工作表更加直观，主要包括单元格格式、工作表格式、页面格式的设置以及冻结和拆分窗格。在完成工作表的编辑及格式化后，可以将其打印输出，也可以使用网络共享将其发送共享。

4.3.1 工作表格式设置

工作表格式设置包括单元格格式、行高和列宽、工作表样式设置等。

1. 单元格格式设置

单击选中单元格或者单元格区域，右击弹出快捷菜单，选择"设置单元格格式(F)…"，打开"设置单元格格式"对话框，如图 4-15 所示。在此对话框中有多个选项卡，可以完成数字、字体、对齐、边框和填充等设置。

（1）字体设置

单击"字体"选项卡，可以完成字体设置（与"开始"选项卡字体组类似）。字符格式的字体设置与 Word 2019 中设置的方法类似，在此不再赘述。

（2）数字设置

单击"数字"选项卡，如图 4-15 左侧图所示，基于单元格的内容特点，在左侧单击不同的项，可以做特定格式的设置。也可以在"开始"|"数字"组中单击以下按钮完成设置：

- "会计数据格式" 按钮：在选定区域的数字前加上各国币种符号，如人民币符号"¥"或欧元符号"€"。
- "百分比样式" % 按钮：将数字乘以 100，并在结尾处加上百分号"%"，使数字转化为百分数格式。
- "千位分隔样式" , 按钮：使数字从小数点向左每三位之间用逗号分隔。
- "增加小数位数" 按钮 和 "减少小数位数" 按钮：每单击一次，使选定区域数字的小数位数增加/减少一位。

（3）对齐设置

单击"对齐"选项卡，如图 4-15 右侧图所示，不难发现，除了与 Word 的对齐修饰类似外，文字方向设置为单元格内容的倾斜处理提供了方便。除此之外，"文本控制"部分还可以实现：

- 自动换行：在单元格列宽不足时，实现单元格内容的自动换行显示。
- 缩小字体填充：在内容超出单元格时，自适应调整字体大小。
- 合并单元格：工作表中原有单元格是独立操作的最小单位，只能合并、不可拆分。若要合并单元格可以通过单击选中"合并单元格"复选框。若要拆分已合并的单元格，可以取消选中该复选框，实现类似 Word 表格中的拆分效果。

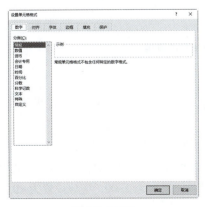
"数字"选项卡

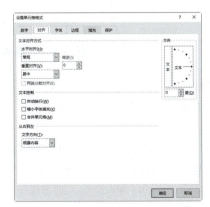
"对齐"选项卡

图 4-15 "设置单元格格式"对话框

（4）边框和填充

选择了需要加框线的区域后，在图 4-15 所示的对话框中单击"边框"选项卡，完成边框的设置。边框的处理需要首先设置框线的颜色和线型,然后作用到单元格区域的四周或内部。Excel 填充操作类似 Word 中的底纹设置,在此不再赘述。

2. 行高和列宽设置

在新创建的工作表中,每列的宽度及每行的高度都是一样的。根据用户数据的不同,往往需要调整行高或列宽。

(1) 利用鼠标调整

鼠标指向要调整行高(或列宽)的行标(或列标)分隔线上,当指针形状变为双向箭头时,拖动分隔线至适当位置后松开鼠标。

(2) 利用菜单和对话框调整

当需要精确调整行高或列宽时,单击"开始"|"单元格"|"格式"下拉按钮,在列表中选择行高或者列宽,在弹出的对话框中输入具体的数值,就可以对行高或者列宽进行精确设置。

3. 工作表样式设置

为了最大可能地提高工作效率,可以使用单元格样式、条件格式和套用表格样式三种方式快速生成工作表格式,完成对工作表的修饰。

(1) 单元格样式

单击"开始"|"样式"|"单元格样式"的下拉按钮,可以将预设的数字、标题和数字格式等作用于选定的单元格区域。

(2) 条件格式

条件格式功能用于对选定单元格中的数值在满足特定条件时应用底纹、字体、颜色等格式。一般在需要突出显示公式的计算结果或监视单元格内容变化时应用条件格式。

单击"开始"|"样式"|"条件格式"下拉按钮,显示如图 4-16 左侧所示的面板,多数菜单项都存在右拉菜单,例如,鼠标指针定位在第一项"突出显示单元格规则"上,向右移动鼠标,就会显示图 4-16 中间的右拉菜单,"图标集"右拉菜单如图 4-16 右侧所示。

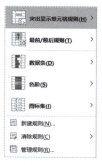 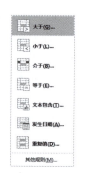 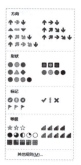

"条件格式"面板　　　　"突出显示单元格规则"右拉菜单　　　　"图标集"右拉菜单

图 4-16　"条件格式"面板及其右拉菜单

(3) 套用表格格式

Excel 内置了大量的工作表格式,这些格式组合了数字、字体、对齐方式、边框、行高及列宽等属性。套用这些格式可以大大提高工作效率。

在科技论文中,最常见的就是三线格,即顶部和底部是粗实线,第一行底部是细实线,不设置垂直表格线;而对于表格中的数据,根据研究目的的不同,格式也有所差别。例如:统计显著性 p 值,如果 p 值大于 0.05,一般保留两位小数;如果 p 值介于 0.001 和 0.05 之间,需要保留三位小数;如果 p 值显示为 0.000,应该设置为 <0.001。

任务 4-3 工作表的格式化。

要求:

① 素材文件为"任务 4-3.xlsx",如图 4-17 左侧所示,实现工作表修饰,最终效果如图 4-17 右侧所示。

② B 列和 D 列的小数点位数统一设置为两位。

③ 设置"A2"和"B2"单元格,及"C2"和"D2"单元格合并居中,分别输入内容"腹腔镜阑尾切除术"

和“开腹阑尾切除术”，并填充颜色为“橙色”。

④ 设置“A1”至“D1”单元格合并居中，输入内容“不同阑尾切除方式患者年龄描述统计”。

⑤ 设置表格列宽为“15”，并按照图 4–17 右侧图所示设置表格边框。

操作提示：

① 选中文件“任务 4–3.xlsx”中的“描述统计”工作表，按【Ctrl】键单击同时选择 B 列和 D 列，单击“开始”|“数字”|“减少小数位数按钮”，将小数位数统一设置为两位。

② 在 A2 单元格处按下鼠标左键不放拖动鼠标选中 A2 和 B2 单元格，单击“开始”|“对齐方式”|“合并后居中”按钮，输入“腹腔镜阑尾切除术”；拖动鼠标选中 C2 和 D2 单元格，单击“开始”|“对齐方式”|“合并后居中”按钮，输入“开腹阑尾切除术”。

③ 在 A2 单元格处按下鼠标左键不放拖动鼠标选中 A2 至 D2 单元格区域，单击“开始”|“字体”|“填充颜色”右侧的下拉按钮，在列表中选择标准色的橙色方块，完成填充色设置。

④ 类似地，拖动鼠标选取 A1 至 D1 单元格区域，单击“开始”|“对齐方式”|“合并后居中”按钮，输入“不同阑尾切除方式患者年龄描述统计”。

⑤ 选中 A、B、C、D 的列标，单击“开始”|“单元格”|“格式”下拉按钮，在列表中选择“列宽 (W)…”，在弹出的对话框中，将列宽设置为 15，单击“确定”按钮回到工作表。

⑥ 拖动鼠标选取 A2 至 D2，右击弹出快捷菜单，选择“设置单元格格式 (F)…”，在弹出的“设置单元格格式”对话框中，单击边框，在样式中单击粗实线，在边框右侧文本空白区，单击顶部；在样式中在此单击细实线，在边框右侧文本空白区，单击底部，完成三线格标题行框线设置；拖动鼠标选取 A16 至 D16，右击弹出快捷菜单，选择“设置单元格格式 (F)…”，在弹出的对话框中，单击边框，在样式中单击粗实线，在边框右侧文本空白区，单击底部；完成三线格底部框线设置。

⑦ 类似地，独立完成两种手术方式间的垂直粗实线的设置。

列1		列1	
平均	43.44897959	平均	47.46
标准误差	1.588150582	标准误差	2.561601859
中位数	40	中位数	48.5
众数	34	众数	27
标准差	15.72188864	标准差	18.11326045
方差	247.1777825	方差	328.0902041
峰度	-0.794195486	峰度	-1.101130975
偏度	0.320643803	偏度	0.092000748
区域	64	区域	66
最小值	15	最小值	15
最大值	79	最大值	81
求和	4258	求和	2373
观测数	98	观测数	50
置信度(95.0%)	3.152039282	置信度(95.0%)	5.147731662

原图

不同阑尾切除方式患者年龄描述统计

腹腔镜阑尾切除术		开腹阑尾切除术	
平均	43.45	平均	47.46
标准误差	1.59	标准误差	2.56
中位数	40.00	中位数	48.50
众数	34.00	众数	27.00
标准差	15.72	标准差	18.11
方差	247.18	方差	328.09
峰度	-0.79	峰度	-1.10
偏度	0.32	偏度	0.09
区域	64.00	区域	66.00
最小值	15.00	最小值	15.00
最大值	79.00	最大值	81.00
求和	4258.00	求和	2373.00
观测数	98.00	观测数	50.00
置信度(95.0%)	3.15	置信度(95.0%)	5.15

效果图

图 4-17　工作表格式设置

4.3.2　冻结与拆分窗格

1. 冻结窗格

对于一些行、列较多的工作表，使用冻结窗格可以在观察或编辑工作表时对需要固定的标题行或标题列或工作表中特定的某行或某列进行位置的固定。通过单击“视图”|“窗口”|“冻结窗格”，可以分别实现“冻结首行 (R)”、“冻结首列 (C)”或“冻结窗格 (F)”，这时，会在冻结行的下边或冻结列的右边出现一条直线表示冻结的位置。

要取消冻结，可以单击“视图”|“窗口”|“冻结窗格”按钮，在弹出的菜单中选择“取消冻结窗格 (F)”。

2. 拆分窗格

拆分 Excel 窗格可以同时查看分隔较远的工作表数据。将光标置于工作表任意一个单元格上，单击“视图”|“窗口”|“拆分”按钮，可以将工作表分为四个区域。如果单击一行或者一列后，再单击“视图”|“窗口”|“拆分”按钮，则可以将工作表分为上下或左右两部分，以便上下或左右对照工作表数据，有利于数据的查看、编辑和比较。

4.3.3　打印输出

为了使打印出的工作表清晰、准确、美观，可以进行页面、页眉 / 页脚设置，这些功能多数与 Word 的打印输出类似。针对 Excel 表格，较为特殊的设置有插入分页符、打印标题、页眉/页脚设置等。

1. 插入分页符

在打印工作表时，Excel 会自动对打印内容进行分页。但有时根据特殊需要，可能需要在某一页中只打印工作表的某一部分的内容，此时需要在工作表中插入分页符。将光标置于需要分页的行，单击"页面布局"|"分隔符"按钮，可以直接插入分页符，单击"分隔符"下方的按钮，可以取消已经设置的分页符。

2. 打印标题

打印标题，即希望表格的标题行在打印时出现在输出页面的首行，单击"页面布局"|"页面设置"|"打印标题"，显示如图 4-18 所示的对话框，单击"顶端标题行"右侧编辑框，切换到工作表，单击工作表的标题行，完成标题行设置。单击"打印预览"，可以观察打印效果。

3. 页眉页脚

单击"页面布局"|"页面设置"|"打印标题"或"页面布局"|"页面设置"右下角的功能扩展按钮，在弹出的如图 4-18 所示的对话框中选择"页眉页脚"选项卡，在中间处单击"自定义页眉(C)…"，弹出如图 4-19 所示的对话框，首先选择左、中或右页眉位置的设定，之后单击对话框中部的按钮，选择插入页眉的项，可以是页码、时间、工作表名等。

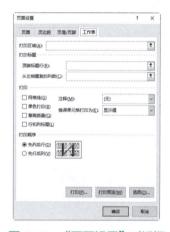

图 4-18 "页面设置"对话框

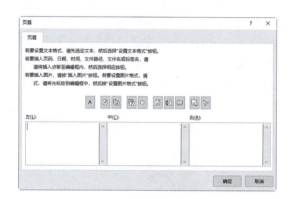

图 4-19 "页眉"对话框

4. 打印输出

单击"文件"|"打印"命令，在弹出的滑动窗口中可以设置打印的范围，包括工作表、工作簿或者选定区域。

单击"文件"|"导出"，在弹出的窗口中可以导出为 PDF 格式；单击更改文件类型，可以在窗口区域的右侧选择文本文件或者 CSV 格式，如图 4-20 所示，从而实现不同软件的数据共享。

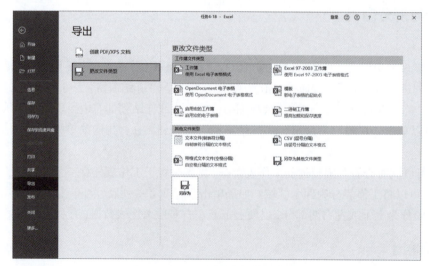

图 4-20 "更改文件类型"设置

4.4 公式与函数

在 Excel 中，公式是对数据进行计算的等式，函数是完成特定功能的内置预定义公式。

4.4.1 单元格的引用

Excel 使用单元格名称标识工作表中的一个单元格或单元格区域，以便利用这些单元格中的数据。

1. 单元格名称表示

① 单元格：由单元格的列号和行号组成，如"C3"表示第 C 列、第 3 行交叉处的单元格。

② 单元格区域：矩形区域可使用该区域左上角单元格和区域右下角单元格表示，中间用冒号连接。如"B2:D3"表示 B2、B3、C2、C3、D2 和 D3 单元格。如区域单元格不连续，使用逗号连接。

③ 同一工作簿中不同工作表的单元格：在单元格引用前加上工作表名及叹号"！"。如在当前的工作表使用另外工作表 Sheet2 中的 A3 单元格，可以表示为"Sheet2!A3"。

④ 不同工作簿中的单元格：加上工作簿名，并将工作簿名用方括号"[ ]"括起来。如引用另外一个工作簿 Book2.xlsx 中的 Sheet3 工作表的 B2 单元格，可以表示为："[Book2.xlsx]Sheet3!B2"。

2. 单元格的引用

在使用单元格时，单元格的引用有三种方式：相对引用、绝对引用和混合引用。

（1）相对引用

相对引用指向相对于公式所在单元格位于某一位置处的单元格。当该公式被复制到别的单元格时，Excel 将根据新的位置自动更新引用的单元格。

例如，在单元格 A2 中输入公式"=B4+C5"，当把 A2 单元格的内容复制到单元格 D3 时，单元格 D3 中的公式将自动变成"=E5+F6"。即目标单元格 A→D，2→3 增加了两列一行，那么源单元格应该参照目标相对变化，即公式第一项 B→E，4→5，即 E5，而公式第二项 C→F，5→6，即 F6。

（2）绝对引用

绝对引用指向工作表中固定位置处的单元格，它的位置与包含公式的单元格的位置无关。即单元格的引用不随着公式位置的变化而变化，称为绝对引用。绝对引用的列标和行号前加上"$"符号，表示绝对引用单元格。

例如，将单元格 A1 中的公式改为"=$B$1+B2"，当把 A1 单元格的内容复制到单元格 C3 时，单元格 C3 中的公式为"=$B$1+D4"，则公式的第一项保持不变，第二项仍然是相对引用。

（3）混合引用

混合引用是指在公式中对单元格的引用既包括相对引用又包括绝对引用。复制混合引用公式时，相对引用的部分随公式位置的变化而变化，绝对引用的部分不随公式位置的变化而变化。

例如，单元格 A1 中的公式为"=$B1+B$2"，当把 A1 单元格的内容复制到单元格 C3 时，单元格 C3 中的公式将自动变成"=$B3+D$2"。

4.4.2 公式

使用公式和函数，可以完成一般的运算，还可以完成复杂的统计及科学计算。公式中可以包含数值、文本、运算符、函数及单元格引用，而函数是 Excel 预先定义好的一些能完成特殊运算的公式。

公式中的运算符主要有算术运算符、比较运算符、文本运算符和引用运算符，如表 4-2 所示。

所有的公式均以等号（"="）开始，然后是运算符和单元格名称组成的表达式。输入公式后，单元格中显示的是公式的计算结果，而在编辑栏中显示的是输入的公式。

表 4-2　Excel 公式常用的运算符

类别	运算符	含义	类别	运算符	含义
算术运算符	+	加	比较运算符	=	等于
	-	减		<	小于
	*	乘		>	大于
	/	除		<=	小于等于
	%	除以100		>=	大于等于
	^	乘方		<>	不等于
文本运算符	&	连接两个文本	引用运算符	:	单元格区域引用，将两个单元格之间的所有单元格进行引用
				,	单元格联合引用，将多个引用合并为一个引用

视频：任务4-4

任务 ❹-❹ 单元格的相对引用和绝对引用。

要求：

使用素材"任务4-4.xlsx"，完成其中总费用和总费用1的计算。其中，总费用＝床位费＋手术费＋护理费，总费用1＝总费用＋挂号费。

操作提示：

① 单击 E2 单元格，输入"=B2+C2+D2"，按【Enter】键确认。

② 鼠标移动到 E2 单元格右下角的填充柄，按下鼠标左键不放向下拖动，完成其余单元格的计算。注意观察自动填充的单元格的编辑栏的内容。

③ 单击 F2 单元格，输入"=E2 + $G$2"，按【Enter】键确认。

④ 鼠标移动到 F2 单元格右下角的填充柄，按下鼠标左键不放向下拖动，完成其余单元格的计算。注意观察自动填充的单元格的编辑栏的内容。

完成后结果如表 4-3 所示。

表 4-3　任务 4-4 结果

编号	床位费	手术费	护理费	总费用	总费用1	挂号费
4767462000	2800.0000	57.4000	55.0000			50
3058923600	408.0000	218.0000	143.0000			
4770261900	120.0000	10.0000	28.0000			
4773604500	58.0000	66.0000	26.0000			
303259500	168.0000	3.0000	13.5000			
4772709000	96.0000	109.0000	34.0000			
4757830200	408.0000	90.0000	316.0000			
4768160400	168.0000	3.0000	21.0000			
4767421500	168.0000	58.0000	61.0000			
4751217000	648.0000	60.6000	105.0000			
4770484200	120.0000	72.8000	67.0000			

视频：任务4-5

单元格的混合引用实现了单独固定列或者行的引用方式。任务 4-5 演示了混合引用在四格表中的应用。

任务 ❹-❺ 单元格的混合引用。

要求：

① 图 4-21 给出的两种不同手术方式构成的混淆矩阵（也称四格表），完成混淆矩阵中期望频数的计算。

② 某单元格对应的期望频数等于该单元格所在行的行合计乘以所在列的列合计除以样本总数。

操作提示：

① 使用素材文件"任务 4-5.xlsx"，单击 D4 单元格，输入"=B4+C4"，按【Enter】键；利用填充柄填充

D5、B6、C6 单元格。单击 D6 单元格，输入"=B4+C4+B5+C5"，按【Enter】键；完成表格中频数计算。

② 单击期望频数区域的 G4 单元格，输入"=$D4*B$6/$D$6"，拖动填充柄，完成其余期望频数的计算，期望频数区域的合计不必计算。

p 值和临界值的计算在掌握了函数的使用后，可以独立完成，具体可以参考本教材的配套实验教材。其他运算符的使用与此类似。

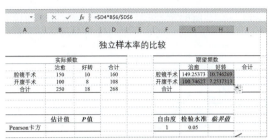

图 4-21　单元格的混合引用

4.4.3　函数

1. 函数的使用

Excel 的函数由函数名和函数参数组成，一般形式为：函数名 (参数 1, 参数 2,...)。其中，函数名采用可以表达函数功能的字符命名，如"AVERAGE"表示求平均值；参数是函数的操作对象，可以包含常量、单元格引用，也可以包含其他函数的返回值。各函数的参数个数及类型依具体函数而定，参数之间用逗号","分开。在如图 4-22 所示的"公式"|"函数库"工具组中，提供了多种类型的函数，如财务、逻辑、文本、日期和时间等。

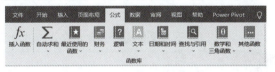

图 4-22　"函数库"工具组

（1）函数的基本使用方法

函数可以通过直接录入的方法插入，也可以采用 Excel 提供的"插入函数"对话框来实现插入。直接输入的方法与在单元格中输入公式的方法一样。例如，任务 4-4 中的总费用，要在单元格 E2 中求单元格 B2 到 D2 的数值之和，可以在单元格 E2 中输入"=SUM(B2:D2)"。若要使用"插入函数"对话框插入函数，则需要以下操作步骤：

① 选定需要建立函数的单元格。

② 单击"公式"|"函数库"|"插入函数" fx 按钮，打开"插入函数"对话框，如图 4-23 所示，选择相应的函数。如果函数常用，则可以在"选择函数"的列表中找到，单击"确定"按钮即可。如果清楚使用的函数所属类别，则可以单击"或选择类别"右侧的下拉按钮，在列表中选择相应的类别，缩小函数的范围。如果对函数所属类别不清楚，单击"或选择类别"右侧的下拉按钮后，在列表中选择全部，可以按照英文字母顺序查找函数。

③ 选择相应的函数后，单击"确定"按钮，切换到"函数参数"对话框，如图 4-24 所示。不同的函数，参数显示不同，但是所有的函数，单击对应的编辑框后，系统都会在下方的提示中显示当前参数的含义或用法。完成参数设置后，单击"确定"按钮完成相应的计算。

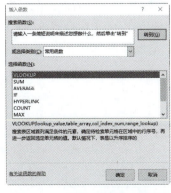

图 4-23　"插入函数"对话框

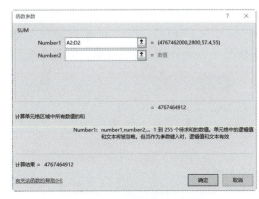

图 4-24　"函数参数"对话框

（2）常用函数

常用函数有求和 SUM、平均 AVERAGE、计数 COUNT、最大 MAX，最小 MIN 等函数，统计分析中几个常用的函数如表 4-4 所示。

表 4-4 几个常用函数

函 数	用 法	说 明
IF	=IF(B4>=9,"合格","不合格")	如果 B4 单元格大于 9，返回合格，否则返回不合格
SUMIF	=SUMIF(D2:D5,F2,C2:C5)	如果 D2:D5 区域内单元格值等于 F2 单元格值，则返回 C2:C5 单元格区域的和
COUNTIF	=COUNTIF(B2:B12,E3)	返回 B2:B12 单元格区域中等于 E3 单元格值的单元格数目
MEDIAN	=MEDIAN(A2:A8)	返回 A2:A8 区域数据的中值
STDEV.S	=STDEV.S(C2:C13)	返回 C2:C13 区域数据的标准差
QUARTILE.EXC	=QUARTILE.EXC(B2:B100,Quart)	返回 B2:B100 数组指定的四分位数。当数组为空，返回 #NUM! 错误值。Quart 可以取 1、2、3。当 Quart 取 1、2、3 时，对应 25%、50%、75% 三个四分位数
FREQUENCY	=FREQUENCY(A1:F19,H3:H8)	第一个参数是要统计的数据区域，第二个参数是分布区间，返回对应区间的数据出现的个数
TRANSPOSE	=TRANSPOSE(B4:J5)	返回 B4:J5 单元格区域行列互换的结果
VLOOKUP	=VLOOKUP(F5,$B$1:$D$10,2,False)	在查找区域 $B$1:$D$10 查找等于 F5 单元格，取查找区域的第二列填充，如果找不到返回错误值 #N/A，最后一个参数 False 表示精确匹配。

2. 函数的高级使用方法

通常，一个函数的结果只能出现在一个单元格中，但是也有需求需要一次计算多个单元格的值。例如 FREQUENCY、TRANSPOSE、COUNTIF 等函数；另外，有时，一个函数的结果是另外一个函数的输入参数，这称为函数的嵌套。

视频：
任务4-6

任务❹-❻ 住院天数分布的计算。

要求：
① 使用素材文件"任务 4-6.xlsx"，用函数 COUNTIF 统计男性患者和女性患者的人数。
② 用函数 FREQUENCY 计算住院天数小于等于 3 天、4~7 天、8~11 天、12~15 天以及 16~30 天的住院人数。

操作提示：
① 鼠标指针移到素材文件数据行的底部，例如在 A155、A156 单元格中分别输入男、女，拖动鼠标选择 B155:B156 单元格区域，用来保存男女性患者的人数。
② 单击"公式"|"函数库"|"插入函数" fx 按钮，在弹出的"插入函数"对话框中，将类别设置为统计，在选择函数的列表中定位 COUNTIF，单击"确定"按钮，弹出"函数参数"对话框，设置如图 4-25 所示，将 Range 设置为 C2:C149，Criteria 设置为 A155:A156，按【Ctrl+Shift+Enter】组合键得到男、女性患者的各自的人数。
③ 将光标移到数据行的底部，例如 A160，依次输入 3、7、11、15、30，分别按回车，作为计算频次的分割点。拖动鼠标选择 B160:B164 单元格区域（若 B160:B164 单元格区域为非数字型，如文本型，则需单击右上角按钮转为数字型），用来保存对应分割区间的住院天数。
④ 单击"公式"|"函数库"|"插入函数" fx 按钮，在弹出的"插入函数"对话框中，将类别设置为统计，在选择函数的列表中定位 FREQUENCY，单击"确定"按钮，弹出"函数参数"对话框，设置如图 4-26 所示，将 Data_array 设置为 F2:F149，Bins_array 设置为 A160:A164，按【Ctrl+Shift+Enter】组合键得到对应分割区间的住院天数分布情况（如果采用柱形图显示，发现住院天数呈现偏态分布，后续图表会用到）。

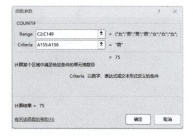

图 4-25 "COUNTIF 函数"参数设置

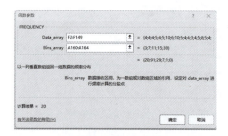

图 4-26 "FREQUENCY 函数"参数设置

> **要点提示：**
> 任务中使用的两个函数，都是一次计算多个单元格的值。对于此类函数，除了事先选定需要计算的多个单元格以外，在"函数参数"对话框中完成参数设置后，一定要按下【Ctrl+Shift+Enter】组合键。

3. 函数错误的处理及函数嵌套

在 Excel 中不能正确计算公式时，将在单元格中显示错误信息。错误信息以"#"开头，后跟特定的字符串。使用函数时错误信息及出错原因如表 4-5 所示。

表 4-5 错误信息及出错原因

错 误 值	出 错 原 因
#NUM!	在公式或函数中使用了无效数字值
#N/A	数值对函数或公式不可用
#VALUE!	参数或操作数类型有错
#DIV/0!	数字被零（0）除
#NAME?	在公式出现无法识别的文本
#REF!	单元格引用无效

有时候，虽然函数参数设置没问题，但是函数引用的单元格内容导致函数无法正常给出结果，从而显示表 4-5 的某个错误信息。针对错误值，可以利用一些特殊的函数进行更进一步的处理，如函数 ISERROR、ISNA ISREF 就是专门用来处理函数输出错误结果的特殊函数。ISERROR 函数检测一个数值表达式是否错误。若错误，则函数表示 TRUE，否则为 FALSE。ISNA 函数用来检测一个值是否为 #N/A，返回 TRUE 或 FALSE。ISREF 函数判断单元格的值不是单元格引用。

任务 4-7 数据的按列查找和抽取。
要求：
① 针对素材文件"任务 4-7.xlsx"中的数据，使用 VLOOKUP 函数查找给定编号的患者的年龄信息。
② 使用 IF 函数和 ISNA 函数将 VLOOKUP 结果的单元格值为 #N/A 的设置为"–1"。
操作提示：
① 单击"年龄"工作表，将光标置于 B2 单元格。
② 单击"公式"|"函数库"|"插入函数" fx 按钮，在弹出的"插入函数"对话框中，将类别设置为查找和引用，在选择函数的列表中定位 VLOOKUP，单击"确定"按钮，弹出图 4-27 所示对话框，单击 Lookup_value 后面的编辑框，单击 A2 设置为查找数值；单击 Table_array 后的编辑框，单击"患者信息"工作表，拖动鼠标选择 A2:E149，此时编辑框呈现为"患者信息!A2:E149"，将其修改为"患者信息!$A$2:$E$149"，使得后续的单元格自动填充时，查找区域固定不变，Col_index_num 数值为 5，即年龄在选区 $A$2:$E$149 的列号，Range_lookup 设置为 False，精确匹配。
③ 拖动 B2 单元格填充柄，完成其余单元格计算。发现部分患者的年龄信息为"#N/A"，即该编号的患者在患者信息工作表中不存在。
④ 将光标置于 C2 单元格，单击"公式"|"函数库"|"插入函数" fx 按钮，在弹出的"插入函数"对话框中，将类别设置为逻辑，在选择函数的列表中定位 IF，单击"确定"按钮，弹出图 4-28 所示对话框，将 3 个编辑框的值分别设置为 ISNA(B2)、–1 和 B2，单击"确定"按钮回到工作表。拖动 C2 单元格填充柄，完成其余单元格计算。此时，#N/A 单元格已设置好。

视频：
任务4-7

> **要点提示：**
> 在使用函数时，Excel 函数忽略空白单元格。

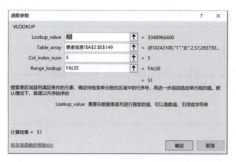

图 4-27 "VLOOKUP 函数"参数设置

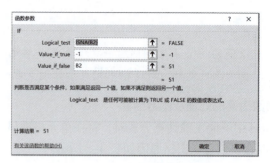

图 4-28 "IF 函数"参数设置

4.4.4 统计分析函数

统计分析函数作为 Excel 函数中的一类,主要用于观察数据的集中和离散趋势,了解数据的分布情况,为后续的假设检验奠定基础。在介绍统计分析函数之前,先介绍均值、中值、标准差、四分位数的概念。

- 均值,即平均数。通常衡量一组满足或者近似满足正态分布规律的数据的集中趋势。
- 中值,即中位数。通常衡量一组不满足正态分布的数据的集中趋势。
- 标准差,即方差的算术平方根。通常衡量一组数据满足或者近似满足正态分布的数据的离散情况,而方差是每个样本值与全体样本均值之差的平方值的平均数。
- 四分位数,即把所有数值由小到大排列并分成四等份,处于 3 个分割点位置的数值就是四分位数。其中,第三四分位数与第一四分位数的差距又称四分位间距。第三四分位数是上四分位数(即有 75% 的数据小于当前值,有 25% 的数据大于当前值),第一四分位数是下四分位数(即有 25% 的数据小于当前值,75% 的数据大于当前值)。

在对数据进行分析之前,需要首先确定数据是否满足正态分布,以确定后续究竟是采用均值和标准差还是中位数和四分位间距对数据进行描述分析,以及采用 T 检验还是非参数检验方法评估数据的均值特征。

1. 均值、中值、标准差和四分位数函数的使用

任务 4-6 中使用 FREQUENCY 函数时,住院天数属于偏态分布。此时可利用均值 AVERAGE、标准差 STDEV.S 和四分位数 QUARTILE.EXC 函数观察住院天数的特征。

任务 ❹-❽ 住院天数的简单统计描述。

要求:基于素材文件"任务 4-8.xlsx",利用函数 AVERAGE、STDEV.S、QUARTILE.EXC 计算住院天数的平均值、标准差和四分位数。

操作提示:

① 选择"统计描述"工作表的单元格 B5,单击"公式"|"函数库"|"插入函数" f_x 按钮,打开"插入函数"对话框,将类别设置为统计,在选择函数的列表中定位 QUARTILE.EXC,单击"确定"按钮,打开"函数参数"对话框,参数设置如图 4-29 所示。单击 Array 后面的编辑框,切换到"患者信息"工作表,鼠标拖动,选取腔镜手术方式的住院天数 E2:E99,单击 Quart 编辑框输入 2,单击"确定"按钮完成腔镜类手术的住院天数中位数的计算。

② 单击单元格 C5,仿照上述步骤,完成开腹(非腔镜)类手术的住院天数的中位数计算,单元格区域为 E100:E149。

③ 重复步骤①②,完成两种手术的住院天数均值和标准差的计算,分别用到函数 AVERAGE、STDEV.S。这两个函数对话框几乎一样,在"函数参数"设置对话框中的 Number1 编辑框设置要统计的区域,单击"确定"按钮实现。

④ 腔镜类手术的住院天数四分位间距的计数,单击单元格 B6,仿照 B5 单元格中位数公式,输入"=QUARTILE.EXC(患者信息 !E2:E99,3) - QUARTILE.EXC(患者信息 !E2:E99,1)",按【Enter】键确认。非腔镜类手术的住院天数四分位间距类似,对应的单元格区

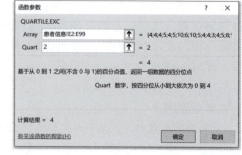

图 4-29 "QUARTILE.EXC 函数"参数设置

域为"E100:E149"。

2. 高级数据分析函数

（1）正态分布判断函数的近似实现

判断一组数据是否满足正态分布在数据统计分析中具有非常重要的特殊意义。在满足正态或者近似满足正态的前提下，一般采用参数检验方法，而不满足正态分布的情况下，一般采用非参数的检验方法。在 Excel 中可以采用以下近似方法实现一组数据是否满足正态分布的判断。具体步骤为：

① 利用函数 AVERAGE 和 STDEV.S 求出数据的均值和标准差。

② 在假定数据满足正态分布的前提下，利用函数 NORM.DIST，计算每一个数据的累积概率。

③ 利用 COUNTIF 函数统计单元格累积概率大于 0.975 或者小于 0.025 的单元格个数。

④ 将步骤③的两个结果累加除以单元格总数，如果结果小于 5%，则认为数据近似满足正态分布，否则不满足。

视频：
任务4-9

任务 ❹-❾ 住院天数正态分布的假设检验。

要求：基于文件"任务 4-9.xlsx"，利用函数 NORM.DIST、STDEV.S 和 COUNTIF 判断不同的手术类型对应的住院天数是否符合正态分布。

操作提示：

① 选择素材文件中的"患者住院天数"工作表，单击 F2 单元格，输入"=AVERAGE(C2:C99)"，得到腔镜手术住院天数的平均值，单击 F3 单元格，输入"=AVERAGE(C100:C149)"，得到非腔镜手术住院天数的平均值。

② 单击 G2 单元格，输入"=STDEV.S(C2:C99)"，得到腔镜手术住院天数的标准差，单击 G3 单元格，输入"=STDEV.S(C100:C149)"，得到非腔镜手术住院天数的标准差。

③ 选择 D2 单元格，单击"公式"|"函数库"|"插入函数" fx 按钮，在弹出的"插入函数"对话框中，将类别设置为统计，在选择函数的列表中定位 NORM.DIST，单击"确定"按钮，弹出"函数参数"对话框，单击 X 后面的编辑框，输入 C2，单击 Mean 后的编辑框，单击 F2 单元格，将 F2 修改为 \$F\$2，单击 Standard_dev 后的编辑框，单击 G2 单元格，将 G2 修改为 \$G\$2，单击 Cumulative 后的编辑框，输入 TRUE，如图 4-30 所示，单击"确定"按钮完成累积概率求值；拖动"住院天数"工作表的 D2 单元格填充柄，至 D99，完成腔镜手术住院天数的累积概率分布计算。

④ 选择单元格 D100，单击"公式"|"函数库"|"插入函数" fx 按钮，在弹出的"插入函数"对话框中，将类别设置为统计，在选择函数的列表中定位 NORM.DIST，单击"确定"按钮，弹出图 4-30 所示对话框，单击 X 后面的编辑框，输入 C100，单击 Mean 后的编辑框，单击 F3 单元格，将 F3 修改为 \$F\$3，单击 Standard_dev 后的编辑框，单击 G3，将 G3 修改为 \$G\$3，单击 Cumulative 后的编辑框，输入 TRUE，单击"确定"按钮完成累积概率求值；拖动"住院天数"工作表的 D100 单元格的填充柄，至 D149，完成非腔镜手术的住院天数的累积概率分布计算。

⑤ 单击 H2 单元格，输入"=COUNTIF(D2:D99,"<0.025")"，计算累积概率小于 0.025 的单元格数，单击 I2 单元格，输入"=COUNTIF(D2:D99,">0.975")"，计算累积概率大于 0.975 的单元格数。

⑥ 类似完成非腔镜手术的计算；单击 H3 单元格，输入"=COUNTIF(D100:D149,"<0.025")"，计算累积概率小于 0.025 的单元格数，单击 I3 单元格，输入"=COUNTIF(D100:D149,">0.975")"，计算累积概率大于 0.975 的单元格数。

计算结果如图 4-31 所示，可以发现腔镜类手术，落在 95% 置信区间外的点大于 5%，非腔镜类落在 95% 置信区间的内小于 5%，即腔镜类手术的住院天数不满足正态分布，而非腔镜类的住院天数满足正态分布。实践中，其中一类满足正态分布，另一类不满足，不可以使用 T 检验，只能使用非参数方法进行检验。

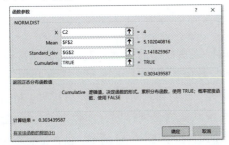

图 4-30 "NORM.DIST 函数"参数设置

图 4-31 任务 4-9 结果

（2）T 检验

如果数据满足或者近似满足正态分布，通常采用 T 检验方法判断两组数据的均值是否相等。在进行 T 检验之前，需要确定两组数据的方差有无明显差异，也就是统计学中的方差齐性，此时需用 F 检验。

视频：
任务4-10

任务❹-❿ 不同手术方式的住院天数的 T 检验。

要求：假定素材文件"任务 4-10.xlsx"的"T 检验"工作表中住院天数满足正态或者近似正态。

① 利用 F.TEST 检验首先确定两组数据的方差是否相等，即 T 检验时的等方差还是异方差。

② 利用 T.TEST 检验确定两组数据的平均住院天数是否在统计学意义上存在差异。

操作提示：

① 选中"T 检验"工作表的 B2 单元格，单击"公式"|"函数库"|"插入函数" fx 按钮，在弹出的"插入函数"对话框中，将类别设置为统计，在选择函数的列表中定位 F.Test，单击"确定"按钮，弹出"函数参数"对话框，单击 Array1 后面的编辑框，单击"患者信息"工作表，拖动选择 E2 至 E99，单击 Array2 后面的编辑框，单击患者信息，拖动选择 E100 至 E149，如图 4-32 所示，单击"确定"按钮，可以发现得到的 F 检验结果小于 0.05，即两组数据的方差不相等。

② 选中 T 检验工作表的 B3 单元格，单击"公式"|"函数库"|"插入函数" fx 按钮，在弹出的"插入函数"对话框中，将类别设置为统计，在选择函数的列表中定位 T.TEST，单击"确定"按钮，弹出"函数参数"对话框，单击 Array1 后面的编辑框，单击患者信息工作表，拖动选择 E2 至 E99，单击 Array2 后面的编辑框，单击患者信息工作表，拖动选择 E100 至 E149；单击 Tails 后面的编辑框，输入 2，即双尾，单击 Type，输入 3，两组数据方差不等（基于步骤① F 检验的输出结果），如图 4-33 所示，单击"确定"按钮，可以得到的 T 检验的结果，小于 0.05，两种手术方式的住院天数均值统计学上不相等。

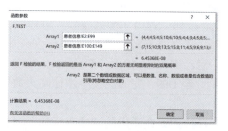

图 4-32　"F.TEST 函数"参数设置

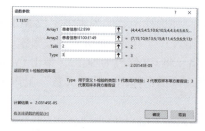

图 4-33　"T.TEST 函数"参数设置

> **要点提示：**
> 为了提高数据分析的效率，Excel 提供了一个外部宏模块"分析工具库"，用来完成描述统计、直方图、相关系数、移动平均、指数平滑、回归、T 检验等常见的统计功能。与专业的统计分析软件相比，Excel 分析工具库更容易，集成性高。

4.5　数据管理与分析

除了利用公式和函数对数据进行计算和分析外，还可利用排序、筛选和分类汇总对数据进行管理和分析，并以数据透视表的形式交互展现和观察数据。

4.5.1　排序

数据排序是指把数据按一定的顺序要求重新排列，通过排序，可以观察数据的极值，发现数据异常等。排序可以按列排序，也可以按行排序。排序时依据的列或行称为关键字。数值按数字大小排列，文本及数字文本按 0~9、a~z、A~Z 的顺序排列，汉字可以按拼音字母顺序或笔画顺序排列，日期和时间按时间先后排列。除此之外，单元格的颜色、字体颜色、条件格式图标也可以作为排序的依据。系统默认的是列排序，即数据的标题位于不同的列，排序时按照指定的列，对不同行进行排序。如果数据标题位于不同的行，如图 4-34 所示，患者信息纵向排列，排序时需要选择对应的行，对不同的列进行排序。在图 4-35 所示的"排序"对话框中，单击"选项 (O)…"按钮，在弹出的对话框中，设定行排序或列排序。

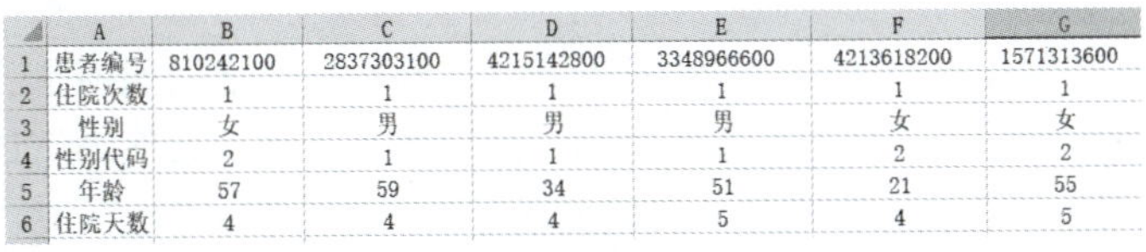

	A	B	C	D	E	F	G
1	患者编号	810242100	2837303100	4215142800	3348966600	4213618200	1571313600
2	住院次数	1	1	1	1	1	1
3	性别	女	男	男	男	女	女
4	性别代码	2	1	1	1	2	2
5	年龄	57	59	34	51	21	55
6	住院天数	4	4	4	5	4	5

图 4-34　纵向排列的患者信息　　　　　　　　图 4-35　"排序"对话框

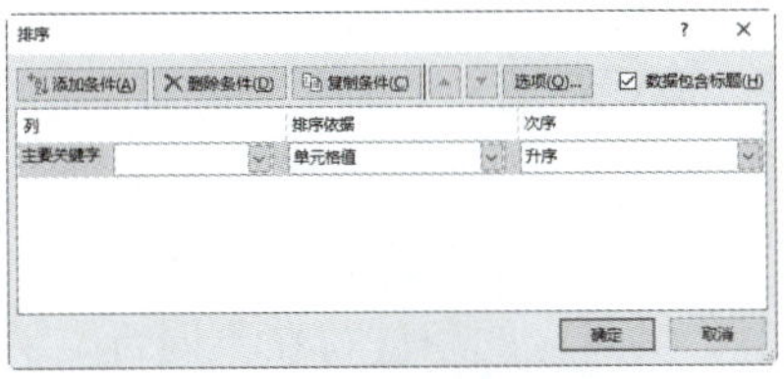

（1）简单排序

简单排序是指仅按某一列的数据进行排序。单击此列中任意单元格，单击"数据"｜"排序和筛选"｜"升序" 按钮 或"降序" 按钮，即可按当前列进行排序。

（2）复杂排序

复杂排序是指按多列数据进行排序。例如，先按"主手术名称"的升序排序，对于"主手术名称"相同的行，再按"性别"进行降序排序。这时"主手术名称"为排序的主要关键字，"性别"为次要关键字。

任务 4-⑪ 数据排序。

要求：

① 基于素材文件"任务 4-11.xlsx"，使用"主手术名称"为主要关键字实现数据降序排序。

② 使用"性别"为次要关键字实现升序排序。

操作提示：

① 单击"数据"｜"排序和筛选"｜"排序" 按钮，打开"排序"对话框，如图 4-35 所示。

② 通常情况下，Excel 将数据区的首行理解为标题行，对话框右上角的"数据包含标题 (H)"复选框处于选中状态。如果数据区无标题行，则需要取消选中此选项。将"主要关键字"设置为"主手术名称"，"排序依据"设置为"单元格值"，"次序"设置为"降序"。

③ 单击"添加条件 (A)"或者"复制条件 (C)"按钮，将新条件对应项设置为性别、单元格值和升序，单击"确定"按钮完成排序。

需要说明的是：如果某行的排序关键字对应列为空时（其余列非空），无论升序或者降序排序，排序后，对应的行都会位于最后一行。

4.5.2　筛选

筛选是根据指定的条件对数据进行过滤，只显示符合条件的记录。筛选并不改变原有的数据的顺序，筛选清除后，数据保持不变。清除筛选可以单击"数据"｜"排序和筛选"｜"清除" 按钮（高级筛选时，如果选择了将筛选结果复制到其他区域，则无法清除）完成清除。筛选包括自动筛选和高级筛选。

1. 自动筛选

Excel 提供了自动筛选器，通过简单的操作步骤即可实现对数据的筛选。

任务 4-⑫ 数据的自动筛选。

要求：基于素材文件"任务 4-12.xlsx"，使用自动筛选功能，筛选住院天数小于等于 3 天或者大于等于 11 天的男性患者。

操作提示：

① 选择"任务 4-12.xlsx"的"Sheet1"工作表，将鼠标指针置于其数据区。

② 单击"数据"｜"排序和筛选"｜"筛选" 按钮，则在数据区中每个字段名的右侧会显示一个向下的筛选按钮。

③ 单击"性别"右侧的筛选按钮，取消"女性"勾选状态。

④ 单击"住院天数"右侧的筛选按钮，鼠标指针移至"数字筛选"，在出现的右侧下拉菜单中单击"介于"，在弹出的对话框的"大于或等于"右侧的编辑框中输入 11，"小于或等于"右侧的编辑框输入 3，"筛选关系"

选中"或",如图 4-36 所示,单击"确定"按钮,完成筛选。

经过自动筛选后,使用了自动筛选的字段旁的向下的筛选箭头变成了漏斗形状,而符合筛选条件的记录的行号变为蓝色。

2. 高级筛选

高级筛选主要用于更复杂的筛选。高级筛选需要在单元格中明确写出筛选的条件。筛选条件之间如果是逻辑"与"关系(两个约束条件同时满足),将对应的条件写在同一行,如果是逻辑"或"关系(约束条件满足其一即可),将对应的条件写在不同行。例如,如果要筛选"住院天数大于 3 天同时小于等于 10 天的男性"或"住院天数小于等于 3 天或者大于等于 11 天的男性",则使用高级筛选可写成如图 4-37 所示的筛选条件。注意:筛选条件中的字段名必须与数据区中的字段名完全一致。

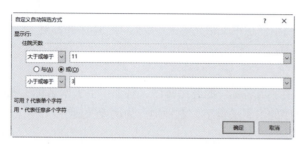

图 4-36 "自定义筛选"对话框

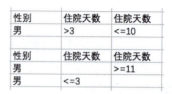

图 4-37 "高级筛选"条件

视频:
任务4-13

下面通过任务 4-13 来讲解高级筛选的使用办法。

任务 4-13 使用高级筛选实现任务 4-12 的功能。

操作提示:

① 将素材文件"任务 4-12.xlsx"另存为"任务 4-13.xlsx"。若此时任务 4-12 处于筛选状态,需单击"筛选"按钮,取消筛选。

② 将光标移至数据行的底部,在空白单元格仿照图 4-37 所示输入筛选条件。

③ 将光标置于数据区,单击"数据"|"排序和筛选"|"高级"按钮,打开"高级筛选"对话框,如图 4-38 所示。

④ 单击选中"将筛选结果复制到其他位置",列表区域已自动设置为有效数据区。单击"条件区域"右侧编辑框,切换到工作表,拖动鼠标选择筛选条件。单击"复制到"右侧编辑框,切换到工作表,在数据底部的空行 A 列单击(最好在 A 列显示,便于与原有数据对比分析),单击"确定"按钮完成筛选。

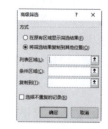

图 4-38 "高级筛选"对话框

4.5.3 分类汇总

分类汇总是指按照某一字段(分类字段)对数据进行分析,计算基于分类字段约束下的相同类别数据其他属性的统计特征(如平均值、总和、记录数等)。例如以主手术名称作为分类字段,计算具有相同主手术名称的患者的平均年龄、平均住院费用以及平均住院天数等。

Excel 提供的分类汇总功能将自动创建公式、插入分类汇总信息行,并自动分级显示数据。在进行分类汇总之前,需要首先按照分类字段进行排序,使得类别相同的记录在物理位置上是相邻的。首先看一下几个术语:

- 分类字段:选择分类所依据的字段。该字段应与排序的字段相同。
- 汇总方式:选择汇总的函数,常用的函数有求和、计数、平均值等。
- 选定汇总项:选择需要汇总的字段。可以选定多个汇总项,但它们都按相同的方式汇总。分类汇总可以同时对多个字段进行,但是汇总的方式必须统一。例如,无法实现住院费用汇总方式设置为平均值,而手术方式设置为计数的分类汇总。

任务 4-14 术后住院天数和总费用的分类汇总。

第 4 章 Excel 电子表格处理

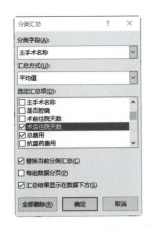

图 4-39 "分类汇总"对话框

要求：基于素材文件"任务 4–14.xlsx"，将"主手术名称"作为分类字段，求总费用和术后住院天数的平均值。

操作提示：

① 按"手术名称"升序或者降序排序。

② 将鼠标指针置于数据区，单击"数据"|"分级显示"|"分类汇总"  按钮，打开如图 4-39 所示的"分类汇总"对话框。

③ 设置"分类字段"为"主手术名称"，"汇总方式"为"平均值"，选中"选定汇总项"下的"术后住院天数"和"总费用"。

④ 单击"确定"按钮完成汇总。

若要取消分类汇总，只需在图 4–39 所示的对话框中单击"全部删除(R)"按钮。

视频：任务4-14

4.5.4 数据透视表

数据透视表是 Excel 提供的一种交互式报表，可以实现不同维度观看数据汇总结果，快速合并和比较大量数据，同时还可以旋转行和列以看到源数据的不同汇总结果，而且可显示感兴趣区域的明细数据。这里涉及几个概念：

- 筛选字段：不同的报表筛选字段用来分页显示（根据报表筛选字段显示汇总项）。
- 行标签：数据清单中指定不同行的字段。
- 列标签：数据清单中指定不同列的字段。
- 值字段：进行汇总的字段项。

1. 建立数据透视表

在建立数据透视表之前必须将所有筛选和分类汇总的结果取消。下面以"任务 4-11.xlsx"中的"Sheet1"工作表给出的数据源为例，说明创建、显示不同性别、不同主手术名称、术后住院天数、总费用统计差异。

任务 4–15 数据透视表的建立。

要求：基于素材文件"任务 4-15.xlsx"以"主手术名称"字段作为"行"字段，以"性别"字段作为"列"字段，对"总费用"、"术后住院天数"和"主手术名称"进行透视分析。

操作提示：

① 单击"插入"|"表格"|"数据透视表"按钮，打开"创建数据透视表"对话框，如图 4-40 所示，默认情况下，已将需要建立数据透视表的数据源设置为"Sheet1!$A$1:$AW$149"，也可以用鼠标拖动生成或者直接输入。在"选择放置数据透视表的位置"下单击选中"现有工作表"单选按钮，在其后的"位置"编辑框单击，切换到工作表的底部，单击空白行，单击"确定"按钮，完成前期设置。

② 在弹出的如图 4-41 所示"数据透视表字段"设置面板中，完成不同字段的设置，将面板中的字段列表中的"主手术名称"字段拖到"行"的位置，"性别"字段拖到"列"的位置，"总费用"、"术后住院天数"和"主手术名称"拖到"值"位置。如果拖动过程中发生错误，可以将字段拖出相应位置，即可撤销。

视频：任务4-15

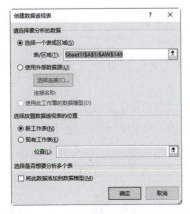

图 4-40 "创建透视表"对话框

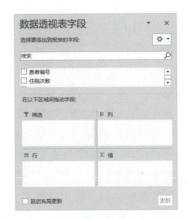

图 4-41 "数据透视表字段"设置面板

③ 分别单击"值"位置的不同字段右侧的下拉按钮，打开"值字段设置"对话框，如图4-42所示。将总费用和术后住院天数的"计算类型"改为"平均值"，主手术名称的"计算类型"设置为计数，单击"确定"按钮完成不同字段汇总方式设置。

从生成的数据透视表中可以清晰地了解不同"主手术名称"、不同"性别"的患者的"总费用"、"术后住院天数"的平均值差异以及不同手术的患者数量。

可以选择行字段和列字段来筛选数据。例如，只显示男性患者的汇总情况。

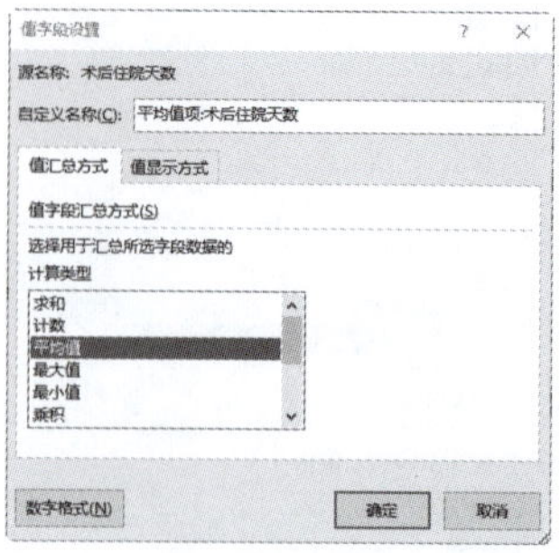

2. 编辑数据透视表

数据透视表的编辑操作包括修改布局、添加或删除字段、复制或删除数据透视表、格式化表中数据等。

图 4-42 "值字段设置"对话框

（1）修改数据透视表布局

由于数据透视表是交互式的，因此可以交换行字段与列字段，从而查看数据清单的不同汇总结果。在数据透视表中数据区域的任意单元格右击，在弹出的快捷菜单中选择"显示字段列表"，可以再次回到图4-41所示的"数据透视表字段"设置面板，只需要将行字段名拖到列字段中，将列字段名拖到行字段中，从而修改布局形式。

（2）添加或删除字段

可以根据需要随时向数据透视表中添加或删除字段，操作步骤与前面所述完全相同，在此不再赘述。

（3）设置数据透视表的格式

如果需要设置数据透视表中单元格的格式，如数值保留2位小数等，可以将它们视为普通单元格，按照4.3节介绍的方法进行格式设置。此外，数据透视表也可以像4.3介绍的那样自动套用样式，在此不再赘述。

（4）更新数据透视表

源数据区域中的数据被修改后，数据透视表中的数据不会自动更新，这一点与前面的公式、函数以及分类汇总不同。在数据透视表区域中的任意单元格右击，在弹出菜单中选择"刷新(R)"命令，即可实现手动更新。

4.6 图表

数据通过图表形式进行展现，可以使用户直接观察到数据间的对比关系、变化趋势等，直观且容易理解。

Excel在"插入"|"图表"组中提供了多种基于数据的图表。用户可以根据数据特点，选择最合适的图表形式加以展现，选择合适的图表类型可以更好地发现数据自身蕴涵的科学规律。

4.6.1 图表类型

Excel中的不同图表有各自的优势和局限，在使用时，应注意每种图表类型的特点。

① 柱形图：用高度比较不同类型数据的差异，适合展现类别特征明显的数据，使用时不同指标的量纲差异不宜太大，并且类别不应太多。

② 条形图：用水平的进度条展现进程变化，与旋转后的柱形图类似，但通常是单指标，一般在使用时需要对条形图的数据进行排序，使其呈现上大下小的形式。

③ 折线图：用折线展现数据如何随着时间或其他指标变化而变化，以及变化趋势是增长、减少、上下波动或基本不变。

④ 饼图：以百分比的形式显示不同类别的数据的组成，切片不宜太多（7个左右）。如果不同切片相差不大，不建议使用饼图。目前，对于饼图的使用争议颇多，在科技论文中尽量谨慎使用。

⑤ 面积图：与折线图较为类似，面积图强调变量随时间变化的程度，也可用于引起人们对总值趋势的注意，即如果在关注趋势的同时，展现不同指标之间的绝对数值大小对比关系，面积图更合适。面积图用填充了颜色或图案的面积来显示数据，面积片数不宜超过5片。

⑥ 散点图：用离散的点显示不同数据之间的相关性或者原始数据的聚集情况，数据拟合后的偏差散点图是否呈现均匀分布或者某种规律性，有助于判断原始的拟合关系是否正确。

⑦ 气泡图 ：是散点图的变换形式，通过气泡大小展现第三维度随着坐标轴表示特征的变化。

⑧ 雷达图 ：以辐射的雷达形式展现数据相对中心的数据变化。以极坐标形式时，以多轴突破了二维坐标的局限性。

4.6.2 图表设置与应用

图表通常由数据系列、坐标轴、图例、标题、数据源、网格线等基本要素组成。在插入图表后，单击图表内任意区域，则会自动出现"图表工具"选项卡，其中包含"设计"和"格式"两个选项卡，选择不同的选项卡可以完成不同的图表设置。在"设计"选项卡中可以完成更改图表类型、图表样式、图表布局以及坐标轴、图例、标题等的设置，在"格式"选项卡中可以调整图表的样式、外观等。

图表设置的一般操作过程为：首先，选定数据，插入图表；其次，设置图表的横坐标标签名称和纵坐标标签名称，如果数据是二维数据，可能需要调整切换行列；最后完善图表的标题、横坐标轴标题、纵坐标轴标题。有些特殊类型的图表，为了展现更多细节，对于异常但非常重要的数据，可能需要添加数据标签。

任务 4-16 柱形图的创建。

要求：创建素材文件"任务4-16.xlsx"的"住院天数"工作表中住院天数的柱形图。

操作提示：

① 选定创建图表的数据区域"C2:C6"，单击"插入"|"图表"|"柱形图" 右侧下拉按钮，在列表中选择第1个二维簇状柱形图。

② 选中图表，单击"设计"|"数据"|"选择数据"，打开"选择数据源"对话框，如图4-43所示，单击"水平（分类）轴标签"|"编辑"按钮，在弹出的"轴标签"对话框中，将轴标签区域设置为A2:A6。

③ 单击"设计"|"图表布局"|"添加图表元素"下拉按钮，在列表中选择"坐标轴标题(A)"|"主要纵坐标轴(V)"右侧项，在图表纵坐标处输入"频数"，横坐标标题仿照纵坐标的设置方法（此处设置为分隔点），单击"图表标题"编辑框，修改为"住院天数分布情况"。整个效果如图4-44所示。

视频
任务4-16

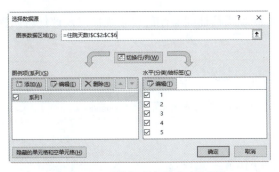

图 4-43 "选择数据源"对话框

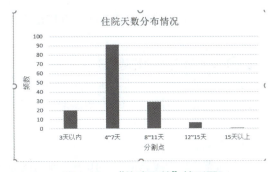

图 4-44 "住院天数"柱形图

折线图在实际的工作中应用较广，通常表现不同指标之间的变化趋势。下面的任务给出了疫情发生以来确诊病例随时间的变化情况。

任务 4-17 折线图的创建。

要求：

以2020年1月至2021年7月跟踪得到的某疾病数据累计确诊病例为例，使用折线图进行可视化处理。

视频
任务4-17

操作提示：

① 拖动鼠标选择B3:T4区域，单击"插入"|"图表"|"折线图" 下拉按钮，选择折线图。

② 选中图表，单击"设计"|"数据"|"选择数据"按钮，弹出如图4-43所示的对话框，单击"水平（分类）轴标签"|"编辑"按钮，在弹出的"轴标签"对话框中，将轴标签区域设置为B1:T1；在左侧的"图例项（系列）"，选择"系列1"，单击"编辑"按钮，在弹出的对话框中将系列名称设置为A3，累计确诊；选择"系列2"，单击"编辑"按钮，在弹出的对话框中将系列名称设置为A4，月新增确诊。

③ 单击"图表标题"编辑框，修改为"2020年1月至2021年7月某疾病累计确诊和每月新增情况"，整个效果如图4-45所示。

④ 添加图例：单击"图表工具|设计"|"图表布局"|"添加图表元素"，打开如图4-46所示的"添加图表新元素"下拉列表，在其中继续选择"图例"|"右侧"实现图例添加。

> **思政导引：**
> 截止到2021年7月31日，中国累计确诊病例120 722例（含境外输入7 432例），美国累计确诊35 745 024例。每一个在这片土地上的中华儿女能够在健康、和平的环境中成长，都应该倍感骄傲、自豪。

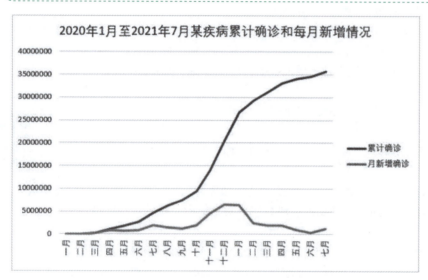

图4-45 "某疾病病情变化"折线图

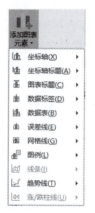

图4-46 "添加新图表元素"下拉列表

下面用一个综合任务演示如何在科研中利用散点图发现不同观测特征间蕴涵的科学规律以及评估科研探索中预测的可靠性。

任务4-18 基于散点图的趋势线验证。

视频：任务4-18

要求： 基于素材文件"任务4-18.xlsx"的"趋势线验证"工作表，设定x的变化区间是[1.5,10]，按照$y=x^2-0.5x-2$计算得到y，利用偏差散点图，评估拟合曲线的可靠性。

操作提示：

① 选择"趋势线验证"工作表，拖动鼠标选择A2:B19单元格区域。

② 单击"插入"|"图表"|"散点图"下拉按钮，在列表中选择散点图。

③ 选中图表，单击"设计"|"图表布局"|"添加图表元素"|"趋势线"|"其他趋势线选项(M)…"，弹出如图4-47所示的"设置趋势线格式"面板，单击选中"线性"单选按钮，选中"显示公式(E)"复选框，将图表标题设置为"原始数据散点图及趋势线"，得到图4-48所示的结果。

④ 单击单元格C1，输入"y估计"。单击单元格C2，利用趋势公式计算所有的y估计值。即输入"=11*A2-28.33"，拖动C2填充柄至C19，完成其余单元格的计算。

⑤ 单击单元格D1，输入"偏差"。单击单元格D2，利用趋势公式计算所有的y估计值的偏差，即输入"=C2-B2"，拖动D2填充柄，完成其余单元格的偏差计算。

⑥ 按下【Ctrl】键不放，同时用鼠标左键拖动选取A2:A19、D2:D19区域，重复步骤②③，得到偏差散点图及其趋势线，如图4-49所示。

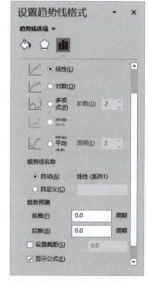

图4-47 "设置趋势线格式"面板

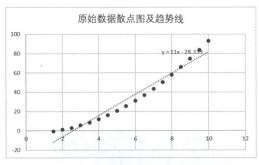 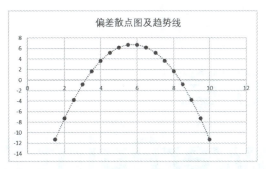

图 4-48　原始数据散点图及趋势线　　　　　图 4-49　偏差散点图及趋势线

分析：在未知 x-y 关系情况下，预测 x-y 存在线性关系得到 y=11x−28.33，以此为基础，得到 y 的估计值，利用估计的 y 值与观测值 y 的差，得到偏差，并将偏差绘制为散点图。虽然偏差散点也大致分布在水平坐标轴上下方，但是好像有些问题，如果尝试为偏差散点图增加趋势线，发现所有的偏差散点均匀分布于二次曲线的周围，从而可以确定原始的数据采用线性预测 x-y 之间的关系存在问题，初步推断原来的关系预测缺乏一个二次项。

第 5 章
PowerPoint 演示文稿制作

PowerPoint 是由罗伯特·加斯金斯（Robert Gaskins）发明的。1987 年，基于 Mac 操作系统 PowerPoint 1.0 正式问世。1987 年 6 月，被微软公司收购，成为 Office 办公软件系列的重要组成部分之一。1990 年基于 Windows 操作系统的 PowerPoint 2.0 问世。PowerPoint 是微软公司推出的 Office 办公软件的一个重要组成部分，主要用于制作出集文字、图形、动画、声音及视频多媒体等元素于一体的演示文稿。

5.1 PowerPoint 概述

利用 PowerPoint 可以设计制作广告宣传、职场演讲、工作汇报、学术交流、教学课件等。PowerPoint 功能强大、简单易学。本教材采用 Windows 10 操作系统下的 PowerPoint 2019 版本，讲授 PowerPoint 工作环境、主题与母版、多媒体元素、链接与动画、放映与输出等演示文稿的制作方法。

5.1.1 功能介绍

PowerPoint 2019 作为一款专业的演示文稿制作软件，现在已经成为日常办公、教学等方面的重要部分。PowerPoint 2019 的独特功能如下：

- 母版设计功能：PowerPoint 提供了 3 种母版视图，用户可以通过制作幻灯片母版，设计幻灯片整体布局，插入版式，设置背景格式、主题样式及幻灯片中插入对象的样式。
- 动画设计功能：可以为幻灯片中的文本、图片、声音等元素添加动画效果，还可以设计幻灯片之间的切换效果，增强幻灯片的感染力。
- 幻灯片交互功能：在幻灯片中为文本、图像、形状等对象添加动作或超链接，也可以通过缩放定位实现幻灯片之间的交互。
- 放映幻灯片功能：放映幻灯片可以查看所制作的幻灯片的效果。在放映幻灯片之前可以设置幻灯片放映方式、自定义放映幻灯片的内容、设置排练计时和录制幻灯片演示。
- 屏幕录制功能：可以录制屏幕正在进行的操作内容，选择录制区域、音频以及录制指针，将录制的视频插入幻灯片中。
- 墨迹书写功能：可以在幻灯片上书写文字或绘制图形作为标注，可以将其转换为形状，设置形状效果。

5.1.2 工作环境

1. 工作界面

启动 PowerPoint 2019，打开工作界面如图 5-1 所示。PowerPoint 工作界面由标题栏、快速访问工具栏、"文件"选项卡、功能区、幻灯片缩略图窗格、幻灯片窗格和状态栏等组成。功能区是 PowerPoint 2019 操作的核心区域，PowerPoint 2019 功能区包括选项卡、组、各组中所包含的命令或按钮。PowerPoint 2019 工作界面特有的组成部分包括：

- 幻灯片窗格：显示当前编辑、修改的幻灯片内容。既可以浏览幻灯片的内容，也可以对幻灯片的内容进行修改。
- 幻灯片缩略图窗格：显示演示文稿中每个幻灯片的缩略图。
- 状态栏：显示各种说明信息，左侧显示当前幻灯片页、总页数、语言，中间为"备注"和"批注"按钮，右侧为视图方式按钮、"显示比例"滑块及"缩放级别"按钮。右击状态栏，在弹出的快捷菜单中可以自定义状态栏显示内容。
- 占位符：它是一种带有虚线或阴影线边缘的框，主要用于幻灯片版式设计中为文本或图形等对象预留位置，如图 5-1 所示。占位符是幻灯片设计模板的主要组成元素，在占位符中可以添加文本，插入图片、表格、组织结构图和媒体剪辑等对象。

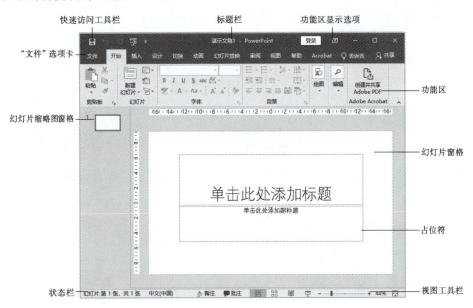

图 5-1　PowerPoint 2019 **工作界面**

2. 视图模式

PowerPoint 2019 提供普通视图、大纲视图、幻灯片浏览视图、备注页视图、阅读视图和母版视图等视图模式。根据需要，以不同的方式显示演示文稿内容。

选择视图模式的方法：单击"视图"|"演示文稿视图"组的视图模式按钮，如图 5-2 左图所示；也可以单击状态栏右下角的的"视图工具栏"的视图模式按钮，如图 5-2 右图所示，进行视图模式的切换。

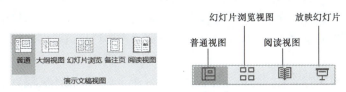

图 5-2　选择视图模式

（1）普通视图

普通视图是 PowerPoint 2019 的默认视图模式，主要用来编辑演示文稿的总体结构，如图 5-1 所示。通过拖动窗格的分割线调整窗格大小。与 PowerPoint 以前版本不同，PowerPoint 2019 普通视图不显示备注窗格，需要单击状态栏中的"备注"按钮 备注，打开备注窗格。

（2）大纲视图

大纲视图是以大纲的形式显示幻灯片文本部分，在大纲视图中可以编辑文本内容、设置项目符号和幻灯片。

（3）幻灯片浏览视图

幻灯片浏览视图以缩略图形式查看幻灯片，如图 5-3 所示。在这里可以快速拖动、复制、插入和删除幻灯片，可以查看和和设置幻灯片的切换效果，改变幻灯片的版式和设计模板等，但不能编辑幻灯片中的具体对象。如果需要编辑某张幻灯片，可以双击该幻灯片，系统会自动切换到普通视图。

（4）备注页视图

在"备注"窗格中输入备注内容后，可以通过备注页视图显示出来，也可以将备注页打印出来，在放映演示文稿时进行参考。"备注"窗格显示在"幻灯片"窗格下方，如图 5-4 所示。在此视图下，可以编辑和修改备注内容，但不能修改幻灯片的内容。

（5）阅读视图

阅读视图是以全窗口方式放映幻灯片，窗口只显示标题栏和状态栏。幻灯片制作完成后，在此视图下可以查看和浏览幻灯片。若要退出阅读视图模式，可以按下【Esc】键或在状态栏上单击其他视图按钮。

（6）母版视图

PowerPoint 2019 提供的母版视图有三种，分别是幻灯片母版、讲义母版和备注母版。单击"视图"|"母版视图"组的视图按钮，进入不同的母版视图，具体内容见本章 5.3.3 节。

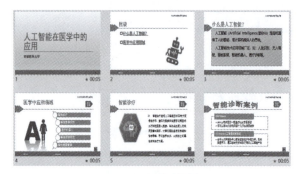

图 5-3　幻灯片浏览视图

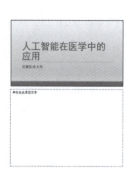

图 5-4　备注页视图

5.1.3　演示文稿的基本操作

幻灯片是演示文稿的基本组成单位。一个演示文稿中可以包含多张幻灯片。演示文稿的基本操作包括新建、保存、打开与关闭以及对幻灯片的基本操作。

1. 新建演示文稿

新建演示文稿包括新建空白演示文稿、根据联机模板和主题创建演示文稿。新建演示文稿的方法如下：

① 新建空白演示文稿：启动 PowerPoint 2019，选择右侧窗格"空白演示文稿"命令，创建一个空白演示文稿；或者单击"文件"|"新建"命令，打开"新建"界面，选择右侧窗格"空白演示文稿"命令，创建一个空白演示文稿。

② 使用联机模板创建演示文稿：单击菜单栏"文件"|"新建"命令，在右侧窗格中，选择模板，单击"创建"按钮，即可创建一个带有模板的演示文稿。注意：使用此方法，需要计算机联网才能显示模板和主题。

2. 保存演示文稿

编辑演示文稿时，应及时保存文件，防止文件丢失。PowerPoint 2019 演示文稿默认的文件扩展名为 .pptx。如果把演示文稿保存为模板文件，其扩展名为 .potx。

PowerPoint 2019 保存演示文稿方法：单击"文件"|"保存"命令或者"另存为"命令，或者单击快速访问工具栏上的"保存"按钮，或者按下【Ctrl+S】组合键，保存文件。对于重要文件，可以在保存时设置文件打开权限密码。

3. 打开与关闭演示文稿

打开演示文稿的方法：启动 PowerPoint 2019，打开窗口，在左侧窗格里单击"打开其他演示文稿"按钮，选择需要打开的文件。如果已经进入到 PowerPoint 2019 界面，单击"文件"|"打开"命令或按下【Ctrl+O】组合键，切换到"打开"界面，单击"浏览"按钮，选择要打开的文件，单击"打开"按钮，打开演示文稿。

关闭演示文稿的方法：单击"文件"|"关闭"命令或者单击工作界面右上角"关闭"按钮，或者按下【Ctrl+F4】组合键关闭演示文稿。如果演示文稿没有保存，关闭演示文稿时会提示"是否保存演示文稿"。

4. 幻灯片的基本操作

幻灯片的基本操作包括新建、复制、移动、删除等。可以通过"开始"|"幻灯片"组或幻灯片缩略图窗格执行幻灯片的基本操作。

（1）新建幻灯片

新建幻灯片是制作演示文稿的基本操作。新建幻灯片的方法：单击"开始"|"幻灯片"|"新建幻灯片"的下三角按钮，在下拉列表中选择需要的幻灯片版式，如图5-5所示。或者右击幻灯片缩略图，在弹出的如图5-6所示的快捷菜单中选择"新建幻灯片"选项，则在此幻灯片下方自动生成一个幻灯片。

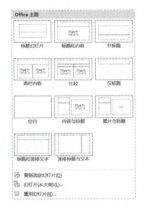

图5-5 "新建幻灯片"下拉列表

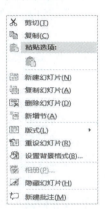

图5-6 右击幻灯片弹出的快捷菜单

（2）复制幻灯片

如果演示文稿中的幻灯片风格一致，可以通过复制幻灯片的方式创建新的幻灯片，然后修改其内容。复制幻灯片的方法如下：

方法1：如果复制相邻的幻灯片，可右击需要复制的幻灯片缩略图，在弹出的快捷菜单中选择"复制幻灯片"命令，系统自动在该幻灯片下方添加一个相同内容的新幻灯片。

方法2：选中需要复制的幻灯片缩略图，单击"开始"|"剪贴板"|"复制"按钮和"粘贴"按钮完成复制和粘贴幻灯片操作。此时，可以在"幻灯片缩略图"窗格空白处单击以指定要粘贴的位置。注意：PowerPoint提供复制（【Ctrl+C】）和重复（【Ctrl+D】）两种复制方式。复制是将选中的对象复制到剪贴板中，重复是快速复制对象，相当于完成一次复制和粘贴操作。

方法3：复制不相邻的幻灯片，可按住【Ctrl】键不放单击选择不相邻的幻灯片，然后根据上述两种方法完成复制和粘贴操作。

（3）移动幻灯片

在制作演示文稿过程中需要移动幻灯片的位置。移动幻灯片的方法：选中需要移动的幻灯片缩略图，按住鼠标左键不放，将其拖动到目标位置，松开鼠标，完成幻灯片移动；或者选中需要移动的幻灯片，按住【Ctrl】键的同时按下【↑】键或【↓】键移动幻灯片。

（4）删除幻灯片

删除幻灯片的方法：在"幻灯片缩略图"窗格中右击需要删除的幻灯片，在弹出的快捷菜单中选择"删除幻灯片"命令。或者选中需要删除的幻灯片，按下【Delete】键即可删除幻灯片。

> **要点提示：**
> 在制作幻灯片时，需要复制和重复使用其他演示文稿中的幻灯片，PowerPoint 2019提供了重用幻灯片功能。单击"开始"|"幻灯片"|"新建幻灯片"下拉三角按钮，在弹出的下拉列表中选择"重用幻灯片"。在右侧打开"重用幻灯片"窗格中单击"浏览"按钮，在弹出的"浏览"对话框中选择需要打开的演示文稿，单击"打开"按钮，在"重用幻灯片"窗格会显示演示文稿中的幻灯片。单击需要复制的幻灯片，此幻灯片自动粘贴到左侧幻灯片缩略图窗格中。

视频：
任务5-1

任务 5-1 空白演示文稿的创建。

要求：通过新建幻灯片和复制幻灯片的方法制作5张幻灯片，隐藏第5张幻灯片，保存演示文稿。

操作提示：

（1）新建空白演示文稿

单击"文件"|"新建"命令，在右侧选择空白演示文稿，新建一个空白演示文稿。

（2）新建幻灯片

① 进入幻灯片浏览视图：单击状态栏中的"幻灯片浏览视图"按钮，进入到幻灯片浏览视图。

② 新建"标题和内容"幻灯片：单击"开始"|"幻灯片"|"新建幻灯片"下三角按钮，在其下拉列表中选择"标题和内容"版式，在当前幻灯片之后插入第2张幻灯片。

③ 新建"两栏内容"幻灯片：选中第2张幻灯片缩略图，单击"开始"|"幻灯片"|"新建幻灯片"下三角按钮，在其下拉列表中选择"两栏内容"版式，在当前幻灯片之后新建第3张幻灯片。

（3）复制幻灯片

① 返回普通视图：单击状态栏中的"普通视图"按钮，进入到普通视图。

② 复制"标题和内容"幻灯片：右击第2张幻灯片缩略图，在弹出的快捷菜单中选择"复制幻灯片"命令，在第2张幻灯片下方插入一张"标题和内容"的幻灯片。

③ 复制"两栏内容"幻灯片：右击第4张幻灯片缩略图，在弹出的快捷菜单中选择"复制幻灯片"命令，在第4张幻灯片下方插入一张"两栏内容"的幻灯片。

（4）隐藏幻灯片

右击第5张幻灯片缩略图，在弹出的快捷菜单中选择"隐藏幻灯片"命令。第5张幻灯片缩略图前编号带斜杠表示隐藏此幻灯片，效果如图5-7所示。

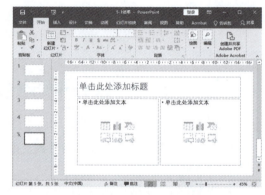

图 5-7 隐藏幻灯片效果

（5）保存演示文稿

单击快速访问工具栏中的"保存"按钮，在弹出"另存为"对话框中输入文件名为"5-1结果"，单击"保存"按钮。

5.2 文本与段落

演示文稿中的标题、占位符、表格等需要用到文本编辑。合理地组织文本对象，恰当地设置文本对象的格式，可以使幻灯片更具吸引力。适当地添加项目符号或编号以及设置段落格式，可以使幻灯片内容更加清晰、层次分明。

5.2.1 文本输入

文本是幻灯片的基本元素，幻灯片输入文本可以通过文本占位符、文本框、外部文档导入或直接在大纲视图里输入，并且可以设置文本格式。

1. 文本添加

文本添加的方法如下：

（1）在占位符中添加文本

单击标题占位符或文本占位符，直接输入文字。

（2）使用文本框添加文本

幻灯片中占位符的位置是固定的，如果需要自由编排文本的位置，可以插入文本框，通过以下两种方法实现。

方法1：单击"插入"|"文本"|"文本框"下三角按钮，在弹出的下拉列表中选择"绘制横排文本框"或"垂直文本框"选项，在编辑区按住鼠标左键不放并拖动绘制一个文本框，或者单击鼠标，即可插入文本框，然后在文本框中光标闪烁的位置输入文字。

方法 2：单击"开始"|"绘图"|"插入形状"区域的"文本框"按钮或"竖排文本框"按钮，在编辑区绘制文本框。

（3）以对象方式导入文本到幻灯片

将光标定位在文本框或占位符，单击"插入"|"文本"|"对象"按钮，在弹出的"插入对象"对话框中选择"由文件创建"，单击"浏览"按钮，选择需要导入的文档，单击"确定"按钮，实现以对象方式导入文本到幻灯片。

（4）在大纲视图中添加文本

如果想快速添加幻灯片的标题，设置幻灯片文本的层级，可以在大纲视图中添加文本。单击"视图"|"演示文稿视图"|"大纲视图"按钮，切换到大纲视图，在左侧"幻灯片缩略图"窗格中选择幻灯片，输入文字。

> **要点提示：**
> 按住鼠标拖动绘制出的文本框是可固定宽度文本框，其高度随输入文字字号和个数而定。而在单击鼠标插入的文本框中输入文字时，文本框的大小随输入的文字字号和个数而定。

2. 字体格式化

在幻灯片中合理的设置和编辑文本格式可以体现演示文稿要表达的主题。PowerPoint 2019 可以设置字体格式、文本框格式等文本编辑功能，设置文本格式的方法与 Word 2019 基本一致。

（1）字体格式设置

可以设置文本的字体、字号、颜色、下画线等。设置字体格式可通过以下三种方法实现。

方法 1：选中需要设置字体格式的占位符或文本框，或者选择一部分文字，通过"开始"|"字体"组的命令按钮设置文本格式。

方法 2：选中需要设置的文字，在文字旁边会自动弹出的"字体"工具栏，用于快速设置文本格式。

方法 3：单击"开始"|"字体"组右下角的功能扩展按钮 ，弹出"字体"对话框，设置字体格式。

（2）文本效果格式设置

为文本添加艺术字样式、阴影、映象、填充等多种文本效果。设置文本效果格式方法：选中需要设置字体格式的占位符或文本框，或者选择一部分文字，窗口的功能区会增加"绘图工具|格式"选项卡，此选项卡可以设置文本框、占位符及文本的样式。

任务 5-2 文本格式的设置。

要求：在占位符中输入文本，设置文本格式，使用格式刷复制文本格式。

操作提示：

视频：
任务5-2

① 输入文本：打开素材文件 5-2.pptx，第 1 张幻灯片的标题占位符中输入"人工智能在医学中的应用"，副标题占位符中输入"首都医科大学"。在第 2 张幻灯片的标题占位符输入"目录"，内容占位符中输入如图 5-8 中图所示的文本。第 3 张幻灯片的标题占位符输入"什么是人工智能？"，打开"5-2.docx"，复制粘贴其文字到内容占位符。

② 设置文本格式：第 1 张幻灯片中，标题文本格式设置为黑体、60 磅、"蓝色、个性色 1、深色 25%"（第 5 行第 5 个），副标题文本格式设置为"红色、宋体、24"，如图 5-8 左图所示。第 2 张幻灯片中，标题文本格式设置为"黑体、48 磅"，文本填充颜色为"蓝色、个性色 1、深色 25%"。内容文本格式设置为"微软雅黑、36 磅、黑色"，如图 5-8 中图所示。

③ 使用格式刷：选中第 2 张幻灯片标题，单击"开始"|"剪贴板"|"格式刷"按钮，然后选中第 3 张幻灯片，鼠标指针放到标题上方，单击使标题格式与第 2 张一致。使用格式刷，将第 3 张幻灯片内容文本格式设置为与第 2 张幻灯片的内容格式一致。

④ 占位符添加形状样式：在第 3 张幻灯片中选中内容占位符，单击"绘图工具|格式"|"形状样式"|"其他"按钮 ，在弹出的下拉菜单中选择"主题样式"下的第 4 行第 2 个"细微效果 – 蓝色，强调颜色 1"，如图 5-8 右图所示。

⑤ 删除幻灯片：选中第 4、5 张幻灯片缩略图，按下【Delete】键删除幻灯片。

⑥ 重用幻灯片：选中第 3 张幻灯片，单击"开始"|"幻灯片"|"新建幻灯片"下三角按钮，在弹出的下拉

列表中选择"重用幻灯片",在打开的"重用幻灯片"窗格中,单击"打开 PowerPoint 文件"选项,在弹出的对话框中,选择"医学领域.pptx"文件,单击"打开"按钮,在窗格下方出现插入演示文稿的所有幻灯片缩略图,如图 5-9 左图所示。单击"医学中应用领域"幻灯片,自动添加到当前演示文稿中,效果如图 5-9 右图所示。

⑦保存文件:单击"文件"|"另存为"命令,保存文件为"5-2 结果.pptx"。

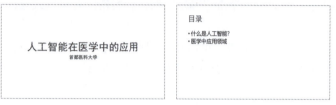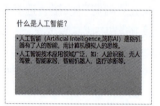

图 5-8 任务 5-2 效果图

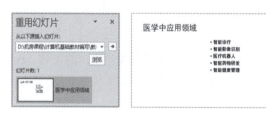

图 5-9 重用幻灯片窗格及效果图

5.2.2 添加项目符号或编号

添加项目符号和编号可以使幻灯片的文本层次更加清晰。项目符号用于没有顺序之分的多个项目。编号是以数字、汉字或英文字母作为项目编排次序,用于有顺序限制的多个项目。

1. 添加项目符号

单击"开始"|"段落"|"项目符号"下三角按钮,在弹出的下拉列表中选择合适的项目符号样式。如果内置项目符号不符合需求,在下拉列表中单击"项目符号和编号"按钮,在弹出"项目符号和编号"对话框"项目符号"选项卡中单击"自定义"按钮,在弹出的"符号"对话框中选择特殊符号,单击"确定"按钮,如图 5-10 所示。此特殊符号添加到项目符号中,单击"确定"按钮。如果添加图片符号,在"项目符号和编号"对话框"项目符号"选项卡中单击"图片"按钮,可选择图片添加到项目符号中。

2. 添加编号

单击"开始"|"段落"|"编号"下三角按钮,在弹出的下拉列表中选择适合的编号样式。如果内置编号不满足需求,可在下拉列表中单击"项目符号和和编号"选项,弹出如图 5-11 所示的"项目符号和编号"对话框,在"编号"选项卡中可以设置编号的颜色、起始编号、编号大小。

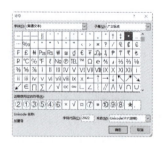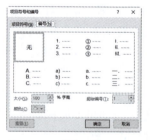

图 5-10 "符号"对话框　　　　　　　　　图 5-11 "编号"选项卡

5.2.3 段落格式设置

设置段落格式可以使幻灯片布局排版更美观。段落格式的设置包括段落对齐、缩进、间距、行距及文字方向等。

设置段落格式的方法：单击"开始"|"段落"组中的按钮设置段落对齐方式、行距、文字方向，或者单击"开始"|"段落"组右下角的功能扩展按钮 ，在弹出的"段落"对话框的"缩进和间距"选项卡中的"常规"选项区域中设置对齐方式，"缩进"选项区域中设置段落缩进的数值和缩进方式，"间距"选项区域中设置段前距、段后距及行距的数值，如图5-12所示。

任务 5-3 项目符号和段落格式的设置。

要求： 设置幻灯片项目符号颜色和大小，设置段落间距、行距、缩进、对齐方式和文本方向。

图5-12 "段落"对话框

操作提示：

（1）设置项目符号

① 更改第2张幻灯片项目符号：打开素材文件5-3.pptx，在第2张幻灯片中，选中内容占位符。单击"开始"|"段落"|"项目符号"下三角按钮，在弹出的下拉列表中选择"项目符号和编号"选项，打开"项目符号和编号"对话框，选择"加粗空心方形项目符号"，"大小"设置为115，"颜色"设为"蓝色"，单击"确定"按钮，效果如图5-13左图所示。

视频：
任务5-3

② 设置第3张幻灯片没有项目符号：切换到第3张幻灯片，选中内容占位符，单击"开始"|"段落"|"项目符号"下三角按钮，在弹出的下拉列表中选择"无"选项。

③ 设置第4张幻灯片项目符号：选中第4张幻灯片的内容占位符，单击"开始"|"段落"|"项目符号"下三角按钮，在弹出的下拉列表中选择"项目符号和编号"选项，打开"项目符号和编号"对话框，单击"自定义"按钮，在弹出的对话框中"子集"区域里选择"广义标点"下的"※"符号，效果如图5-13中图所示。

（2）设置文本段落格式

① 设置第2张幻灯片文本段落格式：选中第2张幻灯片中的内容占位符，单击"开始"|"段落"组右下角的功能扩展按钮 ，打开"段落"对话框，在"缩进和间距"选项卡中设置行距为1.5倍行距，缩进为"文本之前"1厘米，效果如图5-13左图所示。

② 设置第3张幻灯片文本段落格式：同样方法设置第3张幻灯片的内容文本对齐方式为两端对齐，缩进为首行缩进，度量值为2.5厘米，行距为1.5倍行距，效果如图5-13右图所示。

③ 设置第4张幻灯片文本段落行距和文本方向：选中第4张幻灯片的内容占位符，单击"段落"|"文字方向"下三角按钮，在下拉列表中选择"竖排"选项，然后设置行距为2.5倍行距，调整占位符的大小和位置，效果如图5-13中图所示。

④ 保存文件为"5-3结果.pptx"。

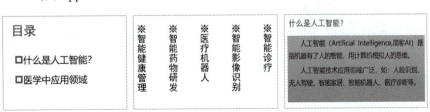

图5-13 任务5-3效果图

思政导引：

2020—2022年期间，国内许多研究团队和技术企业研发了许多AI产品，比如适合不同疫情场所的智能机器人、基于人工智能技术的辅助诊断平台或系统等。它们在医疗、教育、交通、家居等方面发挥了重要作用。虽然疫情给我们的生活和工作带来影响，但是许多行业和个体也在这次危机中发现新机遇，重新规划目标，快速转型，摆脱困境。作为医学生，在学习、生活和未来工作中遇到挫折和困难时，要保持积极乐观态度，不怨天尤人，重新定位，发挥自身的长处和专业，去适应环境。

5.3 主题与母版

制作演示文稿时，需要统一幻灯片的布局、背景、配色和文本格式等，可以通过主题和母版进行设置。

5.3.1 版式使用

版式是指幻灯片上标题、图片、表格、形状等元素的排列方式。它包含幻灯片内容的格式设置、位置和占位符，同时也包含幻灯片的主题，如颜色、字体和效果等。

1. 设置幻灯片版式

单击"开始"|"幻灯片"|"版式"下三角按钮，在弹出的下拉列表中列出了 PowerPoint 2019 中内置的 11 种版式，如图 5-14 所示。选择其中一种，可设置当前幻灯片的版式。或者右击幻灯片缩略图，在弹出的快捷菜单中选择"版式"选项，在弹出的级联菜单中选择合适的版式来设置幻灯片版式。新建的空白演示文稿中，自动生成的第一张幻灯片的版式是标题幻灯片版式。

2. 设置幻灯片大小

幻灯片的大小设置直接影响演示文稿展示效果。PowerPoint 2019 提供了两种幻灯片大小：标准（4∶3）和宽屏（16∶9），默认的大小是宽屏。

设置幻灯片大小的方法：

① 单击"设计"|"自定义"|"幻灯片大小"下三角按钮，弹出的下拉列表中根据需要选择标准（4∶3）或宽屏（16∶9）选项。

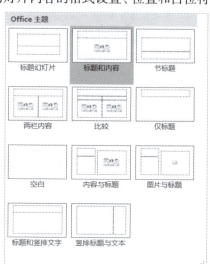

图 5-14 内置 11 种版式

② 如果没有合适尺寸，单击"自定义幻灯片大小"选项，打开如图 5-15 所示的"幻灯片大小"对话框，设置幻灯片的宽度、高度。除此之外，该对话框还可设置幻灯片编号起始值以及幻灯片、备注、讲义和大纲的方向。

③ 单击"确定"按钮，打开如图 5-16 所示"Microsoft PowerPoint"对话框，其中"最大化"按钮使幻灯片内容充满整个页面，"确保适合"按钮会按比例缩放幻灯片，使幻灯片内容适应新幻灯片大小。

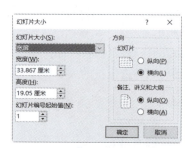

图 5-15 "幻灯片大小"对话框

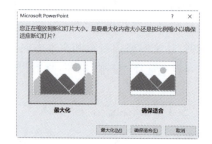

图 5-16 "Microsoft PowerPoint"对话框

5.3.2 主题使用

主题能为演示文稿中的标题、文字、图表、背景等提供一套完整的格式集合。可应用 PowerPoint 2019 中提供的多种内置主题样式，也可通过自定义主题进行设置。

1. 应用内置主题

单击"设计"|"主题"|"其他"按钮，展开主题列表，如图 5-17 所示，选择其中一种主题样式，即可应用到所有幻灯片上。或者按照上述方法在主题列表中右击一种主题样式，在弹出的快捷菜单中选择"应用于选定幻灯片（S）"选项，则只对当前选中的幻灯片应用主题。一个演示文稿可以应用一个或多个主题。

应用主题后，可在原有内置主题基础上，修改主题的颜色、字体以及效果。修改主题时，对于提供变体的主题，在"设计"|"变体"列表框中，选择需要的当前主题变体；对于不提供变体的主题，单击"设计"|"变体"|"其他"按钮，在弹出的下拉列表中分别单击"字体"、"颜色"、"效果"和"背景样式"选项，在其级联菜单

中可实现主题字体、颜色、效果、背景样式的更改。

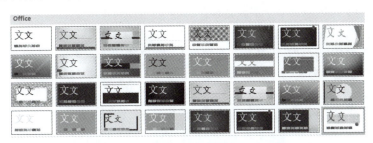

图 5-17　PowerPoint 提供的部分主题

2. 自定义主题

可在原有主题的基础上自定义主题，并保存自定义主题。

① 自定义主题颜色：在"设计"|"主题"组中选择一个主题，单击"变体"|"其他"按钮，在弹出的下拉列表中选择"颜色"选项，其级联菜单下选择"自定义颜色"选项，弹出"新建主题颜色"对话框，如图 5-18 所示。设置主题颜色，设置完成后，输入名称，单击"保存"按钮。打开"颜色"级联菜单便可以看到自定义的配色方案。

② 自定义主题字体：单击"设计"|"变体"|"其他"按钮，在弹出的下拉列表中选择"字体"命令，其级联菜单下选择"自定义的字体"命令，打开"新建主题字体"对话框，设置字体效果，输入主题字体名称，单击"保存"按钮，幻灯片自动应用定义的主题字体。

③ 自定义背景样式：单击要添加背景的幻灯片，单击"设计"|"变体"|"其他"按钮，在弹出的下拉列表中选择"背景样式"选项，在弹出的下拉列表中选择"设置背景格式"选项，在幻灯片编辑区右侧打开如图 5-19 所示的"设置背景格式"面板，设置背景填充方式、填充颜色以及透明度。

④ 保存自定义主题：修改主题样式后，单击"设计"|"主题"下三角按钮，在弹出的下拉列表中选择"保存当前主题"选项，打开"保存当前主题"对话框，输入主题名称，单击"保存"按钮，即可在主题下拉列表中看到保存的主题。

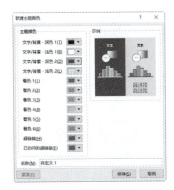

图 5-18　"新建主题颜色"对话框

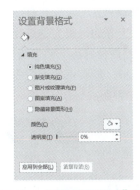

图 5-19　"设置背景格式"面板

任务 5-4　幻灯片大小、主题和背景的设置。

要求：设置幻灯片大小，应用"回顾"主题，设置主题字体并保存主题和设置背景样式。

操作提示：

① 设置幻灯片大小：打开素材 5-4.pptx，单击"设计"|"自定义"|"幻灯片大小"下三角按钮，在弹出下拉列表中选择"标准（4:3）"选项，在弹出的对话框中单击"确保适合"按钮。

② 添加主题：单击"设计"|"主题"|"其他"按钮，在弹出"主题"面板中选择第 1 行第 4 列"回顾"主题，单击"变体"|"其他"按钮，在下拉列表中选择第 2 行第 1 列"蓝色回顾"。

③ 设置主题字体：单击"设计"|"变体"|"其他"按钮，在下拉列表中选择"字体"级联菜单中"Arial 黑体"选项。

④ 保存自定义主题：单击"设计"|"主题"|"其他"按钮，在弹出的下拉列表中选择"保存当前主题"选项，

视频：
任务5-4

在弹出的"保存主题"对话框中输入主题名"回顾1",单击"确定"按钮。然后单击"主题"|"其他"按钮,在弹出的下拉列表中"自定义"区域第1个主题就是"回顾1"。

⑤ 设置背景格式:选中第1张幻灯片,单击"设计"|"自定义"|"设置背景格式"按钮,打开"设置背景格式"面板,选中"渐变填充"单选按钮,"预设渐变"选择第1行第3个"浅色渐变–个性色3"选项,效果如图5-20所示。

⑥ 保存文件为"5-4结果.pptx"。

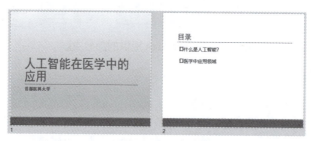

图 5-20　任务 5-4 效果图

5.3.3　母版设置

母版是演示文稿的重要组成部分,它用于存储幻灯片的主题颜色、字体、版式等设计模板信息,以及所有幻灯片共有的页面元素。PowerPoint 2019 提供了三种母版:幻灯片母版、讲义母版和备注母版。

1. 幻灯片母版

幻灯片母版存储了有关演示文稿的主题和幻灯片版式的设计信息,如文本的格式及位置、项目符号、配色方案以及图形项目的大小及位置。每个演示文稿至少包含一个幻灯片母版。当编辑幻灯片母版时,基于此幻灯片母版的幻灯片效果随之变化,无须在多张幻灯片上输入相同的信息,既节省时间,又提高效率。

（1）进入幻灯片母版

单击"视图"|"母版视图"|"幻灯片母版"按钮,打开幻灯片母版视图,如图5-21所示。母版视图左侧的窗格显示母版列表,最上方的母版为幻灯片母版。在幻灯片母版上有5个占位符:标题区、对象区、日期区、页脚区、编号区。单击"幻灯片母版"|"母版版式"|"母版版式"按钮,弹出如图5-22所示的"母版版式"对话框。如果取消已选中的复选框,母版中的相应内容将不显示。幻灯片母版下方显示的是母版版式页,默认情况下,一个幻灯片母版中包含 11 种版式。

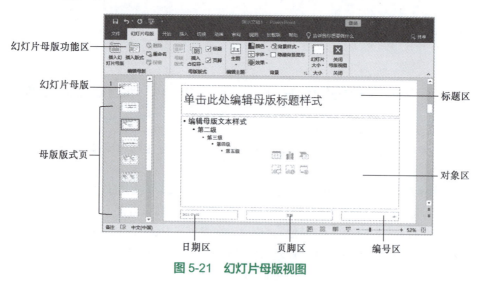

图 5-21　幻灯片母版视图

（2）编辑幻灯片母版

在幻灯片母版中可以对已有版式的字体格式、背景样式、主题进行设置，也可以添加自定义版式，其编辑方法与幻灯片的编辑方法相同。

① 字体格式修改方法：在需要修改的母版中选中某一占位符，在"开始"|"字体"组中对文本字体、颜色、字号等进行设置。

② 背景样式修改方法：单击"幻灯片母版"|"背景"|"背景样式"下三角按钮，在弹出的下拉列表中选择合适的背景样式，或者选择下拉列表中的"设置背景格式"选项，在右侧出现的"设置背景格式"面板中完成更多的背景格式设置。

③ 主题样式修改方法：单击"幻灯片母版"|"编辑主题"|"主题"下三角按钮，在下拉列表中选择合适的主题，然后通过"背景"组的"颜色"、"字体"和"效果"等按钮快速设置母版主题样式。

④ 自定义内容版式方法：首先，单击"幻灯片母版"|"编辑母版"|"插入版式"按钮，在母版中添加一个只有标题占位符的幻灯片。然后，在"母版版式"组中单击"插入占位符"下三角按钮，在弹出如图 5-23 所示下拉列表中选择需要插入的占位符类型，拖动鼠标绘制可生成自定义大小的该类型占位符。在"母版版式"组中还可以设置是否显示"标题"和"页脚"。设置完毕后，单击"关闭母版视图"按钮。最后，返回普通视图，单击"开始"|"幻灯片"|"版式"下三角按钮可以看到自定义的版式。

⑤ 幻灯片母版中页眉/页脚包含日期、页脚和幻灯片编号三部分。

设置页眉/页脚格式的方法：选中页眉/页脚的占位符，"开始"|"字体"组中的命令可以设置页眉/页脚字体格式和颜色，使用"绘图工具|格式"选项卡修改页眉/页脚的外观；如果需要设置幻灯片编号，单击"幻灯片母版"|"大小"|"幻灯片大小"按钮，在弹出的"幻灯片大小"对话框中设置幻灯片编号起始值。

添加页眉/页脚方法：设置完页眉/页脚格式后，返回普通视图，单击"插入"|"文本"|"页眉和页脚"按钮，在弹出如图 5-24 所示的"页眉和页脚"对话框中设置页脚内容、日期和时间、幻灯片编号，单击"应用"或"全部应用"按钮，即可在幻灯片中插入页眉/页脚内容。

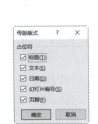 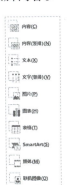 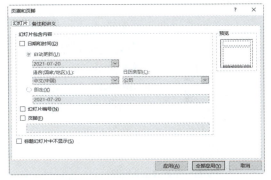

图 5-22 "母版版式"对话框　　图 5-23 "插入占位符"下拉列表　　图 5-24 "页眉和页脚"对话框

> **要点提示：**
> 对已经改动过的幻灯片，在母版中的修改对其不再起作用，因此，对演示文稿应该先修改母版，使其满足大多数幻灯片要求，再修改个别的幻灯片。如果幻灯片的外观已经改动，又希望恢复为母版的样式，可以单击"开始"|"幻灯片"|"重置"按钮。

任务 5-5 幻灯片母版格式、自定义母版版式以及日期和页脚的设置。

要求：

① 设置"回顾1"幻灯片母版格式：修改"母版标题样式"、插入文本框。

② 设置"回顾1"幻灯片版式格式：修改"标题和内容"版式格式。

③ 自定义母版版式，设置版式格式和版式重命名。

④ 设置日期和页脚格式，在幻灯片中添加日期和页脚。

视频：
任务5-5

⑤幻灯片中应用新建的版式。
操作提示：
（1）设置"回顾1"幻灯片母版格式

①进入幻灯片母版视图：打开素材文件5-5.pptx，单击"视图"｜"母版视图"｜"幻灯片母版"按钮，打开"幻灯片母版"视图。

②设置"回顾1"幻灯片母版标题格式：单击左侧"幻灯片母版"缩略图，选中右侧的"母版标题样式"占位符，单击"幻灯片母版"｜"背景"｜"字体"下三角按钮，在弹出的下拉列表中选择第二个"office2007-2010"字体样式。字体颜色设为"开始"｜"字体"｜"字体颜色"下拉列表第5行第5个"青绿色，个性色1，深色25%"。

③设置"回顾1"幻灯片母版文本样式格式：在"幻灯片母版"上选中"母版文本样式"占位符，项目符号设为"开始"｜"段落"｜"项目符号"列表中第2行第2个"加粗空心方形项目符号"，行距设为"1.5"。

④插入文本框：单击"插入"｜"文本"｜"文本框"下三角按钮，在下拉列表中选择"绘制横排文本框"选项，在编辑区右上角拖动鼠标插入文本框，在文本框中输入文本"人工智能在医学中的应用"。字体格式设为"华文行楷，16，深蓝"，"绘图工具｜格式"｜"艺术字样式"｜"文本效果"设置为"映像"｜"映像变体"｜"半映像：接触"样式（第1行第2个），效果如图5-25所示。

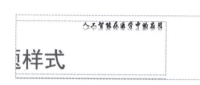

图5-25 插入文本框效果图

（2）自定义母版版式

①插入版式：选中"标题内容"版式，单击"幻灯片母版"｜"编辑母版"｜"插入版式"按钮，在"标题和内容"版式下方插入一个"只有母版标题样式"的自定义版式。

②设置版式格式：单击"母版版式"｜"插入占位符"下三角按钮，在弹出的下拉列表中选择"图片"占位符，在编辑区左侧拖动鼠标插入图片占位符，调整其大小。同样方法，在下拉列表中选择"文本"占位符，在编辑区右侧拖动鼠标插入文本占位符，调整其大小。效果如图5-26所示。

③新版式重命名：选中新版式缩略图，单击"编辑母版"｜"重命名"选项，命名为"图片和文本"，单击"重命名"按钮。

（3）设置日期、页脚格式

①设置日期、页脚格式：单击幻灯片母版缩略图，选中日期和页脚占位符，设置字号为"11"，字体为"楷体"。

②插入日期和页脚：单击"插入"｜"文本"｜"页眉页脚"按钮，弹出"页眉和页脚"对话框，设置日期和页脚内容，选中"日期和时间"复选框，单击选中"自动更新"单选按钮，选中"页脚"复选框，在文本框中输入"首都医科大学"，选中"标题幻灯片中不显示"复选框，然后单击"全部应用"按钮。

③关闭幻灯片母版视图：单击"幻灯片母版"｜"关闭"｜"关闭母版视图"按钮，关闭幻灯片母版视图，返回普通视图。

（4）应用新的幻灯片版式

在普通视图中右击第5张幻灯片缩略图，在弹出的快捷菜单中选择"版式"级联菜单中的"图片和文本"选项，应用新的幻灯片版式，调整图片大小，效果如图5-27所示。

（5）保存文件

保存文件为"5-5结果.pptx"。

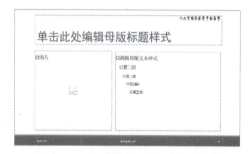

图5-26 "图片和文本"版式效果图

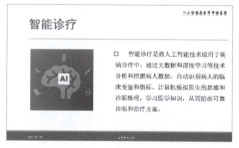

图5-27 应用新版式效果图

2. 讲义母版

讲义母版用于格式化讲义，将多张幻灯片显示在一张幻灯片中，以用于打印输出。单击"视图"|"母版视图"|"讲义母版"按钮，切换到如图 5-28 所示讲义母版视图。

"讲义母版"|"页面设置"组可以设置讲义的页面方向、幻灯片大小及每页幻灯片数量。"讲义母版"|"占位符"组可以设置页眉、页脚、日期、页码在讲义中的可见性。"讲义母版"|"编辑主题"组可以设置讲义的主题样式。"讲义母版"|"背景"组可以设置讲义主题颜色、字体、效果、背景样式。

3. 备注母版

备注母版用于格式化演讲者的备注页面。在备注母版中可以添加图形、项目符号和文字，调整幻灯片区域的大小。单击"视图"|"母版视图"|"备注母版"按钮，切换到如图 5-29 所示备注母版视图。

"备注母版"|"页面设置"组可以设置讲义的备注页方向、幻灯片大小。"备注母版"|"占位符"组可以设置幻灯片图像、正文、页眉、页脚、日期和页码的可见性。"备注母版"|"编辑主题"组可以设置备注的主题样式。"备注母版"|"背景"组可以设置颜色、字体、效果、背景样式。

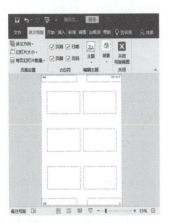

图 5-28　讲义母版视图

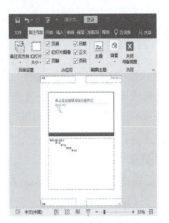

图 5-29　备注母版视图

5.4　多媒体对象

为了让幻灯片的内容更加清晰直观，在制作幻灯片时可以插入图片、表格、图表、图形、艺术字、音频、视频等对象。

5.4.1　图片

在幻灯片中插入图片和相册，制作图文并茂的演示文稿，可以增强演示文稿的演示效果。

1. 插入和编辑图片

图片是在制作演示文稿中最常用的对象，在幻灯片中插入合适的图片可以制作出形象生动的演示文稿。

插入图片的方法：单击幻灯片的内容占位符上的"插入图片"按钮，或者单击"插入"|"图像"|"图片"按钮，或者单击"插入"|"图像"|"联机图片"按钮（需要联网），均可插入图片。

编辑图片的方法：选中需要设置的图片，窗口功能区会自动增加"图片工具|格式"选项卡。此选项卡可以校正图片的亮度、对比度和颜色，设置图片的样式，调整图片大小、对齐方式、层叠顺序、旋转角度等。具体方法与 Word 2019 一致，这里不再赘述。

2. 插入屏幕截图

打开需要屏幕截图的界面，单击"插入"|"图像"|"屏幕截图"下三角按钮，在打开的下拉列表中选择"屏幕剪辑"选项。鼠标指针变成十字形，屏幕变白，拖动鼠标左键进行屏幕截图，松开鼠标，截图自动插入幻灯片中。

3. 插入相册

使用相册功能将批量图片导入幻灯片中，制作个性化相册。单击"插入"|"图像"|"相册"下三角按钮，

在弹出的下拉列表中选择"新建相册"按钮,打开如图 5-30 所示的"相册"对话框。单击"文件/磁盘"按钮,在打开的"插入新图片"对话框中插入图片,返回"相册"对话框。在"相册版式"区域,根据需要设置图片版式、相框形状和主题。在"相册中的图片"区域选中图片时,可以调整图片顺序、亮度、对比度等。单击"创建"按钮,生成一个新的演示文稿。

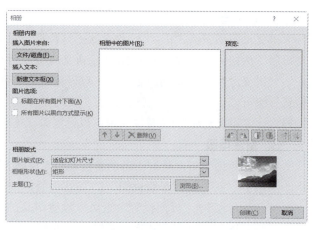

图 5-30 "相册"对话框

5.4.2 表格、图表、图形与艺术字

在幻灯片中使用图表能直观地、清晰地表达数据,而插入形状和 SmartArt 图形,可以让演示文稿更美观。

1. 插入和编辑表格

插入表格的方法:利用幻灯片版式,在内容占位符中单击"插入表格"按钮,如图 5-31 所示。弹出"插入表格"对话框,设置表格的行数和列数,单击"确定"按钮,生成表格。或者 单击"插入"|"表格"|"表格"命令,插入表格。

编辑表格的方法:选中幻灯片上的表格,窗口会自动增加"表格工具|设计"和"表格工具|布局"两个选项卡。"表格工具|设计"选项卡的命令可以设置表格样式、艺术字样式、表格边框线条和颜色及绘制表格等内容。"表格工具|布局"选项卡的命令可以合并和拆分单元格、插入和删除列或行、设置单元格大小、表格尺寸以及表格中文本的对齐方式等内容。

2. 插入和编辑图表

形象直观的图表比文字数据更容易让人理解,在幻灯片中插入图表可以使幻灯片显示效果更加清晰。在 PowerPoint 2019 中,可以插入 16 种图表,新增了漏斗图,还可以组合图表。

插入图表的方法:单击"插入"|"插图"|"图表"按钮,或者单击内容占位符中的"插入图表"按钮,弹出"插入图表"对话框,选择某一图表的类型,再选择需要的图样,单击"确定"按钮,将自动生成一个图表,并且打开"Microsoft PowerPoint 中的图表"窗口,如图 5-32 所示。在工作表中输入数据或复制数据,关闭窗口即可查看相应的图表。

编辑图表的方法:插入图表后,窗口会自动增加"图表工具|设计"和"图表工具|格式"两个选项卡。"图表工具|设计"选项卡的命令可以修改图表的类型、图表样式、布局、图表数据源范围等内容。"图表工具|格式"选项卡的命令可以设置图表的形状样式、图表中的文字样式。

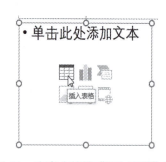

图 5-31 内容占位符"插入表格"按钮

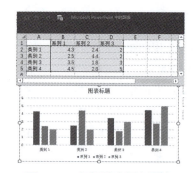

图 5-32 幻灯片中插入图表

视频:
任务5-6

任务 5-6 表格和图表的插入。

要求:插入表格和图表,并设置其样式。

操作提示:

① 新建一个空白演示文稿:单击"文件"|"新建"命令,创建空白演示文稿,单击"开始"|"幻灯片"|"版式"下三角按钮,在弹出的下拉列表中,选择"两栏内容"版式。标题占位符输入"2021年招生计划"。

② 插入表格：单击“插入”|“表格”|“表格”下三角按钮，在弹出的下拉列表中选择 6 行 3 列的表格，在编辑区插入一个表格，输入数据如图 5-33 所示。

③ 编辑表格：选中表格，单击“表格工具|设计”|“表格样式”|“其他”按钮，在弹出的下拉列表中选择“浅色”区域第 1 行第 3 个样式，单击“表格工具|布局”|“对齐方式”|“水平居中”和“垂直居中”按钮。

④ 插入图表：单击右侧占位符中的“插入图表”按钮，在弹出的“图表类型”对话框中，选择“饼图”中的“三维饼图”，单击“确定”按钮，在幻灯片编辑区插入图表。

⑤ 输入数据：在 Excel 表中输入如图 5-33 所示表格中专业和招生人数数据。

⑥ 设置图表的格式：在“图表工具|设计”|“图表样式”|“更改颜色”下三角按钮，在弹出的下拉列表中选择“彩色调色板 4”，图表样式设为“样式 9”，效果如图 5-34 所示。

⑦ 保存文件为“5-6 结果 .pptx”。

专业	学制	招生人数
临床医学	五年	215
儿科学	五年	30
基础医学	五年	40
生物医学工程	四年	55
听力与言语康复学	四年	15

图 5-33　表格输入文本

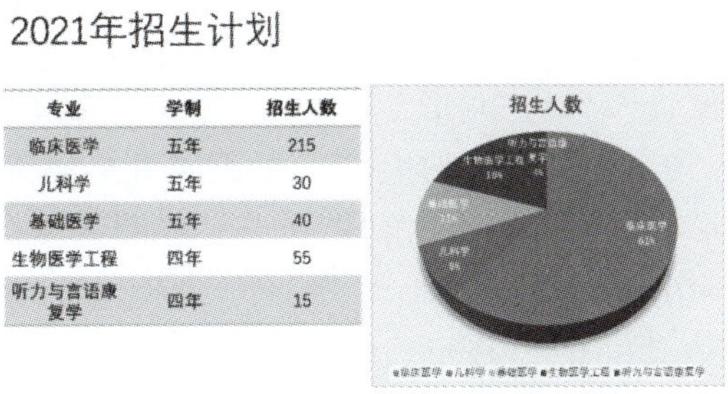

图 5-34　任务 5-6 效果图

3. 插入和编辑形状

在幻灯片中插入形状，可以突出幻灯片的主题内容和布局。在幻灯片中可以添加一个形状或多个形状，并且将多个形状合并生成一个更为复杂的形状。形状中可以添加文字、项目符号、编号等，形状还可以设置快速样式等。

插入形状的方法：单击“开始”|“绘图”|“形状”下三角按钮或者单击“插入”|“插图”|“形状”下三角按钮，在弹出的下拉列表中选择需要的形状，在幻灯片空白处，按住鼠标左键并拖动到适合位置处释放鼠标，即可插入形状。

编辑形状的方法：插入形状后，窗口的功能区会自动增加“绘图工具|格式”选项卡，此选项卡可以设置形状样式、艺术字样式、形状大小、对齐方式、叠放顺序、旋转形状和组合形状等内容。编辑形状方法与 Word 2019 一致，这里不再赘述。

要点提示：

在制作幻灯片时，拖动需要对齐的形状、图片或文本框等对象至另一个对象附近时，编辑区会显示智能网格线。利用智能网格线可以对齐页面大部分对象。打开智能网格线的方法：单击“视图”|“显示”|“网格设置”按钮，在打开的“网格和参考线”对话框中选中“形状对齐时显示智能向导”复选框，单击“确定”按钮。如果需要打开网格线和参考线，在“视图”|“显示”组中选中“网格线”和“参考线”复选框。

4. 插入和编辑 SmartArt 图形

SmartArt 图形用于直观地描述各单元的层次结构和相互关系。PowerPoint 2019 提供了多种不同布局的 SmartArt 图形，可以轻松创建不同风格的图形。

插入 SmartArt 图形的方法：单击“插入”|“插图”|“SmartArt”按钮，打开“选择 SmartArt 图形”对话框，如图 5-35 所示。在左侧窗格中选择类型，在中间窗格中选择合适的图形，右侧窗格将显示选中图形的简要说明。单击“确定”按钮后，在当前幻灯片中插入指定类型的 SmartArt 图形，单击图形中文本占位符，直接输入文本。

图 5-35　“选择 SmartArt 图形”对话框

编辑 SmartArt 图形的方法：插入 SmartArt 图形后，窗口功能区

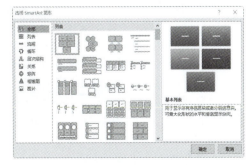

会自动增加"SmartArt工具|设计"和"SmartArt工具|格式"两个选项卡。"SmartArt工具|设计"选项卡可以设置SmartArt图形的样式和版式、添加形状、调整文本级别和顺序以及将SmartArt图形转换为文本和形状。"SmartArt工具|格式"选项卡可以设置形状的样式和图形中文字的样式。

视频：
任务5-7

任务 5-7 形状和SmartArt图形的插入。

要求： 在幻灯片母版中插入形状并组合形状，插入和编辑SmartArt图形，把文字转变成SmartArt图形。

操作提示：

（1）插入形状

① 进入幻灯片母版视图：打开素材文件5-7.pptx，单击"视图"|"母版视图"|"幻灯片母版"按钮，打开"幻灯片母版"视图。

② 插入形状：在幻灯片母版中单击"插入"|"插图"|"形状"下三角按钮，在弹出的下拉列表中选择"三角形"形状，在编辑区拖动鼠标，画出一个三角形。选中三角形，单击"绘图工具|格式"|"排列"|"旋转"下三角按钮，在下拉列表中选择"向右旋转90°"。

③ 复制形状：选中三角形，再复制粘贴两个三角形，利用智能网格线调整对齐三角形的位置，使3个三角形叠加一起，效果如图5-36所示。

④ 组合形状：选中3个三角形，单击"绘图工具|格式"|"排列"|"组合"下三角按钮，在弹出的下拉列表中选择"组合"选项，3个形状合并成1个形状。

（2）插入SmartArt图形

① 新建"标题和内容"幻灯片：关闭幻灯片母版视图，选中第5张幻灯片缩略图，新建"标题和内容"的幻灯片，标题占位符输入文本"医疗机器人"。

图 5-36 插入形状效果图

② 插入SmartArt图形：在第6张幻灯片中单击内容占位符中的"插入SmartArt图形"按钮，在弹出的"选择SmartArt图形"对话框中选择"层次结构"中的第1行第1个"组织结构图"，单击"确定"按钮。编辑区中插入SmartArt图形，左侧显示"组织结构图"窗格。

③ 在SmartArt图形中添加与删除形状：选中助理形状（第2行左侧形状），按下【Delete】键删除形状。然后选中第2行右边第1个形状，单击"SmartArt工具|设计"|"创建图形"|"添加形状"按钮，在弹出的下拉列表中选择"在后面添加形状"选项，形状添加成功，再添加两个形状。依次在形状内输入文字"医疗机器人"、"手术机器人"、"达芬奇手术机器人"、"康复机器人"、"外骨骼机器人"、"服务机器人"和"护理机器人"。

④ 在SmartArt图形中降级形状：选中"达芬奇手术机器人"形状，单击"SmartArt工具|设计"|"创建图形"组中的降级按钮，移到"手术机器人"形状下方，用同样方法将"外骨骼机器人"形状移到"康复机器人"形状下方。

⑤ 设置SmartArt图形样式：选中SmartArt图形，单击"SmartArt工具|设计"|"SmartArt样式"|"其他"按钮，将"SmartArt样式"设为第1行第5个"强烈效果"，然后单击"更改颜色"下三角按钮，在弹出的下拉列表中选择"彩色填充，个性色2"，文字字号设为"24"。最后效果如图5-37所示。

（3）把文字转换成SmartArt图形

选中第4张幻灯片，选中内容占位符里的文本，右击，在弹出的快捷菜单中选择"转换成SmartArt图形"级联菜单中的"其他SmartArt图形"选项，在弹出的"选择SmartArt图形"对话框中选择"列表"中的倒数第2行第3个"垂直曲线列表"，单击"确定"按钮，调整图形位置和大小，效果如图5-38所示。

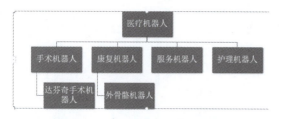
图 5-37 "组织结构图"效果图

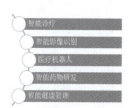
图 5-38 "垂直曲线列表"效果图

（4）保存文件

保存文件为"5-7结果.pptx"。

5. 插入艺术字

在幻灯片中添加艺术字，可以使幻灯片增加美感，更能吸引人。

插入艺术字的方法：单击"插入"|"文本"|"艺术字"下三角按钮，在弹出的下拉列表中选择合适的艺术字样式，幻灯片自动生成一个带有艺术字样式的文本框，单击此框删除预设文字，输入文本。编辑艺术字的方法与 Word 2019 一致，这里不再赘述。

6. 插入图标

PowerPoint 2019 提供一些在线 SVG 图标，插入到幻灯片中，可以对图标设置图形样式、填充颜色，并且可以转换成形状。

插入图标的方法：单击"插入"|"插图"|"插入图标"按钮（需要联网），在弹出如图 5-39 所示的"插入图标"对话框中，选择需要的图标，单击"插入"按钮，图标插入到幻灯片中。

编辑图标的方法：选中图标，窗口自动增加"图形工具|格式"选项卡。此选项卡可以设置图形样式、形状大小、对齐方式、叠放顺序、旋转图形以及转换为形状等内容。

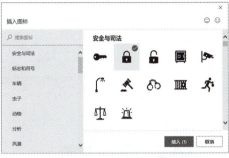

图 5-39 "插入图标"对话框

任务 5-8 在幻灯片中艺术字、图片和图标的插入。

要求：插入艺术字、图片、图标并设置其样式。

操作提示：

视频：
任务5-8

① 插入艺术字：打开素材文件 5-8.pptx，选中第 6 张幻灯片缩略图，删除此幻灯片中的标题占位符，单击"插入"|"文本"|"艺术字"下三角按钮，在弹出的下拉列表中选择第 1 行第 2 个"填充青绿色，主题色 1，阴影"，输入文字"智能诊疗案例"，并将艺术字移至之前标题位置。

② 设置艺术字格式：选中艺术字，在"绘图工具|格式"|"艺术字样式"|"文本轮廓"中颜色设置为"蓝色，个性色 2，深色 25%"，粗细设为"1.5 磅"；"文本效果"设为"阴影"|"外部"|"偏移：中"和"转换"|"弯曲"|"V 形：倒"，效果如图 5-40 所示。

③ 第 2 张幻灯片插入图标：选中第 2 张幻灯片缩略图，单击"插入"|"插图"|"图标"按钮，在弹出的"插入图标"对话框的"搜索"框中输入"技术和电子"，右侧搜索结果区域选择"机器人"图标，单击"插入"按钮，幻灯片显示图标。选中图标，调整其大小和位置，在"图形工具|格式"|"图形样式"组中，图形填充设置为"标准色 蓝色"，形状轮廓主题颜色设为"白色，背景 1，深色 25%"，图形效果设为"阴影"|"透视"|"透视：右上"，单击"排列"|"旋转"下三角按钮，在弹出的下拉列表中选择"其他旋转选项"选项，在打开的"设置图形格式"面板中，"大小与属性"|"大小"|"旋转"设为 15 度，效果如图 5-40 所示。

④ 第 4 张幻灯片插入图片：选中第 4 张幻灯片缩略图，单击左侧占位符中"插入图片"按钮，在弹出的"插入图片"对话框中选择图片文件"AI.png"，单击"插入"按钮，幻灯片显示图片。选中图片，在"图片工具|格式"|"图片样式"组中，图片效果设置为"阴影"|"外部"|"偏移：中"和"映像"|"半映像：接触"，效果如图 5-40 所示。

⑤ 第 5 张幻灯片图片添加样式：切换到第 5 张幻灯片，选中图片，图片样式设置为第一个样式"简单框架，白色"，"图片边框"中颜色设为"浅绿"。然后单击"图片工具|格式"|"大小"|"裁剪"下三角按钮，在弹出的下拉列表中选择裁剪形状为"六边形"，效果如图 5-40 所示。

⑥ 保存文件为"5-8 结果 .pptx"。

思政导引：

习近平总书记在党的二十大报告中指出，坚持面向世界科技前沿、面向经济主战场、面向国家重大需求、面向人民生命健康，加快实现高水平科技自立自强。天玑骨科手术机器人正是我国自主研发的骨科导航机器人，是世界上目前唯一能够开展四肢、骨盆骨折以及脊柱全节段手术的骨科机器人。虽然在 2015 年 8 月，积水潭医院田伟院士就曾在 SPINE SURGERY 脊柱外科杂志上发表了关于天玑骨科手术机器人辅助骨科手术的文章，并引起了骨科学界的轰动。科研团队还是在研发过程中经历了 2 000 次失败。但他们依然刻苦钻研，攻克各种难题，不断改进导航技术。作为医学生，在学习课程和研究课题中遇到困难时，这种勇于探索、刻苦钻研的精神尤为重要。

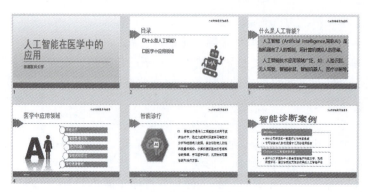

图 5-40　任务 5-8 效果图

5.4.3　音频与视频

在制作幻灯片过程中适当添加各种多媒体对象，会使幻灯片的内容更加富有感染力。

1. 插入音频

在幻灯片中添加音频文件，可以增强演示文稿的听觉效果。PowerPoint 2019 支持的音频文件格式有：AIFF、AU、MIDI、MP3、Windows 音频文件、Windows Media 音频文件和 QuickTime 音频文件等。

（1）插入音频的方法

选中需要插入音频的幻灯片，单击"插入"|"媒体"|"音频"下三角按钮，弹出的音频来源下拉列表，如图 5-41 所示。

①选择"PC 上的音频"选项，在弹出的"插入音频"对话框中选择音频文件，单击"插入"按钮，幻灯片中显示音频图标和播放控件，如图 5-42 所示。

②选择"录制音频"选项，在弹出如图 5-43 所示的"录制声音"对话框中单击"录制"按钮，开始录制声音，录制完毕后单击"停止"按钮，再单击"确定"按钮，录制音频被插入到幻灯片中。

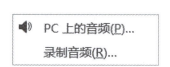　　　　　　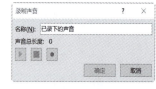

图 5-41　"音频来源"下拉列表　　图 5-42　在幻灯片中插入音频　　图 5-43　"录制声音"对话框

（2）设置音频的方法

选中音频图标，窗口会自动增加"音频工具|播放"和"音频工具|格式"两个选项卡。"音频工具|播放"选项卡可以添加书签、剪裁音频、设置淡化持续时间、设置播放方式等，如图 5-44 所示。"音频工具|格式"选项卡可以设置音频图标的外观。

单击音频文件图标下的"播放"按钮，或者单击"音频工具|播放"|"预览"|"播放"按钮，可以播放音频。如果让音乐贯穿所有的幻灯片，设置方法为：单击"音频工具|播放"|"音频样式"|"在后台播放"按钮。

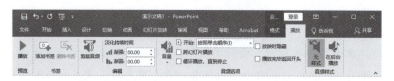

图 5-44　"音频工具|播放"选项卡

2. 插入视频

为了更好地表现演示文稿的主题，在幻灯片中插入视频可以增强说服力，达到更完美的演示效果。

（1）插入视频的方法

单击"插入"|"媒体"|"视频"下三角按钮，弹出视频来源下拉列表，如果选择"联机视频"选项，通过

输入视频的地址，获取需要的视频。如果选择"PC 上的视频"选项，弹出对话框，选择需要插入的视频文件，单击"插入"按钮，在幻灯片中显示插入的视频，视频底部显示播放控件，如图 5-45 所示。

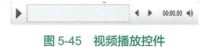

图 5-45　视频播放控件

（2）设置视频的方法

选中插入视频文件图标，窗口功能区会自动增加"视频工具|格式"和"视频工具|播放"两个选项卡。"视频工具|格式"选项卡主要设置视频图标的外观，修改视频样式，调整亮度/对比度，修改尺寸大小等。"视频工具|播放"选项卡主要修改视频播放顺序，剪裁视频，设置视频淡化持续时间，添加书签，插入题注等，如图 5-46 所示。

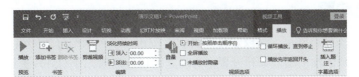

图 5-46　"视频工具|播放"选项卡

任务 5-9　音频和视频的插入。
要求：插入音频并设置音频播放方式，插入视频并设置视频格式和播放方式。
操作提示：

视频：
任务5-9

① 插入音频：打开素材文件 5-9.pptx，选中第 1 张幻灯片，单击"插入"|"媒体"|"音频"下三角按钮，在弹出的下拉列表中选择"PC 上的音频"选项，在弹出的"插入音频"对话框中，选择要插入的音频文件"卡农 .mp3"，单击"打开"按钮，在编辑区中出现小喇叭图标，将喇叭图标移动到幻灯片右下角，如图 5-47 左图所示。

② 设置音频播放方式：在"音频工具|播放"|"编辑"|"淡化持续时间"区域中渐强设为 5 秒，渐弱设为 5 秒。在"音频工具|播放"|"音频选项"组中，选中"跨幻灯片播放"选项、"循环播放，直到停止"选项和"放映时隐藏"选项。

③ 插入视频：右击第 4 张幻灯片缩略图，在弹出的快捷菜单中选择"新建幻灯片"命令，在内容占位符中单击"视频"按钮，在弹出"插入视频"对话框中单击"来自文件"选项中的"浏览"按钮，在弹出的"插入视频"对话框，选择要插入的视频文件"生物医学工程专业介绍 .avi"，单击"打开"按钮，在编辑区中出现视频图标。

④ 设置视频播放方式：在"视频工具|播放"|"视频选项"组中，选中"全屏播放"复选框。

⑤ 设置视频外形样式：单击"视频工具|格式"|"调整"|"海报框架"下三角按钮，在弹出的下拉列表中选择"文件中的图像"选项，在打开的"插入图片"对话框中单击"来自文件"选项，选择一个图像文件"花海 .jpg"，单击"插入"按钮。然后单击"视频工具|格式"|"视频样式"|"视频形状"下三角按钮，在弹出的下拉列表中选择"矩形形状"中的"矩形圆角"，效果如图 5-47 右图所示。

⑥ 设置标题格式：选中当前幻灯片标题占位符，输入文本"专业介绍视频"，标题占位符输入文本"专业介绍视频"，用格式刷将此幻灯片标题格式与第 3 张幻灯片标题格式一致。

⑦ 保存文件为"5-9 结果 .pptx"。

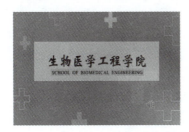 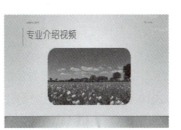

图 5-47　任务 5-9 效果图

3. 录制屏幕

屏幕录制可以录制屏幕正在进行的任何内容并将其插入到演示文稿中。其操作方法如下：

打开需要录制的内容，单击"插入"|"媒体"|"屏幕录制"按钮，切换计算机屏幕，打开"屏幕录制"对话框，如图5-48所示。先选择"选择区域"按钮拖动鼠标绘制矩形区域作为录制区域。单击"录制"按钮开始录制，"屏幕录制"对话框自动消失。录制结束时，鼠标移出录制区域至屏幕上方，"屏幕录制"对话框自动出现。单击"停止"按钮，结束录制，或按【⊞+Shift+Q】组合键停止录制。系统自动将录制的视频插入当前幻灯片中。

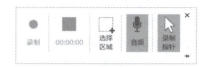

图 5-48　"屏幕录制"对话框

5.5 链接与动画

在制作幻灯片时，通过添加超链接、缩放定位或者动作按钮可以控制幻灯片的演示顺序，实现幻灯片之间的切换。此外，还可以为幻灯片添加动画效果和设置幻灯片之间切换效果，让幻灯片更加生动形象。

5.5.1 链接

1. 超链接

超链接可以实现在同一演示文稿中从一张幻灯片到另一张幻灯片的链接，或者从一张幻灯片到不同演示文稿的另一张幻灯片、电子邮件地址、网页以及文件的链接。创建超链接的对象可以是文本、图片、图标或各种形状等页面对象。

创建超链接的方法：选中要建立超链接的对象，单击"插入"|"链接"|"链接"按钮，打开"插入超链接"对话框，如图5-49所示。在"链接到："区域选中超链接目标位置，在"要显示的文字"文本框中输入要在幻灯片中显示为超链接的文字（如果是已选中文字，

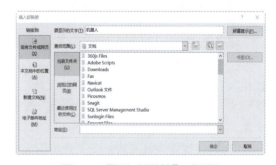

图 5-49 "插入超链接"对话框

此时默认为该文字，可在此修改为其他文字；如果创建的对象是非文字，则此项不能修改）。单击"屏幕提示"按钮，在弹出的对话框中输入屏幕提示文字。单击"确定"按钮，超链接创建完成。

放映演示文稿时，鼠标指针移到建立超链接的对象上，指针变成手形，指针下方显示屏幕提示，单击即可跳转到指定的幻灯片、文件、网页等。

编辑超链接的方法：选中超链接的对象，单击"插入"|"链接"|"链接"按钮，或者右击超链接对象，在弹出的快捷菜单中选择"编辑链接"按钮，打开"编辑超链接"对话框，可以修改链接的目标位置、屏幕提示信息、要显示的文字等内容。在此对话框中，单击"删除链接"按钮，可以取消超链接。

如果超链接的对象是文本，则文本下方显示下画线，系统默认超链接颜色为蓝色。修改超链接颜色的方法：单击"设计"|"变体"|"其他"按钮，在弹出的下拉列表中选择"颜色"|"自定义颜色"选项，在打开的"新建主题颜色"对话框中，单击"超链接颜色"下三角按钮和"已访问超链接颜色"下三角按钮分别修改超链接颜色和已访问超链接颜色。

> **要点提示：**
> 在PowerPoint 2019中，如果去掉超链接文本下画线，可以在文本框中输入文本。文本框设为无边框，选中文本框设置超链接。

2. 缩放定位

缩放定位是PowerPoint 2019新增的功能，主要创建指定某张幻灯片或某节的链接。缩放定位包括摘要缩放定位、节缩放定位和幻灯片缩放定位3种。摘要缩放定位主要是创建交互式目录，节缩放定位主要是跳转到特定节，幻灯片缩放定位主要是跳转到某特定幻灯片。单击"插入"|"链接"|"缩放定位"下三角按钮，在弹出如图5-50所示的列表中选择合适的选项，在弹出的对话框中选择需要缩放定位的幻灯片，单击"确定"按钮，选中幻灯片以图片的形式插入到当前幻灯片中或者插入到新增的"摘要部分"

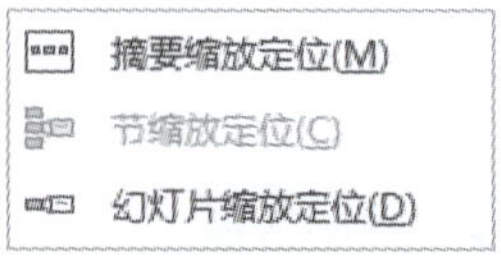

图 5-50　"缩放定位"下拉列表

节幻灯片中。

3. 动作

在幻灯片中，添加动作按钮或动作设置可以实现幻灯片之间或幻灯片和其他文件之间交换。所选对象可以是文本、图片、形状等。为对象添加动作后，在放映过程中进行鼠标单击或鼠标移过该对象时完成动作。

创建动作的方法：选中创建动作的对象，单击"插入"|"链接"|"动作"按钮，打开"操作设置"对话框，如图 5-51 所示。在"单击鼠标"和"鼠标悬停"选项卡中选中"超链接到"单选按钮，选择下拉列表中需要链接的位置，单击"确定"按钮，完成动作的创建。

PowerPoint 2019 提供了内置形状按钮，可以用于转到下一张、上一张、最后一张等默认按钮。单击"插入"|"插图"|"形状"下三角按钮，在弹出的下拉列表中的"动作按钮"区域选中需要的动作按钮。

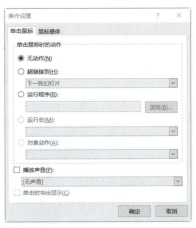

图 5-51 "操作设置"对话框

任务 5-10 超链接和动作按钮的添加。

要求：文本添加超链接并更改超链接颜色，添加"下一页"动作按钮并设置其样式，添加"返回目录"形状按钮。

视频：
任务5-10

操作提示：

① 添加超链接：打开素材文件 5-10.pptx，选中第 2 张幻灯片，选中文本"什么是人工智能？"，单击"插入"|"链接"|"链接"按钮，在打开的"插入超链接"对话框中单击"本文档中的位置"命令，在右侧"请选择文档中的位置："框下方选中"3. 什么是人工智能？"，然后单击"确定"按钮。用上述同样方法为文本"医学应用领域"添加超链接，打开"插入超链接"对话框，在右侧"请选择文档中的位置："框下方选中"4. 医学应用领域"，单击"确定"按钮。

② 设置超链接颜色：单击"设计"|"变体"|"其他"按钮，在弹出的下拉列表中选择"颜色"|"自定义颜色"选项，在打开"新建主题颜色"对话框中，单击"超链接颜色"下三角按钮，在弹出的下拉列表中选择"紫色"，单击"已访问超链接颜色"下三角按钮，在弹出的下拉列表中选择"青色，个性色 6 深色 25%"，名称设为"超链接"，单击"保存"按钮，超链接文本颜色发生变化，效果如图 5-52 左图所示。

③ 插入动作按钮：选中第 3 张幻灯片，单击"插入"|"插图"|"形状"下三角按钮，在弹出的下拉列表中选择"动作"按钮中的"前进或下一项"按钮，在编辑区右下角拖动鼠标绘制动作按钮，松开鼠标，会打开"操作设置"对话框，"超链接到"列表框中选择"下一张幻灯片"，播放声音设为"风铃"，然后单击"确定"按钮。动作按钮的大小高为 1.2 厘米、宽为 1.2 厘米。

④ 插入形状：用步骤③方法单击"形状"下三角按钮，在弹出的下拉列表中，选择箭头总汇中第 2 行第 7 个"箭头五边形"。在编辑区右上角拖动鼠标插入形状，然后输入文本"返回目录"，字号为 20、加粗。形状样式设为第 5 行第 3 个"中等效果 – 蓝色，强调颜色 2"，调整形状的位置和大小，效果如图 5-52 右图所示。

⑤ 形状设置动作：选中形状，单击"插入"|"链接"|"动作"按钮，在弹出的"操作设置"对话框中，选择"幻灯片"选项，在打开的"超链接到幻灯片"对话框中选择"2. 目录"选项，单击"确定"按钮。

⑥ 为第 4～9 张幻灯片添加动作按钮：选中第 3 张幻灯片的"下一页"动作按钮和"返回目录"形状按钮，利用【Ctrl+C】组合键和【Ctrl+V】组合键，把上述 2 个按钮复制粘贴到第 4～9 张幻灯片，第 10 张幻灯片插入"返回目录"形状按钮。

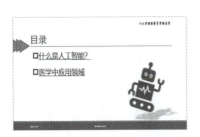
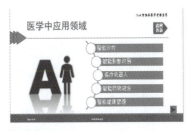

图 5-52 任务 5-10 效果图

⑦ 放映幻灯片：按【F5】键播放幻灯片，可以查看幻灯片中动作按钮效果。
⑧ 保存文件为"5-10 结果 .pptx"。

5.5.2 动画

动画可以提高演示文稿的趣味性，增强演示文稿的视觉效果，使演示文稿的内容更丰富。设计动画有两种：
① 幻灯片内的对象添加动画效果。在幻灯片中，用户可以为文本、图片、图形、表格、图表、音频、视频等对象添加动画效果。可以给某个对象单独使用动画效果，也可以将多种动画效果组合一起。
② 幻灯片之间设置动画切换效果。

1. 自定义动画

PowerPoint 2019 提供 4 种类型的动画效果：进入、强调、退出和动作路径。
- "进入"效果：设置对象出现的动画效果，从无到有、陆续展现的动画效果。
- "强调"效果：设置对象从初始状态到另一个状态，再回到初始状态的动画效果。
- "退出"效果：设置对象退出的动画效果，从有到无、逐渐消失的动画效果。
- "动作路径"：让对象沿特定的轨迹路径运动的动画效果。除了内置的路径，还可以按照用户自己定义的路径控制对象运动。

添加动画效果的方法：选中对象，单击"动画"|"动画"|"其他"按钮，在弹出如图 5-53 所示的下拉列表中选择合适的动画效果。如果为对象添加多种动画效果，先按照上述方法为对象添加一种动画效果，然后单击"添加动画"按钮，选择另一种动画效果。

2. 编辑动画

对象添加动画效果后，根据需要设置动画的效果选项、播放顺序和时间控制等。具体方法：选中添加动画的对象，单击"动画"|"动画"|"效果选项"按钮，在弹出的列表中设置动画的方向和序列。单击"动画"|"计时"组中的按钮及选项可以设置动画的开始时间、延迟时间和持续时间等，还可以重新设置动画顺序。

如果想精确设置、调整多个动画之间的播放效果，可以使用动画窗格，调整这些动画的位置实现动画播放顺序的设置。单击"动画"|"高级动画"|"动画窗格"按钮，右侧打开"动画窗格"窗口，如图 5-54 所示。

3. 动画刷

如果有多个对象需要设置相同的动画效果，可以使用动画刷。动画刷是复制一个对象的动画，将其应用到其他对象的动画工具。使用动画刷的方法：选中已设置动画的对象，单击或双击"动画"|"高级动画"|"动画刷"按钮，当鼠标指针变成刷子形状后，单击需要设置相同自定义动画的对象即可。注意：单击"动画刷"按钮，动画刷只能使用一次，双击"动画刷"按钮，动画刷可以使用多次，直到再次单击"动画刷"按钮才退出。

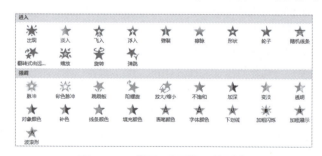

图 5-53 "添加动画"下拉列表

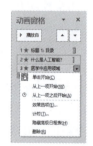

图 5-54 "动画窗格"窗口

4. 设置切换效果

幻灯片的切换效果是指幻灯片在放映播放时幻灯片之间进行切换的一种特殊显示方式。PowerPoint 2019 提供的幻灯片切换效果类型分为：细微型、华丽型和动态内容 3 种。细微型新增了"平滑"切换效果，如图 5-55 所示。

设置幻灯片切换效果方法：选中需要设置切换效果的幻灯片缩略图，在"切换"|"切换到此幻灯片"组中选择一种切换效果，

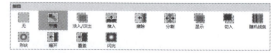

图 5-55 细微型中"平滑"效果

如果想选择更多效果，单击"其他"按钮▽，打开幻灯片切换方案列表，选择合适的切换效果。

编辑幻灯片切换效果的方法：设置切换效果后，单击"切换"|"切换到此幻灯片"|"效果选项"按钮可以设置切换效果的方向。"切换"|"计时"组的命令选项可以设置幻灯片切换时的声音、持续时间、换片方式、是否应用到全部等功能。"切换"|"预览"|"预览"按钮可以对添加的效果进行预览。

> **思政导引：**
> CC-Cruiser 是中山大学中山眼科中心研究团队联合西安电子科技大学研究团队利用深度学习建立的"先天性白内障人工智能诊断决策平台"。相关研究成果于 2017 年 1 月 30 日发表在 Nature Biomedical Engineering 期刊上。为了验证 CC-Cruiser 在真实世界临床实践中的有效性和可行性，该团队开启了全球首个人工智能门诊，联合全国 5 家医院的眼科门诊对 CC-Cruiser 进行多中心随机对照临床研究。相关研究成果以封面文章发表在《柳叶刀》子刊 EClinicalMedicine（ECM）（2019 Mar）上，该研究论文是中国科研成果首次作为该杂志封面文章发表。Ameenat Lola Solebo 在同期杂志发表的评论文章指出："该研究的开拓创新为我们今后的工作提供了重要的参考。"

任务❺-⓫ 幻灯片切换效果和对象动画效果的添加。

要求： 添加幻灯片切换效果并设置换片方式，为标题添加多个动画效果，利用动画刷复制动画效果。

视频：
任务5-11

操作提示：

① 幻灯片切换效果：打开素材文件 5-11.pptx，选择第一张幻灯片，单击"切换"|"切换到此幻灯片"|"其他"按钮▽，在弹出的下拉列表中选择第一行的"分割"切换效果，单击"效果选项"下三角按钮，在弹出的下拉列表中选择"中央向上下展开"选项。选中"计时"|"换片方式"|"设置自动换片时间"复选框，取消选中"单击鼠标时"复选框，设置时间为 5 秒，在"计时"组中单击"应用到全部"命令。

② 添加动画效果：在第 1 张幻灯片中，选中标题占位符，单击"动画"|"动画"|"其他"按钮，在下拉列表中选择"进入"|"浮入"动画效果，然后单击"添加动画"按钮，在弹出的列表中选择"强调"|"画笔颜色"效果，单击"效果选项"按钮，在弹出的下拉列表中选择"橙色"，为标题添加两个动画效果。选中副标题占位符，用同样的方法添加动画，在下拉列表中选择"淡入"动画效果。

③ 利用动画刷添加动画效果：选中第 2 张幻灯片，选中标题占位符，用步骤①的方法，添加"飞入"效果，单击"效果选项"按钮，在弹出的下拉列表中选择"自左侧"选项。然后单击"高级动画"|"动画刷"按钮，鼠标指针变成刷子形状，在内容占位符上单击，为内容添加动画效果。用动画刷为图片对象添加"飞入"动画效果。

④ 修改动画效果选项：选中第 2 张幻灯片内容占位符，单击"效果选项"按钮，在下拉列表中选择"序列"|"按段落"选项。

⑤ 放映幻灯片：按下【F5】键放映幻灯片，观看幻灯片切换效果和对象动画效果。

⑥ 保存文件为"5-11 结果 .pptx"。

5.6 放映与输出

幻灯片的内容和效果制作完成后，需要演示幻灯片。幻灯片的放映可以检验制作好的幻灯片效果。根据需要设置放映方式、自定义放映、排练计时和录制旁白等操作，还可以将演示文稿输出为多种类型的文件，如广播幻灯片、PDF/XPS 文档、打包成 CD、图片文件、视频文件、创建讲义等。

5.6.1 幻灯片放映

幻灯片放映是完成幻灯片制作的最终和重要环节。根据演讲者的需要，在放映前需要进行相关设置。

1. 设置放映方式

在 PowerPoint 2019 中，幻灯片放映类型有 3 种：演讲者放映、观众自行浏览和在展台浏览。

① 演讲者放映（全屏幕）：最常见的一种放映方式，是以全屏幕的方式放映演示文稿。演讲者完全控制幻灯片放映过程，既可以采用人工控制放映时间又可以使用"排练计时"设置放映时间，也可以暂停放映、添加注释等，还可以在放映过程中录下旁白和录制放映过程。

②观众自行浏览（窗口）：演示文稿以小型窗口的形式播放，窗口是带有导航菜单或按钮的标准窗口。通过这些按钮可以控制浏览演示内容。

③在展台浏览（全屏幕）：手动切换或通过设置好的排练时间自动切换幻灯片。大多数的菜单和命令都不可用，终止放映只能按下【Esc】键。

设置幻灯片放映方式的方法：单击"幻灯片放映"|"设置"|"设置幻灯片放映"按钮，在弹出的"设置放映方式"对话框中可以设置放映类型、放映选项、放映幻灯片及推进幻灯片等内容，如图5-56所示。

如果放映幻灯片时不使用之前排练计时换片，可以在"设置放映方式"对话框的"推进幻灯片"选项区域中选中"手动"单选按钮。如果使用演示者视图，必须保证进行演示的计算机能够支持两台以上的监视器。

2. 自定义放映

放映幻灯片时，系统默认播放演示文稿中的所有幻灯片，有时不需要全部放映，可以通过自定义放映，只放映选中的幻灯片。

自定义放映的操作步骤如下：

①单击"幻灯片放映"|"开始放映幻灯片"|"自定义幻灯片放映"下三角按钮，在弹出的下拉列表中选择"自定义放映"选项，打开"自定义放映"对话框，单击"新建"按钮，打开"定义自定义放映"对话框，如图5-57所示。

②在"定义自定义放映"对话框中，输入"幻灯片放映名称"，把需要放映的幻灯片从"在演示文稿中的幻灯片"添加到"在自定义放映中的幻灯片"后，调整放映幻灯片的播放顺序，单击"确定"按钮。

③自定义放映设置完成后，单击"幻灯片放映"|"开始放映幻灯片"|"自定义幻灯片放映"下三角按钮，选择自定义放映文件名称即可播放幻灯片。

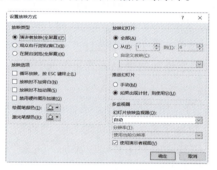

图5-56 "设置放映方式"对话框

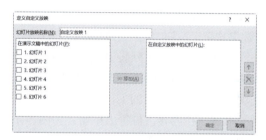

图5-57 "定义自定义放映"对话框

任务5-12 放映方式和自定义放映的设置。

要求：设置幻灯片的自定义放映，设置放映方式及放映幻灯片。

操作提示：

视频
任务5-12

①自定义幻灯片放映：打开素材文件5-12.pptx，单击"幻灯片放映"|"开始放映幻灯片"|"自定义幻灯片放映"下三角按钮，在打开的下拉列表中选择"自定义放映"选项，打开"自定义放映"对话框，选择"新建"按钮，在弹出的"定义自定义放映"对话框中，在"幻灯片放映名称"文本框中输入"医学应用领域"，"在演示文稿中的幻灯片"中选中第4～10张幻灯片，单击"添加"按钮，添加到"在自定义放映中的幻灯片"中，如图5-58所示。然后单击"确定"按钮，再单击"关闭"按钮。

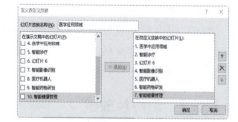

图5-58 "定义自定义放映"对话框设置结果

②设置放映方式：单击"幻灯片放映"|"设置"|"设置幻灯片放映"按钮，在弹出的"设置放映方式"对话框中，"放映类型"设为"演讲者放映"，"放映选项"区域选中"循环放映，按ESC键终止"和"放映时不放旁白"复选框，"绘图笔颜色"设为"蓝色"，"放映幻灯片"设为"从3到10"。

③放映幻灯片：按下【F5】键幻灯片从第3张开始放映。如果放映自定义幻灯片放映，单击"幻灯片放映"|"开始放映幻灯片"|"自定义幻灯片放映"下三角按钮，在弹出的下拉列表中选择"医学应用领域"选项，放映

自定义幻灯片。

④ 保存文件为"5-12 结果 .pptx"。

3. 排练计时与录制旁白

在放映幻灯片时,希望幻灯片按照规定的时间自动播放,可以利用排练计时记录每张幻灯片播放时间,并且可以录制旁白作为演示文稿的解说。

（1）排练计时

排练计时功能是在预演演示文稿时自动记录每张幻灯片的播放时间。具体操作方法：单击"幻灯片放映"|"设置"|"排练计时"按钮,进入幻灯片放映视图,左上角打开"录制"工具栏,如图 5-59 所示。左侧时间表示当前幻灯片的放映时间,右侧时间表示整个演示文稿的放映时间。排练结束,系统弹出一个警告对话框询问是否保留新的幻灯片计时,单击"是"按钮,本次排练时间自动显示在每张被放映的幻灯片上。

（2）录制幻灯片演示

录制幻灯片演示功能,不仅录制每张幻灯片的播放计时,还可以录制旁白、墨迹和激光笔势。具体操作方法：首先保证系统有可使用的话筒用于录入旁白。单击"幻灯片放映"|"设置"|"录制幻灯片演示"下三角按钮,在弹出的下拉列表中选择"从当前幻灯片开始录制（R）"或者"从头开始录制（B）",在弹出如图 5-60 所示"录制幻灯片演示视图"窗口中,可以显示/隐藏备注信息,设置笔的类型和颜色、旁白及视频等内容,单击窗口左上角"录制"按钮,开始录制幻灯片。录制结束后,单击窗口右上角"关闭"按钮 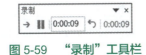,或者如果录制到幻灯片放映结束,单击鼠标关闭录制窗口,幻灯片右下角会显示小喇叭图标或者视频图标。

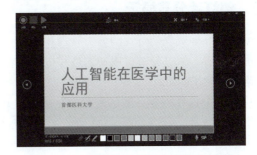

图 5-59　"录制"工具栏　　　　　图 5-60　"录制幻灯片演示视图"窗口

（3）删除计时与旁白

设置排练计时或者为演示文稿录制旁白后,可以根据需要清除计时和旁白。具体操作方法：单击"幻灯片放映"|"设置"|"录制幻灯片演示"下三角按钮,在弹出的下拉列表中选择"清除"选项,根据需要选择清除选项、清除时间和旁白。

4. 放映幻灯片

开始放映幻灯片方法如下：

① 如果从头开始放映幻灯片,按下【F5】键或单击"幻灯片放映"|"开始放映幻灯片"|"从头开始"按钮。

② 如果从当前幻灯片开始放映幻灯片,按下【Shift+F5】组合键或单击"幻灯片放映"|"开始放映幻灯片"|"从当前幻灯片开始"按钮,或单击状态栏右侧的幻灯片放映按钮。

结束放映的方法如下：

① 放映完最后一张幻灯片时屏幕提示"放映结束,单击鼠标退出",此时按下【Enter】键、【↓】键、【PageDown】键、空格键或单击即可结束幻灯片放映。

② 如需要在幻灯片放映的过程中随时结束放映,可以在放映过程中右击,在弹出的快捷菜单中选择"结束放映",或按下【Esc】键、【-】键（减号键）结束放映。

5. 放映控制

设置放映类型为"演讲者放映"或"观众自行浏览"时,在放映的过程中右击,弹出图 5-61 所示的放映控制菜单。菜单中的"上一张"和"下一张"命令可以上下翻页,"自定义放映"的级联菜单可以选择定位播放的幻灯片。菜单中的"屏幕"

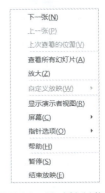

图 5-61　放映控制菜单

命令用于显示黑屏、白屏或切换程序，"指针选项"命令可以启动"笔"、"激光笔"和"荧光笔"在屏幕做标注，其级联菜单中可以设置墨迹颜色、橡皮擦、删除幻灯片上的所有墨迹和箭头选项。

放映幻灯片时，当鼠标移到屏幕左下角时，会出现包含6个较暗的放映控制按钮（鼠标移到按钮上时会变亮），如图5-62所示。放映控制按钮从左到右依次是"上一张"按钮、"下一张"按钮、"笔和荧光笔工具"按钮（弹出菜单控制笔的类型和颜色）、"请查看所有幻灯片"按钮、"放大幻灯片"按钮（近距离查看幻灯片中的细节）、"更多放映选项"按钮（弹出其他选项）。

图 5-62　放映控制按钮

在放映幻灯片时，使用墨迹。放映结束时会提示"是否保留墨迹注释"，单击"保留"按钮，则墨迹以图形的形式保存在幻灯片中。单击"放弃"按钮，墨迹删除。如果放映结束时墨迹保留在幻灯片上，想删除墨迹，在有墨迹的幻灯片编辑区，选中墨迹，按下【Delete】键删除。

此外幻灯片翻页还可以通过以下方法来设置：
① 按下【N】、【Enter】、【PageDown】、【↓】、【|】键或空格键均可进入到下一张幻灯片。
② 按下【P】、【PageUp】、【↑】、【←】或【Backspace】键均可退回到上一张幻灯片。
③ 按下【数字键 N+Enter】组合键定位到第 N 张幻灯片。

> **要点提示：**
> 如果笔尖类型选择"激光笔"，则不能在幻灯片上进行涂画。

5.6.2 幻灯片分节显示

分节显示能更好地实现幻灯片的分类管理和查看。节和文章中的小标题类似，一节就是一个小标题，幻灯片类似于文章里的内容。通过分节可以使幻灯片按照内容或其他类别进行分组，从而使演示文稿的结构更加清晰、整体框架思路更加明了。

在幻灯片窗格中选择需要分节的幻灯片，单击"开始"|"幻灯片"|"节"下三角按钮，在弹出的下拉列表中选择"新增节"选项，打开如图5-63所示的"重命名节"对话框，输入"节名称"，单击"重命名"按钮。右击节，弹出如图5-64所示的快捷菜单，可以实现重命名节、删除节、删除节和幻灯片、折叠和展开幻灯片；通过多次按类分节，可实现分节显示幻灯片。

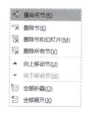

图 5-63　"重命名"对话框　　图 5-64　"节"快捷菜单

视频
任务5-13

任务 5-13 幻灯片的分节显示和排练计时，笔的设置和墨迹删除。

要求： 新增节，节名称为"医学应用领域"、"人工智能"和"封面"，保留排练计时时间，用"放映控制菜单"设置指针选项和笔迹颜色，用"放映控制按钮"删除笔迹，清除排练计时时间。

操作提示：

① 新增节：打开素材文件5-13.pptx，在幻灯片窗格缩略图中选中第4张幻灯片缩略图，单击"开始"|"幻灯片"|"节"|"新增节"命令，在弹出的"重命名节"对话框中，"节名称"输入"医学应用领域"，单击"重命名"按钮。用上述方法，在第2张幻灯片缩略图上，新增节，节名称为"人工智能"。右击第1张幻灯片缩略图左上角"默认节"，在弹出的快捷菜单中选择"重命名节"选项，节名改为"封面"。

② 排练计时：单击"幻灯片放映"|"设置"|"排练计时"按钮，进入幻灯片放映视图。放映结束时，提示"是否保留最新计时时间"，单击"是"按钮。

③ 设置笔和笔迹颜色：在放映幻灯片时，右击，在弹出的快捷菜单中选择"指针选项"命令，在弹出的级联

菜单中选择"荧光笔",然后选择"墨迹颜色"命令,在弹出的"颜色"面板中选择"红色"。鼠标指针变成荧光笔形状后,用荧光笔在字体下方划线。

④ 删除墨迹:在放映幻灯片时,在有墨迹的幻灯片上,鼠标指针移到左下方的"放映控制按钮"中"笔和荧光笔工具"按钮,在弹出的菜单中选择"指针选项"级联菜单下的"擦除幻灯片上的所有墨迹"命令,删除墨迹。

⑤ 清除时间:单击"幻灯片放映"|"设置"|"录制幻灯片演示"|"清除"命令,在弹出级联菜单中选择"清除所有幻灯片的计时"命令。

⑥ 保存文件为"5-13 结果 .pptx"。

5.6.3 幻灯片输出

根据不同的需求,输出演示文稿的类型也不同。除了放映演示文稿,还可以将演示文稿制作为多种类型进行输出,如 PDF/XPS 文档、图片文件、视频文件、打印输出等。

1. 创建为 PDF/XPS 文档

PDF 或 XPS 文档是以固定的格式保存演示文稿,保存后的文档能够保留幻灯片中的布局、字体、格式和图像,并且其内容将不能再被修改。

创建为 PDF 或 XPS 文档的方法:单击"文件"|"导出"命令,选择"创建 PDF/XPS 文档"选项,在右侧选择"创建 PDF 或 XPS"按钮,如图 5-65 所示。在弹出的"发布为 PDF 或 XPS"对话框中选择保存的路径,输入文件名,单击"选项"按钮,在弹出的"选项"对话框中设置范围、发布选项和 PDF 选项等参数,单击"确定"按钮;返回"发布为 PDF 或 XPS"对话框,单击"发布"按钮,系统开始自动发布幻灯片文件。

2. 创建为讲义

将演示文稿创建为讲义是指将演示文稿创建为可以在 Word 中编辑和设置格式的讲义。

创建为讲义的方法:单击"文件"|"导出"命令,在右侧选择"创建讲义"选项,单击"创建讲义"按钮,在弹出的"发送到 Microsoft Word"对话框中选择"Microsoft Word 使用的版式"选项区域中的单选按钮,如图 5-66 所示,单击"确定"按钮,系统自动启动 Word,并将演示文稿中的内容转换到 Word 文档中。

3. 创建为视频

如果用户希望保留演示文稿中动画、切换效果和多媒体信息,并保护演示文稿中内容不被更改的情况下,可以将演示文稿制作成视频文件。此视频文件不但可在视屏播放器上播放,而且可以在没安装 PowerPoint 2019 的计算机上播放。

创建为视频的方法:单击"文件"|"导出"命令,在右侧选择"创建视频"选项,在右侧"创建视频"区域中设置导出视频的详细信息,并单击"创建视频"按钮,如图 5-67 所示。打开"另存为"对话框,在其中设置视频保存位置及文件名,单击"保存"按钮,在文档状态栏中看到视频的制作进度。

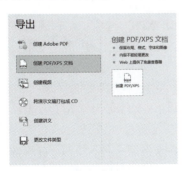
图 5-65 "创建 PDF 或 XPS 文档"面板
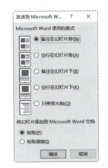
图 5-66 "发送到 Microsoft Word"对话框
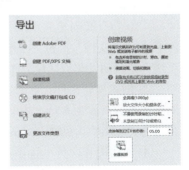
图 5-67 "创建视频"面板

4. 保存为图片文件

为了保证每张幻灯片的图像质量,可在演示文稿制作完成后,直接将幻灯片以图片文件的格式保存,可保存的图片格式有 JPG、PNG 等。保存为图片文件的方法如下:

单击"文件"|"另存为"命令,在右侧"另存为"区域中选择"浏览"选项,弹出"另存为"对话框,设置

图片文件类型、保存路径和文件名，单击"保存"按钮后，弹出提示对话框，选择保存方式为"所有幻灯片"或"仅当前幻灯片"实现演示文稿保存成图片。若选择保存方式为"所有幻灯片"，则将每张幻灯片保存成一个单独的图片保存在设置的保存路径中。

5. 压缩多媒体文件

通过压缩多媒体文件，可以减少演示文稿的大小，节省磁盘空间，还可以提高播放性能。压缩多媒体文件方法：打开演示文稿，单击"文件"|"信息"命令，在右侧单击"压缩媒体"按钮，在弹出如图 5-68 所示的下拉列表中选择需要的选项，即可。

6. 打印演示文稿

PowerPoint 2019 中可以使用彩色、黑白或灰度来打印演示文稿中的幻灯片、讲义和备注页，并可在打印页面设置打印范围、打印颜色、打印参数。单击"文件"|"打印"命令，可展开"打印"界面，在"打印"界面中左侧区域为打印设置，右侧区域显示打印效果。在"打印机"区域中选择打印机类型，设置打印属性。在"设置"区域中可以设置打印幻灯片的颜色是颜色、灰度或黑白，设置打印页面单面或双面，打印整页幻灯片还是包含不同数目幻灯片的讲义形式，以及打印的幻灯片范围和份数等，单击上方"打印"按钮开始打印。"打印"界面如图 5-69 所示。

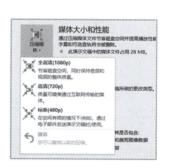

图 5-68　"压缩媒体"下拉列表

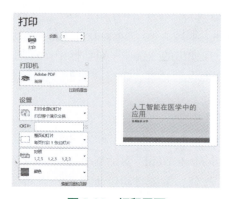

图 5-69　打印界面

视频：
任务5-14

任务 5-14 PDF 文档、视频文件和图片文件的创建及打印参数的设置。

要求：设置打印范围为"节 – 人工智能"，"打印方式"设为"讲义（每页 2 张幻灯片）"，创建 PDF 文档，创建视频时"放映每张幻灯片秒数"设为 6 秒，保存图片格式为"JPG"。

操作提示：

① 设置打印参数：打开素材文件 5-14.pptx，单击"文件"|"打印"命令，在"打印"界面中"设置"区域中选择"节 – 人工智能"选项，"打印方式"选择"讲义（每页 2 张幻灯片）"。

② 创建 PDF 文档：单击"文件"|"导出"命令，选择"创建 PDF/XPS"选项，在右侧选择"创建 PDF 或 XPS 文档"按钮，在弹出"发布为 PDF 或 XPS"对话框中输入文件名"人工智能"，单击"发布"按钮，系统开始自动发布幻灯片文件。

③ 创建视频文件：单击"文件"|"导出"命令，在"导出"类型中单击"创建视频"，在右侧"放映每张幻灯片秒数"设为 6 秒，并单击"创建视频"按钮，打开"另存为"对话框，输入文件名为"人工智能"，保存类型为"MPEG-4 视频（*.mp4）"，单击"保存"按钮，系统开始制作视频。

④ 创建图片文件：单击"文件"|"导出"命令，在"导出"类型中单击"更改类型文件"按钮，右侧选择"图片文件类型"中的"JPG 图片文件类型"，单击"另存为"按钮，在弹出的"另存为"对话框中输入文件名为"人工智能"，单击"另存为"按钮，在弹出提示对话框中选择保存方式为"所有幻灯片"，所有幻灯片都保存成图片。

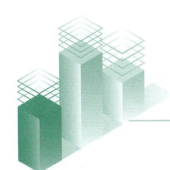

第6章 Photoshop 图像处理

Photoshop 最初是由汤马斯·诺尔（Thomas Knoll）和约翰·诺尔（John Knoll）于1987到1988年之间创建，后来发展为 Adobe 公司发行的一款用于图像处理的软件。第一个版本 Photoshop 1.0 于 1990 年 2 月正式发行。Adobe Photoshop CC 是 Photoshop 系列产品的专业级版本。可通过下载 Photoshop CC 2019 试用版或购买正版软件来学习。Adobe Photoshop CC 2019 目前支持 Windows、Mac OS 操作系统。

6.1 图像基础知识

在学习 Photoshop 图像处理软件之前，首先了解图像分类、像素、分辨率、颜色模式和图像格式等有关图像的基础知识。

6.1.1 图像分类

图像根据记录方式分为两大类：模拟图像和数字图像。

1. 模拟图像

模拟图像，又称连续图像，是指在二维坐标系中连续变化的图像，即图像中的点是连续的，无限稠密的，同时具有灰度值。例如，使用胶卷拍出的相片就是模拟图像。

2. 数字图像

数字图像是由模拟图像数字化得到的，可以用数字计算机或数字电路进行存储和处理。通常的二维数字图像可以用一个二维矩阵来表示，矩阵中的值表示图像在该点处的灰度值等性质。

在数字图像中，根据表示图像的方法又分为位图和矢量图。

（1）位图

位图也称点阵图，是由若干个像素（Pixel）组成的图像。位图在放大之后会看到像素点块，如图 6-1 所示。对于同样尺寸的图像来说，像素越多，图像越清晰。Photoshop 主要处理位图图像。

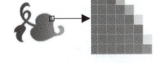

图 6-1 位图

（2）矢量图

矢量图也称向量图，主要是由数学方程式创建。矢量图由线条和填充颜色构成。对矢量图进行放大和缩小，不会引起图像失真，如图 6-2 所示。

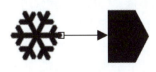

图 6-2 矢量图

6.1.2 像素与分辨率

图像的像素和分辨率是表示图像的重要指标。

1. 像素

像素是图像中最小的单位。它是一个单一颜色的色块。

2. 分辨率

常见的分辨率有图像分辨率、显示分辨率和打印分辨率。

（1）图像分辨率

图像分辨率是指每英寸图像内像素点的数量，单位为像素/英寸（Pixels Per Inch，简称 ppi）。例如，图像分辨率为 72 ppi，表示 1 英寸包含 72 个像素点。

图像分辨率决定了位图细节的精细程度。通常情况下，分辨率越高包含的像素点就越多，图像就越清晰，但是图像文件也会更大。

> **要点提示：**
> 图像分辨率的大小要看图像的应用场合，通常用于网络传输的图像分辨率设置为 72 ppi，印刷品的图像分辨率为 300 ppi 以上，否则打印时会丢失像素。

（2）显示分辨率

显示分辨率也称屏幕分辨率，是指显示器所能显示的像素点的个数。例如，显示分辨率 1440×900，表示显示器水平方向显示 1 440 个像素点，垂直方向显示 900 个像素点。

（3）打印分辨率

打印分辨率也称输出分辨率，是每英寸所能打印的点数。打印分辨率的单位为点数/英寸（Dots Per Inch，简称 dpi），它是打印机的度量单位，可反映打印机的打印精度。

6.1.3 颜色模式

图像的颜色模式是计算机表示颜色的算法模型。Photoshop 中使用的颜色模式主要包括位图模式、灰度模式、RGB 模式、CMYK 模式、HSB 模式等。

1. 位图模式

位图模式中，用一位（二进制数位）的深度表示像素值，只能表示两种颜色，即纯黑和纯白。

2. 灰度模式

灰度模式的图像中，只有黑色、白色和灰色。在 8 位灰度模式的图像中，最多有 2^8=256 种灰度，灰度取值范围为 [0，255]，其中 0 表示黑色，255 表示白色，中间值表示灰色。

3. RGB 模式

RGB 颜色模式通过红（Red）、绿（Green）、蓝（Blue）3 个基础颜色叠加形成不同的颜色。在 RGB 模式的彩色图像中，图像分到红、绿、蓝 3 个颜色通道中，每个通道中用灰度图像表示该颜色的浓淡。颜色越白，其彩色图像越偏向这个颜色。

4. CMYK 模式

CMYK 代表印刷中的 4 种颜色，即青色，洋红色，黄色，黑色。在 CMYK4 种通道中，通过百分比表示该颜色的亮度。CMYK 模式常用于印刷喷绘。

5. HSB 模式

HSB 模式相比 RGB 等模式更接近人们视觉原理的色彩模式，它是从视觉的角度定义的颜色模式。HSB 模式中，H、S、B 分别表示色相、饱和度、亮度。

（1）色相 H（Hue）

色相是组成可见光谱的单色，一般由颜色名称标识，比如红、绿或橙色。

（2）饱和度 S（Saturation）

饱和度是指颜色的强度或纯度，取决于该色中颜色部分和灰色部分的比例。颜色部分比例越高，则饱和度越大，所以一般纯的颜色都是高度饱和的，其他灰色比例高的颜色就是不饱和色，比如：粉红、淡蓝等。饱和度使用 0（灰色）到 100%（完全饱和）的百分比来度量。

（3）亮度 B（Brightness）

亮度是颜色的相对明暗程度，通常是用 0（黑）~100%（白）的百分比来度量的。

6.1.4 常用图像格式

图像格式是图像在数字设备上存储的格式。常见的图像格式如下：

1. PSD 格式

PSD 格式是 Photoshop 默认的存储格式。PSD 格式的文件可以使用图层、蒙版等功能再次编辑、修改图像。PSD 文件的后缀是 .psd。

2. BMP 格式

BMP 格式是 Windows 系统下的标准位图格式，未经过压缩，一般图像文件会比较大。BMP 格式支持 RGB 灰度和位图等颜色模式。BMP 文件的后缀是 .bmp。

3. JPEG 格式

JPEG 格式是应用最广泛的图片格式之一，它采用有损压缩算法，达到较大的压缩比。JPEG 文件的后缀是 .jpg 或者 .jpeg。

4. GIF 格式

GIF 格式只支持 256 种颜色，可以制作线条简单、颜色少的图片或动画，并支持透明背景图像。GIF 文件一般比较小，适合在网络上传输。GIF 文件的后缀是 .gif。

5. TIFF 格式

TIFF 格式不仅可以记录图像数据，还可以记录图像的其他信息。TIFF 格式记录图像数据的方式灵活，JPEG 格式或其他原始无压缩数据都可以嵌入到 TIFF 中。TIFF 格式常用于对图像文件品质要求高的情况。TIFF 文件的后缀是 .tif 或者 .tiff。

6. PNG 格式

PNG 是一种采用无损压缩算法的位图格式，PNG 格式压缩比高于 GIF 格式，生成的文件小。PNG 文件的后缀是 .png。

> **思政导引：**
> 2021 年 10 月 21 至 27 日，国家"十三五"科技创新成就展在北京展览馆举行，北京大学重大原始创新项目"超高速脉冲相机"代表北京大学参展。作为重大原始创新成果转化的探索，脉冲视觉"追光逐电，见所未见"的领先性能，是我国视觉信息处理技术从跟踪超越到彻底颠覆的重要标志。

6.2 Photoshop 基本操作

工作界面是 Photoshop 的主要工作区域，在这里，Photoshop 可以完成基本的文件操作和图像基本编辑操作。

6.2.1 工作界面

Photoshop CC 2019 根据不同的应用需求，提供了多种工作界面，如基本功能、3D、图形和 Web、摄影、绘画等。不同工作界面的面板布局、工具布局、菜单栏中的项目以及键盘快捷键等会有所不同。默认情况下，Photoshop 使用"基本功能"工作界面。单击 Photoshop 工作界面右上角的"选项"按钮 可在不同工作界面之间切换。本教材以"基本功能"工作界面介绍 Photoshop 的使用，如图 6-3 所示。Photoshop CC 2019 基本功能工作界面由菜单栏、工具箱、"工具"选项栏、图像编辑窗口、标题栏、面板、面板组和状态栏等构成。

1. 菜单栏

菜单栏包括多个菜单命令组，可以实现对文件、图像、图层、选区等对象的操作。

2. 工具箱

工具箱包含用于创建和编辑图像的工具，如图 6-4 所示。工具箱一般位于工作界面的左侧，以双列或单列形式显示。工具箱中的工具以图标形式显示，图标的右下角有黑色三角标志，表示还有其他同组工具。鼠标在图标上停留片刻，会弹出一个简短动画，描述如何使用该工具。长按鼠标左键，则可展开同组中的所有工具。

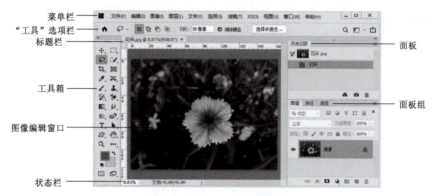

图 6-3　Photoshop 工作界面

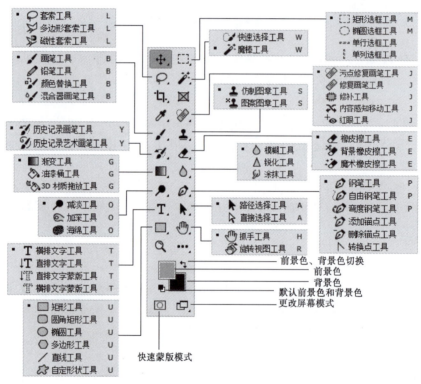

图 6-4　Photoshop 工具箱

3. 工具选项栏

工具选项栏显示当前选择的工具的相关设置。它会因选择不同的工具而不同。工具选项栏一般位于菜单栏下方。

4. 图像编辑窗口

图像编辑窗口显示正在编辑的图像窗口，是 Photoshop 的主要工作区域。

5. 标题栏

标题栏显示当前打开的文档名称、格式、窗口缩放比例和颜色模式等信息。如果打开的图像修改过，但是还未保存，则在标题栏中会显示 * 号，提示需要保存。

6. 面板和面板组

面板主要用于配合图像编辑操作以及设置相应的参数。Photoshop 提供了若干个面板，单击菜单"窗口"命令选择需要的面板并将其打开。可对面板进行打开、关闭、展开、折叠、浮动、组合等操作。多个面板组合成组就是面板组。

7. 状态栏

状态栏显示当前打开的文档的显示比例、文件大小等文档信息。状态栏位于工作界面最下方。

> **要点提示：**
> Photoshop 的所有面板（包括工具箱和工具选项栏）可设置为浮动模式（面板可摆放在桌面任意位置），也可设置为吸附模式（面板会紧贴 Photoshop 工作界面的四周）。吸附面板时，鼠标按住面板标签拖动至四周边界直至 Photoshop 工作界面一侧出现蓝色的长线，松开鼠标，面板就会自动吸附。

6.2.2 文件基本操作

Photoshop 的文件操作包括新建、打开、保存和关闭文件。

1. Photoshop 主页

启动 Photoshop CC 2019 软件后，打开 Photoshop 主页。主页中左侧的"新建"和"打开"按钮可以完成新建文件和打开文件的操作。主页右侧显示历史打开过的文件。

2. 新建文件

在 Photoshop 主页上选择"新建"按钮或者单击菜单"文件"|"新建"命令，打开"新建"对话框，如图 6-5 所示。新建文件主要设置文件名称、图像的宽度和高度、分辨率、颜色模式、深度和背景内容，其中深度表示计算机中用多少个二进制位表示一个颜色，一般默认为 8 位。

除了自定义文档的基本信息外，Photoshop 中提供不同预设来帮助新建文件，预设已设置好图像的宽度、高度、分辨率、颜色模式和背景内容等信息。预设位于"新建"对话框的右上方，可根据不同的用途选择相应的预设。选择预设后，在"新建"对话框的右侧自动显示该预设的新建图像信息。如果使用过剪贴板复制过图像，则新建文件时，直接选择"剪贴板"，系统自动根据剪贴板中的图像大小自动创建图像。

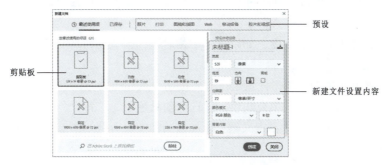

图 6-5 "新建"对话框

3. 打开、保存与关闭文件

在 Photoshop 主页上单击"打开"按钮或者单击菜单"文件"|"打开"命令，弹出资源管理器，选择需要打开的文件。保存文件时，单击菜单"文件"|"存储"或"存储为……"命令，打开"另存为"对话框，保存文件。如果勾选"作为副本"，则另存一份副本文件，当前文件仍为原来打开的文件。单击窗口右上角"关闭"按钮即可关闭文件。

6.2.3 图像基本编辑

Photoshop 编辑图像的基本操作包括查看图像、修改图像大小、修改画布大小、图像旋转、图像裁切、还原、重做和颜色设置等。

1. 图像查看

Photoshop 中查看图像时经常需要放大、缩小、移动图像的编辑区域。在工具箱中，常用的查看图像工具有"缩放工具" 、"抓手工具" 和"旋转视图工具" 。除此之外，还有"导航器"面板。

（1）缩放工具

"缩放工具"按钮 可以放大或缩小图像，也可根据屏幕，自动调整图像显示比例。单击工具箱中的"缩放工具"按钮 ，"工具"选项栏便会显示缩放工具的设置内容。

> **要点提示：**
> 按下【Ctrl + +】组合键可以快速放大图像，【Ctrl + -】组合键可以快速缩小图像。

（2）"导航器"面板

"导航器"面板用于快速更改图像的编辑区域。单击"窗口"|"导航器"命令，打开"导航器"面板。"导航器"面板的缩览图中的红色矩形框线表示当前图像可视区域。鼠标拖动红色矩形框线的位置，可改变图像编辑窗口内的图像可视区域。导航器下方的缩放比例可以直接精确修改图像显示的缩放比例，拖动滑块可以快速改变图像显示的缩放比例。

（3）抓手工具

当图像显示大于工作界面图像编辑窗口中的可视区域时，单击工具箱中的"抓手工具"按钮 ，直接在图像编辑窗口拖动图像，更改图像编辑窗口中的可视区域。

（4）旋转视图工具

为了方便编辑图像，有时需要调整画布的角度，但这对图像本身并没有进行修改。选择工具箱中的"旋转视图工具"按钮 ，拖动图像，可以旋转画布。单击"工具"选项栏中的"复位视图"按钮，可以复位画布。

2. 图像与画布大小

（1）设置图像大小

单击菜单"图像"|"图像大小"命令，打开"图像大小"对话框可重新设置图像大小、分辨率等信息。

（2）设置画布大小

可理解为图像是画在画布上。单击菜单"图像"|"画布大小"命令，打开"画布大小"对话框，设置画布大小。主要设置内容如下：

① 宽度和高度：修改画布的宽度和高度，如果选中"相对"，则宽度和高度是相对于图像原有尺寸进行扩展或裁切（输入负值，进行裁切）。

② 定位：定位中一共有9个方向，单击任意定位方向按钮可从相应的方向进行画布的扩展或裁切。

③ 画布扩展颜色：设置画布扩展后的填充颜色，可选"前景色"、"背景色"、"白色"、"黑色"、"灰色"或"其他"，弹出"拾色器"对话框，自定义颜色。如果图像中没有背景图层（有关背景图层，参考6.3节），则扩展部分填充为透明色。

3. 图像旋转

单击菜单"图像"|"图像旋转"命令，弹出下级菜单，可设置图像进行不同角度的旋转以及水平和垂直翻转。

4. 图像裁切

图像裁切的方法可通过菜单"裁切"命令或工具箱中的"裁剪工具"按钮 完成。

（1）"裁切"命令

根据颜色进行裁剪。单击菜单"图像"|"裁切"命令，打开"裁切"对话框，可基于选中的颜色，进行4个方向的裁剪。"裁切"命令一般用于去除图像周围的空白。另外单击菜单"图像"|"裁剪"命令可以裁剪图像，它是将选区（有关选区，参考6.4节）的内容裁剪出来。

（2）"裁剪工具"按钮

工具栏中的"裁剪工具"按钮 ，可对图像进行边缘的裁剪或扩展。裁剪"工具"选项栏中可以设置裁剪比例或者直接绘制矩形进行裁剪。"工具"选项栏中的"提交"按钮 ，表示需要确认当前裁剪操作，才能继续后续操作。

（3）"透视裁剪"工具

选择"透视裁剪"工具（与"裁剪"工具在同一组），先绘制透视区域，调整透视区域四周控点，确认提交后，会把透视区域拉成矩形图像，形成透视效果。

> **要点提示：**
> 如果工具选项栏中出现"提交"按钮✓，需要在使用完工具后，选择"提交"按钮✓、回车确认或者工具箱中选择新的工具，来确认当前操作。

5. 还原、重做操作与"历史记录"面板

在编辑图像的过程中，经常会还原以往操作步骤或者重做撤销的操作。

（1）菜单命令"还原"与"重做"

单击菜单"编辑"|"还原"命令，可还原一步操作，或按【Ctrl+Z】组合键实现还原操作。单击菜单"编辑"|"重做"命令，可恢复刚做的撤销操作，或按【Shift+Ctrl+Z】组合键实现重做操作。

（2）"历史记录"面板

单击菜单"窗口"|"历史记录"命令，打开"历史记录"面板，如图6-6所示。

图像编辑中，只要对图像进行了修改，操作步骤就会被记录到"历史记录"面板的"记录状态"列表的底部。单击任一个历史记录状态，图像会还原至该状态，作为"当前状态"。"撤销的操作"则显示为虚。默认情况下，"历史记录"面板将列出以前的20条状态。可以通过单击菜单"首选项"|"性能"命令，设置首选项来更改记录的状态数。

快照是对某一历史状态的记录，快照显示在"历史记录"面板顶端。默

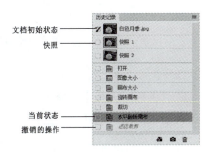

图6-6 "历史记录"面板

认情况下，面板顶部会显示"文档初始状态"的快照。单击该快照，图像会快速还原最初状态。单击右下方的"创建新快照"按钮，可以创建当前状态快照，并将新创建的快照添加至面板顶端的快照列表中。单击"从当前状态创建新文档"按钮，可以从当前状态新建一个文档文件。

6. 颜色设置

Photoshop中提供了很多绘图、填充等工具，它们都需要用到颜色设置。这里主要介绍前景色、背景色、"拾色器"对话框、"颜色"面板和"色板"面板。

（1）前景色和背景色

前景色一般用于绘图、填充选区、描边选区等场合。背景色一般用于背景图层上填充或填补删除区域、橡皮擦擦除区域等场合。工具箱中的颜色工具如图6-7所示。

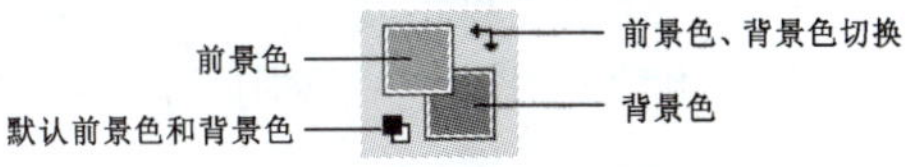

- 单击"前景色"按钮，可设置前景色。
- 单击"背景色"按钮，可设置背景色。
- 单击左下角按钮，默认设置前景色为纯黑，背景色为纯白。
- 单击右上角切换按钮，可对前景色和背景色的颜色进行互换。

图6-7 工具箱的前景色背景色颜色设置

（2）"拾色器"对话框

在使用涉及颜色设置的工具时，一般会弹出"拾色器"对话框，如单击前景色块、背景色块、设置填充颜色等。"拾色器"对话框如图6-8所示，可对当前工具进行颜色设置。

- 色域：可单击对话框左侧色域区域，设置当前颜色。
- 色带：拖动滑块可设置颜色范围。
- 拾取的颜色：单击色域区域，可拾取单击处的颜色。
- 新的色块：选中的颜色。
- 当前色块：上一次使用的颜色。
- 颜色模式：位于对话框右下方，可根据颜色模式具体设置数值，精确设置颜色。

- "添加到色板"按钮：可将选中的颜色存储到"色板"面板中，以便使用。

（3）"颜色"面板

"颜色"面板可利用不同的颜色模型来编辑前景色和背景色。单击"颜色"面板右上角的按钮▤，在弹出的菜单中选择不同的颜色模型，如图6-9所示。其中色轮是Photoshop CC 2019新增内容，可在"颜色"面板中选择"色轮"进行颜色设置。借助色轮，可以根据颜色特性选择合适的颜色。

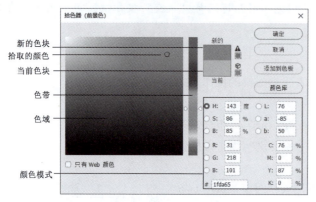
图6-8 "拾色器"对话框

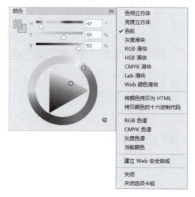
图6-9 "颜色"面板

（4）"色板"面板

"色板"面板中存储了一些预设的颜色以及存储的颜色。在"色板"面板中可以添加、删除颜色，可以设置工具箱中的前景色和背景色。

- 添加颜色：在"拾色器"对话框中选择颜色，单击"添加到色板"按钮，即可将该颜色添加到色板中。
- 删除颜色：右击"色板"面板中的颜色，弹出快捷菜单，选择"删除色板"命令，即可在色板中删除该颜色。或者鼠标拖放颜色块至"色板"面板下方的"删除"按钮，进行删除。
- 设置前景色：单击"色板"面板中的任一个颜色，将此颜色设置为前景色。
- 设置背景色：按下【Ctrl】键不放，同时单击"色板"面板中的任一个颜色，将此颜色设置为背景色。

7. 图像调整

图像调整主要针对图像进行颜色、饱和度、对比度等的调整。图像调整中的色调是图像的整体趋势的描述，包括色相、亮度和饱和度等信息。比如一副在月光下的彩色物体的图像，它的色调就是冷色调，偏青色。色阶表示图像亮度的强弱，与颜色无关。最亮的是白色，最暗的是黑色。单击菜单"图像"|"调整"的子菜单命令，可实现图像调整。

（1）亮度/对比度

"亮度/对比度"命令用于调整图像的亮度和亮暗之间的差异程度。

（2）色阶

"色阶"命令用于调整图像的阴影、中间调和高光的强度级别。单击菜单"图像"|"调整"|"色阶"命令，打开"色阶"对话框，如图6-10所示。"输入色阶"显示当前图像的"色阶"直方图，直方图横坐标表示亮度级别，纵坐标表示图像中对应每个亮度级别的像素数量。其中左侧黑色滑块控制阴影、中间灰色滑块控制中间调，右侧白色滑块控制高光。"输出色阶"是控制整体输出的色阶范围，左侧黑色滑块往右拖动，图像整体变亮，右侧白色滑块往左拖动，图像整体变暗。

（3）曲线

"曲线"命令与色阶类似，但是曲线调整更精准，它可以调整图像的整个色调范围内的点。单击菜单"图像"|"调整"|"曲线"命令，弹出"曲线"对话框，如图6-11所示，图形的横坐标表示当前图像的色阶，纵坐标表示调整后的色阶，之间的映射关系通过中间的曲线完成。若需要调整图像的阴影部分变亮，按住鼠标左键向上拖动直线左下角的位置，变成向上凸起的曲线，这样输入的阴影部分的色阶，通过曲线映射后，得到的输出色阶变大，图像变亮。

调整输入和输出色阶映射关系的曲线，可通过鼠标拖动进行调节，还可以单击"曲线"对话框左侧的绘制按钮 ，直接在图形区中绘制出映射曲线。

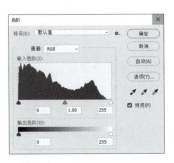

图 6-10　"色阶"对话框

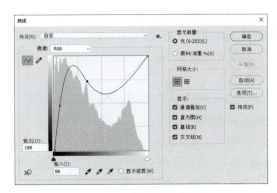

图 6-11　"曲线"对话框

（4）曝光度

"曝光度"命令可分别调整图像的高光、阴影和中间调以及对比度。"曝光度"对话框中的"曝光度"主要调节图像色调中的高光，拖动滑块可以使高光区域变亮或变暗，但是对阴影部分影响小；"位移"主要调节图像色调中的中间调和阴影部分，对高光部分影响小；"灰度系数校正"主要针对色调范围中高光与阴影的对比度进行调整。

（5）自然饱和度

"自然饱和度"命令用于增加不饱和颜色的饱和度，保证已饱和的颜色不会过度饱和。

单击菜单"图像"|"调整"|"自然饱和度"命令，打开"自然饱和度"对话框，其中"自然饱和度"滑块用于调整不饱和颜色的饱和度，"饱和度"滑块用于调整整体图像中的饱和度。

（6）色相/饱和度

"色相/饱和度"命令可从图像角度分别调整图像的色相、饱和度和明度。用户可以选择特定颜色范围（红色、黄色、绿色、青色等）进行色相、饱和度和明度的调整。单击菜单"图像"|"调整"|"色相/饱和度"命令，弹出"色相/饱和度"对话框，如图6-12所示，左上角颜色范围列表中，"全图"表示对全图进行整体的调整，在列表中选择某一特定颜色，比如洋红，则只针对含洋红的颜色进行调整。

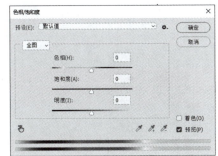

图 6-12　"色相/饱和度"对话框

（7）色彩平衡

"色彩平衡"命令可用于校正图像中的颜色缺陷。

（8）黑白

"黑白"命令用于调整图像转换为灰色的图像。单击菜单"图像"|"调整"|"黑白"命令，打开"黑白"对话框。其中，颜色滑块调整图像中特定颜色的灰色调，向左拖动滑块可以调暗图像原始颜色对应的灰色调，向右拖动滑块可以调亮图像原始颜色对应的灰色调。

（9）去色

"去色"命令可以直接将彩色图像转换为灰色的图像。

任务 6-1 画报的制作。

要求：

使用图像基本编辑操作，如改变图像大小、裁剪图像、改变画布大小、图像旋转等，制作荷花画报。

操作提示：

（1）打开素材设置显示比例与图像大小

① 打开素材"荷花.jpg"文件。

视频：
任务6-1

②缩放图像：使用工具箱中的"缩放工具" 或者单击菜单"窗口"|"导航器"命令，打开"导航器"面板调整图像缩放比例，使图像全部显示在图像编辑窗口中。

③图像大小和分辨率的设置：单击菜单"图像"|"图像大小"命令，打开"图像大小"对话框，如图6-13（a）所示。设置宽度为800像素，高度为600像素，分辨率为72像素/英寸。注意：调整宽度和高度时，先单击左侧链条按钮 ，取消按比例更改尺寸。

（2）荷花裁剪

①图像裁切：单击工具箱中的"裁剪工具"按钮 ，按比例4∶3裁剪图像，保留全部荷花，如图6-13（b）所示，按【Enter】键确认；

（3）边框制作

①设置背景色：单击工具箱中的"背景色"按钮，弹出"拾色器"对话框，在荷叶浅色部分（浅绿）单击吸取颜色，单击"确定"按钮。查看工具箱中的背景色已经设置为浅绿色。

②画布大小：单击菜单"图像"|"画布大小"命令，弹出"画布大小"对话框。设置宽度为2厘米，高度为2厘米，勾选"相对"选项，定位中间，画布扩展颜色选择"背景"。单击"确定"按钮，此时图像四周扩展2厘米浅绿色边缘。

（4）图像旋转

①设置前景色：单击工具箱中的"前景色"按钮，吸取原图中荷花的浅色部分（粉色）。查看工具箱中颜色块的前景色已经设置为粉色。

②切换前景色背景色：单击工具箱中"前景色、背景色切换"按钮 ，切换前景色和背景色。

③图像旋转：单击菜单"图像"|"图像旋转"命令，顺时针旋转5度。空白的画布以背景色填充。

④重复第②③步骤两次。

（5）文件保存

将文件保存为"任务6-1结果.jpg"，效果如图6-13（c）所示。

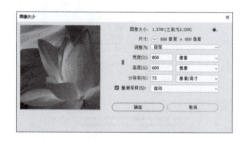 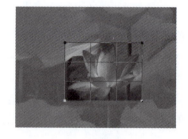 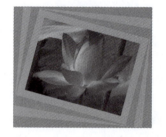

（a）"图像大小"对话框　　　　　（b）图像裁剪　　　　　（c）效果图

图6-13　任务6-1操作图

思政导引：

2021年3月4日，我国国家航天局发布由我国首次火星探测任务"天问一号"探测器拍摄的高清火星影像图。图像是在距离火星表面约330～350 km高度，由高分辨率照相机拍摄，分辨率约0.7米级。图像上可清晰看见火星表面的地貌特征，如小型环形坑、山脊、沙丘等。

6.3　图层

Photoshop使用图层编辑图像，通过"图层"面板和菜单"图层"命令实现图层的新建、复制、删除、显示、隐藏图层，以及更改图层顺序、合并图层、添加图层样式等操作。

在Photoshop中，图层可以理解为一张透明的纸，把若干图层按照一定顺序叠加起来，不同图层上的图像通过遮盖等关系最终合成一张图像。

6.3.1 图层面板与图层菜单

有关图层的操作通过"图层"面板或"图层"菜单完成。

1. "图层"面板

使用"图层"面板完成图层的基本操作。单击菜单"窗口"|"图层"命令，打开"图层"面板，如图 6-14 所示。"图层"面板中显示了 Photoshop 文件中的所有的图层。它们按照顺序从下往上叠放。

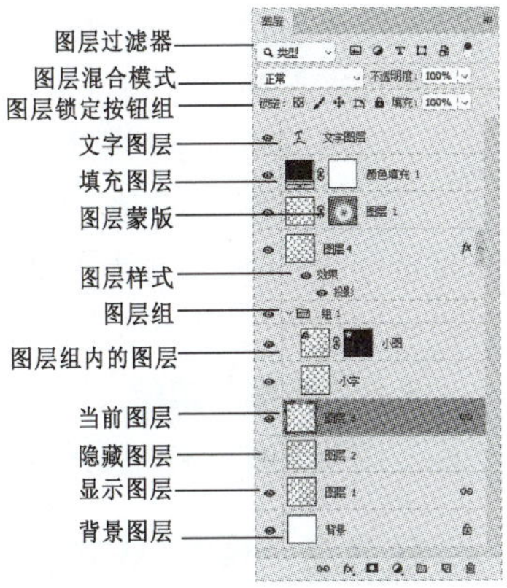

（1）常见图层类型

在"图层"面板中，图层类型以不同外观显示，以跟其他图层区分。

- 背景图层：位于"图层"面板中图层列表的最底部，名称为"背景"。图像可以没有背景图层，但是最多只能有一个背景图层。一般在背景图层的右侧有锁标记 ，代表背景图层部分操作不能使用，如移动、绘制和修改透明度等。
- 普通图层：位于背景图层之上，名称可以自定义，默认为"图层+数字"。普通图层是以透明色为基础的图层。普通图层上可以绘制图像、添加文字等内容。
- 当前图层：图层列表中单击某一图层，该图层称为"当前图层"（"图层"面板中颜色略深于其他图层）。对图像做的修改都作用于当前图层，对其他图层没有影响。
- 特殊图层：一些图层有特殊用途，比如文字图层可以设置文字，填充图层可以设置填充效果，图层蒙版可以在多个图层之间形成遮盖关系等。

图 6-14 "图层"面板

> **要点提示：**
> 在对图像进行编辑时，一定要确定当前图层，再进行编辑，以免发生编辑操作作用于其他图层的情况。

（2）有关图层操作的按钮

"图层"面板下方有 7 个按钮，分别是：

- "删除图层"按钮 ：删除选中的图层。
- "创建新图层"按钮 ：在当前图层之上新建一个普通图层。
- "创建新组"按钮 ：创建一个新的图层组。一个图层组可以容纳多个图层，方便管理图层。
- "创建新的填充或调整图层"按钮 ：新建填充图层和调整图层。
- "添加图层样式"按钮 ：单击该按钮，在出现的下拉列表中选择"混合选项"命令，打开"图层样式"对话框，可对当前图层添加图层样式，如阴影、斜面与浮雕、外发光等。
- "添加图层蒙版"按钮 ：可为当前图层添加图层蒙版。
- "链接图层"按钮 ：单击该按钮，可以选中多个图层，实现多个图层的链接。链接图层可以同时做编辑操作，如移动、变换大小等。

（3）图层列表

"图层"面板的图层列表中显示图像中的所有图层缩览图。

- 图层缩览图：在图层列表中，每一个图层都以一个缩览图形式存在，并按照一定的顺序叠放在列表中。其中缩览图上灰白相间的方块区域表示透明色。
- "图层可见性"按钮 ：位于缩览图的左侧，用于指示对应图层是否可见。
- "组"标识 ：标识图层组，单击前方折叠展开按钮，可以展开图层组内的所有图层。

（4）"图层设置"按钮

"图层设置"按钮位于"图层"面板上方，主要设置有：

- 图层过滤器：根据左侧选择的过滤类型，筛选图层列表中的图层。
- 设置图层混合模式：设置当前图层与下方图层的混合模式，形成不同的图像混合效果。
- 不透明度：设置图层的整体不透明度，调整遮盖下方图层的程度。不透明度为 1% 的图层看起来几乎是透明的，而不透明度为 100% 的图层则会完全遮盖下一层图层内容。

- 填充不透明度：填充不透明度仅影响图层中的像素、形状或文本，而不影响图层样式等的不透明度。
- 锁定按钮组：包含锁定透明像素、锁定图像像素、锁定位置和锁定全部等。如果图层被锁定相应内容，则该图层将不能进行相应的修改。

（5）"图层"面板选项

单击"图层"面板右上角的选项按钮，在弹出的菜单中选择"面板选项"命令，打开"图层面板选项"对话框，可设置图层缩览图大小、缩览图显示内容等。

2. "图层"菜单

"图层"菜单中的命令列出了图层的常见操作，包括新建图层、复制图层、删除图层等。

6.3.2 图层基本操作

图层基本操作包括新建、选择、复制、重命名、显示和隐藏、顺序调整、删除、链接、合并、对齐、添加图层样式等。

1. 图层新建

新建图层的方法如下：

方法1：单击"图层"面板下方的"创建新图层"按钮。

方法2：单击菜单"图层"|"新建"|"图层"命令，打开"新建图层"对话框。其中，"名称"是图层名称；"颜色"是用选择的颜色标记图层，方便编辑；"模式"设置新建图层与下层图层之间的图层混合模式；"不透明度"设置图层的透明度。

2. 图层选择

单击"图层"面板中某一图层，可选中该图层。选择多个连续图层时，先单击第一个图层，按下【Shift】键不放，再单击最后一个图层即可实现。选择不连续图层时，按下【Ctrl】键，再依次单击多个图层即可实现。

3. 图层复制

复制图层的方法如下：

方法1：选中"图层"面板中要复制的图层，将其拖动至"图层"面板下方的"新建图层"按钮上，松开鼠标则在选中图层之上新建一个图层副本。

方法2：选中"图层"面板中需要复制的图层，单击菜单"图层"|"复制图层"命令，打开"复制图层"对话框进行设置完成复制。复制的图层可在同一图像文件中复制，也可复制到打开的其他图像文件或新建文件中。

4. 图层重命名

双击"图层"面板上的图层名称，直接重命名图层；或者在"图层"面板上选中图层，单击菜单"图层"|"重命名图层"命令，实现重命名图层。

5. 图层的显示与隐藏

"图层"面板中，单击图层左侧的"图层可见性"按钮，可在显示和隐藏之间切换。

6. 图层顺序调整

在"图层"面板中选定图层，按住鼠标左键将图层向上或向下拖动，直至在要放置的位置看到高亮显示的线条时，松开鼠标，完成图层叠放顺序的调整。

7. 图层内容移动

图层本身是不能移动的，移动的对象是图层上的像素。在工具箱中选择"移动工具"，直接拖动对象移动位置。在"移动工具"的"工具"选项栏中，需注意：

- 勾选"自动选择"选项，系统自动识别对象所在图层，并设为当前图层，无需在"图层面板"中提前确定当前图层。
- 取消"自动选择"选项，则必须在"图层"面板上选中图层作为当前图层，再使用"移动工具"，移动的内容仅仅是当前图层内容，不会影响其他图层。

8. 背景图层与普通图层互换

背景图层转换为普通图层：双击"图层"面板中的背景图层，弹出"新建图层"对话框，重命名图层，单击"确定"按钮即可。

普通图层转换为背景图层：在"图层"面板中选中图层，单击菜单"图层"|"新建"|"背景图层"命令，则选中图层转换为背景图层，并自动挪至所有图层的最下方。

> **要点提示：**
> 普通图层转换为背景图层时，因为背景图层不允许有透明色，所以如果普通图层上有透明色，则在转换为背景图层后，其透明色部分会以当前工具箱中设置的背景色填充。

9. 图层删除

在"图层"面板中选中图层，单击"删除图层"按钮，在弹出的对话框中单击"是"按钮，完成删除操作。或者在"图层"面板中选中图层，鼠标拖动图层将其移至"删除图层"按钮，松开鼠标完成删除操作。或者在"图层"面板中选中图层，按【Delete】键。

10. 图层链接

在"图层"面板中选择要链接的多个图层，单击"图层"面板下方的"链接图层"按钮，则链接后图层的右侧出现链条标记。链接图层将一直保持关联，直至取消它们的链接。

11. 图层合并

图层合并是将多个图层的内容拼合到一个图层上，可以减少计算机存储空间，同时也可以方便不同图层的对象一起编辑。单击"图层"菜单的以下三个命令完成合并。

- 合并图层：合并选中的图层，如果选中的图层中有隐藏图层，则不做合并；
- 合并可见图层：合并"图层"面板中所有可见的图层，隐藏图层不做合并；
- 拼合图像：将图像中所有的图层最终合并成为一个图层。如果有隐藏图层，会弹出提示是否扔掉隐藏图层，再进行拼合，否则不进行拼合。

12. 图层内容的变换

变换操作可以对当前图层上的所有像素进行变换，包括缩放、旋转、变形、扭曲和翻转等操作。变换方法如下：

方法1：单击菜单"编辑"|"变换"命令，在弹出的菜单中选择相应变换操作。

方法2：单击菜单"编辑"|"自由变换"命令，对当前图层的内容进行缩放、旋转等操作。变换和自由变换操作完成后，按回车键确认，或选择工具栏中的"提交"按钮，确认当前操作。

13. 图层样式

图层样式是应用于一个图层或图层组的一种或多种效果，如斜面浮雕、阴影、发光等。

在"图层"面板上单击下方的"图层效果"按钮，在弹出的菜单中选择相应的图层样式，打开"图层样式"对话框，如图6-15所示，左侧选中样式，右侧显示该样式的设置内容。

14. 图层对齐

用于不同图层上的图像像素的对齐。在"图层"面板上选中需要对齐的多个图层，单击菜单"图层"|"对齐"命令，在弹出的菜单完成对齐操作。或者在"图层"面板上选中需要对齐的多个图层，选择工具箱中的"移动工具"，在"工具"选项栏中选择对齐方式。

15. 调整图层与填充图层

在6.2.3节中介绍的图像调整是在整张图像或图层上直接修改像素。调整图层则是在对应图层上添加一个起调整作用的图层。当需要撤销调整效果时，只需删除该调整图层即可，不会影响图层上的像素。

添加调整图层的方法：在"图层"面板上选中需要调整的图层，单击"图层"面板下方的"创建新的填充或调整图层"按钮，在弹出的菜单中选择有关调整的命令，如"色阶"、"曲线"和"亮度/对比度"等，创建调整图层。创建调整图层后的"图层"面板如图6-16所示。

填充图层与调整图层原理一样，也是通过添加填充图层实现对图层的填充效果。

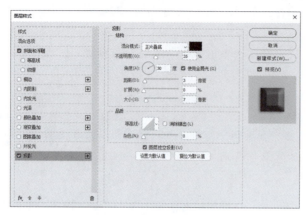

图 6-15 "图层样式"对话框

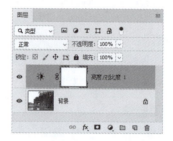

图 6-16 调整图层的"图层面板"

视频：
任务6-2

任务⑥-❷ 海底世界的图像制作。

要求：

使用图层基本操作制作海底世界图像。

操作提示：

（1）打开素材，设置"图层"面板

打开素材文件"海底世界.psd"，设置"图层"面板的缩览图为小图。

（2）图层显示及重命名

① 图层显示：显示"图层 1"的内容，此时图像编辑窗口中显示出很多气泡。

② 图层重命名：将"图层 1"重命名为"气泡"。

（3）图层"黄色鱼"与"大黄色鱼"的合并

① 图层合并：在"图层"面板上，按下【Ctrl】键，依次单击选中图层"黄色鱼"和"大黄色鱼"，单击菜单"图层"|"合并图层"命令，合并图层，合并后的图层命名为"黄色鱼"。

② 调整图层顺序：在"图层"面板上单击选中"黄色鱼"图层，按住鼠标将其拖至"小丑鱼"图层之上。同时观察图像编辑窗口的图像效果。

（4）图层"小丑鱼"的复制与图层"小丑鱼 拷贝"内容的移动

① 图层复制：在"图层"面板上复制"小丑鱼"图层，得到一个新的图层副本"小丑鱼 拷贝"。

② 图层内容移动：在图像编辑窗口上移动"小丑鱼 拷贝"图层内容至图像的右上角。

（5）多个图层的移动

① 图层链接：在"图层"面板上，按下【Ctrl】键，依次单击选中图层"黄色鱼"和"彩色鱼"，单击"图层"面板下方的"链接图层"按钮 ⇔，使用移动工具向右同时移动这两个图层的内容。完成移动后，再次单击"图层"面板下方的"链接图层"按钮 ⇔，取消链接。最后单击"图层"面板任一图层，取消两个图层同时选中的状态。

（6）图像调整

调整图层的添加：在"图层"面板上单击选择背景图层，单击"图层"面板下方的"添加新的填充或调整图层"按钮 ◐，在弹出的菜单中选择"曲线"命令添加"曲线"调整图层，弹出"属性"面板，如图 6-17（a）所示，鼠标拖动曲线，调亮背景图层。

（7）文件保存

将文件存储为"任务 6-2 结果.psd"，效果如图 6-17（b）所示，"图层"面板如图 6-17（c）所示。

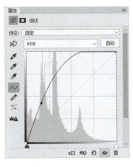
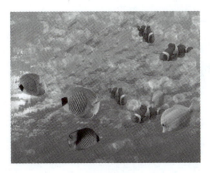
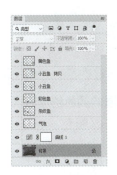

(a)"属性"面板　　　　　　　(b)效果图　　　　　　　(c)"图层"面板

图 6-17　任务 6-2 操作图

6.4　选区

选区是进行图像编辑操作的一个区域。在 Photoshop 的图像编辑窗口中，选区是闪动的蚂蚁线显示的若干个闭合区域。选区主要是确定图像编辑操作的局部范围。

6.4.1　选区创建

创建选区的方法主要有 3 种：使用直接绘制选区的选框工具创建选区、基于像素的颜色创建选区和系统自动识别图像主体创建选区。

1. 使用选框工具创建选区

工具箱中的选框工具可以创建选区。

选框工具的"工具"选项栏设置选项如下：

- "新选区"按钮：取消当前选区，创建新选区。
- "添加到选区"按钮：在当前选区上添加选区，合并作为新选区，或按下【Shift】键，单击创建选区。
- "从选区减去"按钮：从当前选区上，减去新建选区的部分作为选区，或按下【Alt】键，单击创建选区。
- "与选区交叉"按钮：当前选区和新建选区的公共部分作为选区，或按下【Shift+Alt】组合键，单击创建选区。
- "羽化"：调整选区的内容边界的模糊程度。由于设置羽化值，会使创建的选区框线比绘制的要小，边界更光滑，选中的选区内容的边界会随着羽化值增大，而变得更模糊。无需羽化效果，则设羽化值为 0。

根据创建选区的形状不同，选框工具可分为规则和不规则选框工具。

（1）规则选框工具

规则选框工具包含矩形选框工具、椭圆选框工具、单行选框工具和单列选框工具。

- "矩形选框工具"：绘制矩形选区，按下【Shift】键不放，单击可绘制正方形选区；
- "椭圆选框工具"：绘制椭圆选区，按下【Shift】键不放，单击可绘制正圆选区；
- "单行选框工具"：创建高度为 1 个像素，宽度同图像宽度的矩形选框；
- "单列选框工具"：创建高度同图像高度，宽度为 1 个像素的矩形选框。

（2）不规则选框工具

不规则选框工具包含套索工具、多边形套索工具和磁性套索工具。

- "套索工具"：手动绘制不规则形状选区。选中工具箱中的"套索"工具，按住鼠标左键拖动开始绘制选区边界，松开鼠标，结束点与开始点自动闭合，完成创建形状不规则的选区。
- "多边形套索工具"：绘制多边形选区。选中工具箱中的"多边形套索工具"，依次单击，设置多边形端点，结束时双击，多边形选区自动闭合，或者鼠标指针移至开始点出现闭合图标，再单击创建多边形选区。
- "磁性套索工具"：主要用于边界清晰的图像选区的选取。单击设置开始点，松开鼠标左键，沿着边界移动鼠标指针，绘制的选区框线会自动吸附到边界上，同时选框线上自动出现关键点称为"锚点"。移动鼠标指针直至回到起点，出现闭合图标，单击创建选区，或者双击直接闭合选区。

> **要点提示：**
> 在使用"磁性套索工具"创建选区时，不能很好地识别拐角幅度较大的边界，可以通过单击设置锚点，自定义边界。在识别边界时，如果出现锚点识别错误时，可按【Esc】键取消识别的边界，重新开始选取。

2. 基于像素的颜色创建选区

可依据像素的颜色，快速创建选区。常用的工具有："魔棒工具"和"快速选择工具"，还可单击菜单"选择"|"色彩范围"命令，实现基于像素的颜色创建选区。

（1）魔棒工具

"魔棒工具"的"工具"选项栏参数设置如下：

- "容差"：控制创建选区的颜色范围，容差值范围为 0～255（整数），数值越大，选择的颜色范围越广。
- "连续"：选中该选项，选中跟取样点颜色接近的连续的区域。
- "消除锯齿"：选择的选区边界更光滑。
- "对所有图层取样"选项：选中该选项，取样是对所有图层，不是只对当前所选的图层。

（2）快速选择工具

"快速选择工具"与"魔棒工具"在工具箱中属于同一组，使用"快速选择工具"时，按住鼠标左键在图像上拖动并绘制选区，根据鼠标指针所处像素（取样点）的颜色不断扩展选区。快速选择工具适合边界清晰，主体颜色复杂的图像选取。

（3）"色彩范围"命令

菜单"色彩范围"命令可对整个图像或者在现有选区上选择指定的颜色范围。单击菜单"选择"|"色彩范围"命令，打开"色彩范围"对话框，如图 6-18 所示，设置内容如下：

- 选择：设置选择内容。
- 颜色容差：调整选定颜色的范围。
- 显示选项：选择"选择范围"，显示区域内白色区域是选定的像素，黑色区域是未选定的像素，而灰色区域则是部分选定。选择"图像"选项，显示原始图像。
- 选区预览：设置不同方式显示选定区域与未选定区域。

图 6-18 "色彩范围"对话框

3. 基于自动识别图像主体创建选区

单击菜单"选择"|"主体"命令，可自动识别图像中突出的主体，实现当前图像的主体选区创建。还可以通过魔棒工具或快速选择工具的工具选项栏中的"选择主体"按钮实现识别主体的功能。"主体"命令一般用于创建主体明显的选区。

6.4.2 选区内容编辑

创建选区后，可对选区的内容进行编辑，常见的编辑操作有移动、删除、填充、描边、自由变换、变换等，如图 6-19 所示。

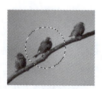 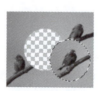 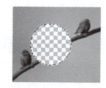 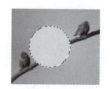

（a）创建选区　　（b）移动　　（c）删除　　（d）填充

图 6-19 选区内容编辑操作

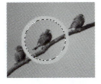 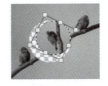 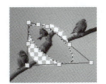

（e）描边　　　　　　　　（f）自由变换　　　　　　　（g）变换

图 6-19　选区内容编辑操作（续）

1. 移动

使用"移动工具"可实现对选区内容的移动。在工具箱中选择"移动工具"按钮，鼠标指针移至框线内，指针变成剪贴工具时，按住鼠标左键拖动完成移动选区内容操作。一般背景图层不能进行移动，普通图层移动后，空出部分由透明色填充。

2. 删除

删除选区内容操作可直接按【Delete】键，或者单击菜单"编辑"|"清除"命令。如果当前图层为普通图层，删除内容由透明色填充。如果是背景图层，会弹出"填充"对话框，选择颜色填充删除部分。

3. 填充

单击菜单"编辑"|"填充"命令，弹出"填充"对话框，设置选区填充为其他颜色、图案或者填充周边的内容。

4. 描边

使用"描边"对话框给选区绘制边框。单击菜单"编辑"|"描边"命令，打开"描边"对话框，可进行描边设置。

5. 自由变换

自由变换对选区内容进行大小和角度的改变。单击菜单"编辑"|"自由变换"命令，会在选区四周弹出一个矩形控制框，按住鼠标左键拖动其四周的控制点，可以修改选区内容的大小，移至矩形端点，鼠标指针变成旋转标记，按住鼠标左键拖动完成旋转选区内容操作。

6. 变换

变换可对选区内容进行缩放、旋转、扭曲、翻转等操作。单击菜单"编辑"|"变换"命令，弹出下级菜单，进行变换操作。

任务 6-3 椎间盘结构示意图制作。

要求：

使用选区基本操作制作椎间盘结构示意图。

操作提示：

（1）打开素材文件

打开素材文件"背景图 .jpg"。

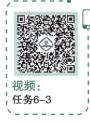

视频：
任务6-3

（2）标题文字描边

① 创建标题文字选区：在工具箱中选择"魔棒工具"，在工具选项栏中设置容差值为 30，取消"连续"选项，在背景图上方的标题文字内单击，此时除了标题文字被选中以外，还误选了蓝色箭头和脊柱部分内容。在工具箱中选择"矩形选框工具"，在工具选项栏中选择"从选区减去"按钮，绘制矩形选区框住除标题以外误选的区域，如图 6-20（a）所示，从当前选区中去除不是标题的部分，最后创建标题文字选区；

② 描边标题文字选区：单击菜单"编辑"|"描边"命令，弹出"描边"对话框，设置"宽度"为 3 像素，"位置"为"居外"，单击描边的颜色块，用吸管吸取"背景图 .jpg"文件中的蓝色箭头颜色，单击"确定"按钮完成文字选区描边。按【Ctrl+D】组合键取消文字选区。

（3）蓝色椭圆边框的绘制

① 绘制椭圆选区：在工具箱中选择"椭圆选框工具"，在右侧脊柱部分绘制椭圆选区选择两节椎体。

② 描边椭圆选区：描边选区，设置宽度为 3 像素，位置为"居中"，描边的颜色为蓝色箭头颜色，单击"确定"按钮进行描边。按【Ctrl+D】组合键取消椭圆选区。

（4）椎体的复制

① 打开素材文件"两节锥体.jpg"。

② 选择锥体复制至"背景图.jpg"文件：在工具箱中选择"快速选择工具" 在椎体上直接选取，创建椎体选区。按【Ctrl+C】组合键复制锥体选区，在文件"背景图.jpg"中，按【Ctrl+V】组合键粘贴。将新图层重命名为"锥体"。

③ 锥体大小与位置调整：单击菜单"编辑"|"自由变换"命令（或按【Ctrl+T】组合键），调整锥体大小。使用"移动工具" 移动锥体至两个蓝色箭头中间。

（5）椎间盘的复制

① 打开素材文件"椎间盘.jpg"。

② 选择椎间盘复制至"背景图.jpg"文件：在工具箱中选择"磁性套索工具" 绘制椎间盘选区，如图6-20（b）所示。复制椎间盘选区至"背景图.jpg"文件中。将新图层重命名为"椎间盘"。

③ 调整椎间盘大小和位置：调整椎间盘大小并移动椎间盘至标题文字下方。

（6）椎间盘结构标识

① 创建并描边髓核选区：在"图层"面板上单击选中"椎间盘"图层，在工具箱中选择"套索工具" ，羽化值设为0，在髓核的边界勾勒出髓核选区。设置"选区描边"为红色（RGB为255,0,0），"宽度"为3像素，"位置"为"居外"，单击"确定"按钮完成描边。按【Ctrl+D】组合键取消选区。

② "髓核"图标复制：打开素材文件"图标.jpg"，选择工具箱中的"魔棒工具" ，在工具选项栏中，容差值设为30，取消"连续"选项，在"髓核"文字上单击，创建"髓核"图标选区，复制该选区至"背景图.jpg"文件中，并调整大小和位置。将新图层重命名为"髓核图标"。

③ "纤维环"图标复制：在素材文件"图标.jpg"中，按【Ctrl+D】组合键取消已有选区。在工具箱中选择"矩形选框工具" ，绘制矩形选区，刚好框住"纤维环"图标，选择工具箱中的"魔棒工具" ，在工具选项栏中选择"与选区交叉"按钮 ，容差值设为30，取消"连续"选项，在"纤维环"文字上单击，创建"纤维环"图标选区，复制该选区至"背景图.jpg"文件中，并调整大小和位置。将新图层重命名为"纤维环图标"。

④ "椎间盘"图标复制：在素材文件"图标.jpg"中，按【Ctrl+D】组合键取消已有选区。在工具箱中选择"矩形选框工具" ，框住"椎间盘"图标，创建"椎间盘"图标的选区，复制该选区至"背景图.jpg"文件中，并调整大小和位置。将新图层重命名为"椎间盘图标"。

（7）"脊柱"图标的复制

① "脊柱"图标选区的创建与选区的复制：在素材文件"图标.jpg"中，操作同复制"纤维环"图标，创建脊柱图标选区。复制该选区至"背景图.jpg"文件中，并调整大小和位置。将新图层重命名为"脊柱图标"。

② "脊柱"文字变形：单击菜单"编辑"|"变换"|"变形"命令，调整控点，变形"脊柱"图标。

（8）文件保存

将文件保存为"任务6-3结果.psd"，效果如图6-20（c）所示，"图层"面板如图6-20（d）所示。

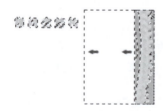

（a）从选区减去误选部分

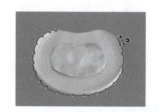

（b）创建"椎间盘"选区

图6-20　任务6-3操作图

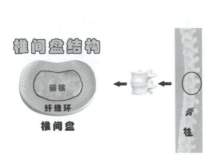
（c）效果图

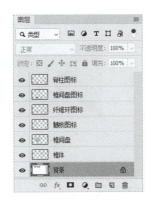
（d）"图层"面板

图 6-20　任务 6-3 操作图（续）

> **要点提示：**
> 若要选中图层上除了透明色以外的所有像素，可以在"图层"面板上，按下【Ctrl】键，单击该图层的图层缩览图，则该图层上的所有非透明的像素都被选中。
> 在默认情况下，使用"自由变换"或"变换"命令时，若拖动角手柄来调整选中内容的大小，会按照比例调整其大小，若按【Shift】键将自由调整大小。

6.4.3　选区编辑

选区编辑主要针对选区虚线框的位置、大小和形状进行编辑，并不对选区内容进行修改。选区编辑的操作主要有：移动、全选、反选、重新选择和取消选择、修改、扩大选取、选取相似、变换选区、存储选区和载入选区等。其中移动操作，直接使用选框工具（矩形选框工具等），鼠标置于选区内，变成移动标记，直接按住鼠标拖动，即可完成选区框线位置的移动操作。除此之外，选区编辑的操作主要通过单击菜单"选择"命令，应用弹出的下级菜单中的命令完成。

1. 全选、反选、重新选择和取消选择
- 全选：创建图层大小的矩形选区，也可按【Ctrl+A】组合键全选整个图层内容。
- 反选：选区的反向选取，一般用于背景单一，主体复杂的图像。
- 重新选择：重新创建上一步取消的选区。
- 取消选择：取消现有的选区，或按【Ctrl+D】组合键取消选择。

2. "修改"子菜单

单击菜单"选择"｜"修改"命令可对选区的选框进行修改操作。修改操作主要有边界、平滑、扩展、收缩和羽化。
- 边界：选区框线的边界加宽作为新选区。
- 平滑：设置平滑半径，值越大，选区边界越平滑。
- 扩展：选区变大。
- 收缩：选区变小。
- 羽化：对已创建的选区进行羽化。

3. "扩大选取"与"选取相似"命令

扩大选取和选取相似都是根据颜色的容差值扩大选区范围。
- 扩大选取：根据"魔棒"工具中指定的容差范围，在已有选区的相邻像素中扩大选区。
- 选取相似：在整个图像中选取颜色相近的像素，而不只是相邻的像素。

4. "变换选区"命令

变换选区可以放大、缩小、旋转和变形选区的框线。变换选区只会影响选区的框线，图像不会改变。单击"工具"选项栏中的"变形"按钮，可进行变形，如图 6-21 所示。

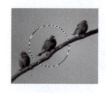
（a）选区

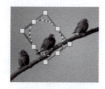
（b）选区变换

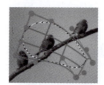
（c）选区变形

图 6-21　变换选区操作

5. 选区的存储与载入

存储选区：可将现有选区以通道的形式保存到当前文件或目标文件中。"存储选区"的对话框如图 6-22（a）所示。其中，"文件"为保存选区的文件（一般为 psd 文件），"通道"用于保存选区，如果是新建的通道，则应输入通道的名称。

载入选区：可将通道以选区的形式显示在图像上。"载入选区"的对话框如图 6-22（b）所示。

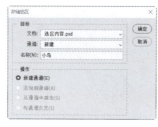
（a）"存储选区"对话框

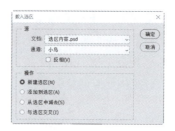
（b）"载入选区"对话框

图 6-22　存储和载入选区

视频：
任务6-4

任务 6-4 制作草地上的羊。

要求：

使用选区选框的基本操作制作草地上的羊及其影子。

操作提示：

（1）打开素材文件

打开素材文件"草地 .jpg"与"羊 .jpg"。

（2）羊的复制

① 创建羊的选区：在文件"羊 .jpg"中，选择工具箱中的"魔棒工具"，选择"工具"选项栏中的"添加到选区"按钮，容差设为 40，勾选"连续"选项。在图像编辑窗口中，单击图像中的黑色背景，再单击羊角内黑色背景，此时创建的选区为所有黑色背景。单击菜单"选择"|"反选"命令，羊被选中，如图 6-23（a）所示。

② 修改选区：单击菜单"选择"|"修改"|"收缩"命令，将羊的选区边界缩小 1 个像素。

③ 复制选区到文件：按【Ctrl+C】组合键复制羊的选区，在文件"草地 .jpg"中，按【Ctrl+V】组合键粘贴选区，得到新的图层重命名"羊"。

（3）羊的影子的创建

① 再次创建羊的选区：在"草地 .jpg"中，按下【Ctrl】键不放，同时单击"图层"面板上的"羊"图层的缩览图。此时图像上新建了羊的选区。

② 新建图层：新建图层，命名为"影子"图层。

③ 隐藏背景图层：方便查看变换的选区，单击背景图层前方的隐藏标记，隐藏背景图层。

④ 变换选区：单击菜单"选择"|"变换选区"命令，调整羊的选区的位置、大小及方向，如图 6-23（b）所示。选择"工具"选项栏中的"变形"按钮，按住鼠标左键拖动蓝色控点，继续调整选区框线的形状，如图 6-23（c）所示。调整后，按【Enter】键确认。

⑤ 填充选区：选择"影子"图层为当前图层，填充上一步创建的影子选区，颜色为 RGB(0, 31, 17)。按【Ctrl+D】

组合键取消选区。

⑥ 调整图层顺序，显示图层，设置图层不透明度：按住鼠标左键拖动图层"影子"至图层"羊"下方显示背景图层，设置图层"影子"图层不透明度为 68%。

(4) 文件保存

将文件存储为"任务 6-4 结果 .psd"，效果如图 6-23（d）所示。

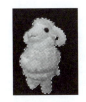 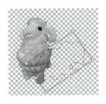 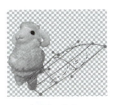 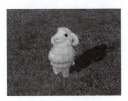

（a）创建羊的选区　　　　（b）变换选区　　　　（c）变形选区　　　　（d）效果图

图 6-23　任务 6-4 操作图

> **思政导引：**
> 阿里云视觉智能开放平台简称视觉智能平台，是基于阿里巴巴视觉智能技术，提供有关图像处理的 AI 平台。在阿里云视觉智能开放平台上可实现相关医学图像分析处理，如医疗辅助诊断中对病情辅助诊断、胸部 CT 肺结节检测、腰椎 MRI 定性分析、皮肤病检测等。

6.5　图像修饰

Photoshop 中提供了多种用于绘图的工具，如画笔工具、铅笔工具、形状工具、填充工具、橡皮擦和历史记录画笔等。修饰修复图像的工具主要有仿制图章工具、图案图章工具、修复修补工具，以及模糊、锐化、涂抹、减淡、加深、海绵等修饰工具。Photoshop 提供了 4 种文字工具实现丰富多彩的文字效果。滤镜提供了多种图像处理效果，如模糊、像素化、扭曲等。

6.5.1　绘图工具

常用的绘制线条的绘图工具有"画笔工具"和"铅笔工具"。"画笔工具" 和"铅笔工具" 可以绘制不同粗细、硬度、笔尖形状和颜色的线条。绘制形状的工具有"矩形工具" 、"圆角矩形工具" 、"椭圆工具" 、"多边形工具" 、"直线工具" 和"自定形状工具" 。常用的填充工具有"渐变工具"和"油漆桶工具"。"渐变工具" 主要用于填充渐变色，"油漆桶工具" 用于在颜色相近的区域填充颜色。Photoshop 提供了 3 种类型的橡皮擦工具，均是绘制一种颜色（或透明色）替代原有颜色，起到擦除作用。

1. 画笔工具和铅笔工具

"画笔工具" 和"铅笔工具" 处于工具箱中的同一组。使用方法和设置基本类似，"画笔工具"不仅可以绘制柔边也可以绘制硬边线条，而"铅笔工具"只能创建硬边线条。

(1) 绘制方法

一般的，使用"画笔工具"或"铅笔工具"，需先设置前景色，然后设置"工具"选项栏中的笔尖大小、硬度、笔尖形状等属性，最后在画布上拖动鼠标绘制线条。

(2) "工具"选项栏

"画笔工具"和"铅笔工具"的工具选项栏设置基本一致。"画笔工具"多了一个"流量"设置，"铅笔工具"多了一个"自动抹除"选择。"画笔工具"的工具选项栏，如图 6-24 所示。

- "画笔预设"窗口：这里保存了定义的画笔的大小、硬度和笔尖形状。单击"笔尖大小"图标 的下拉箭头，打开"画笔预设"窗口。"大小"设置画笔的粗细；"硬度"用来描述画笔边缘的清晰程度，可以绘制硬边线条和柔边线条；笔尖形状可以选择不同形状来进行绘制，如硬边圆、花朵、树叶等。

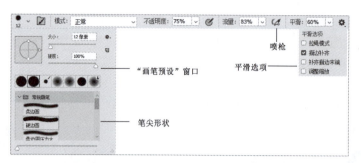

图 6-24 "画笔工具"的"工具"选项栏

- 切换"画笔设置"面板按钮：单击该按钮，将打开"画笔设置"面板，也可单击菜单"窗口" | "画笔设置"打开面板。"画笔设置"面板可以进行更多的属性设置。
- "模式"：设置画笔绘制的线条与当前图层上已有图像的混合方式，类似图层的混合模式。
- "不透明度"：设置绘制线条的透明度。值越高越遮盖当前图层上已有图像，值越低越显现下方图像。
- "流量"：使用颜色的速率。流量越低，颜色流量越小。一般与不透明度和喷枪一起使用。
- "喷枪"：选中此按钮，在画布上按下鼠标左键不松开，笔端会一直处于喷射颜色的状态，如同传统喷枪一样。按流量设置的喷射速度来喷射颜色，由浅及深，最终喷射颜色停止在不透明度设置的值。
- "平滑"：设置绘制线条的光滑程度，单击"设置"按钮，弹出"平滑"选项，设置画笔的平滑方式。如果平滑选项显示灰色，则设置不了，可打开"画笔设置"面板，选中"平滑"选项，返回"工具"选项栏中，此时"平滑"选项可以正常使用。
- "自动抹除"：这一选项只有铅笔工具有。使用该选项时，如果铅笔单击位置为前景色则替换为背景色绘制，如果单击位置为背景色则替换为前景色绘制。

（3）自定义画笔

除了使用系统提供的画笔以外，还可以自定义画笔。首先在画布上设计画笔形状等属性，然后单击菜单"编辑" | "定义画笔预设"命令，弹出"画笔名称"对话框，输入新定义的画笔的名称，单击"确定"按钮，此时新创建的画笔保存在"画笔预设"的笔尖列表中。

（4）"画笔设置"面板

"画笔设置"面板可对当前画笔进行更多属性设置，包括散布、颜色抖动、角度变换等，可在原有的画笔笔尖的基础上，设置更为丰富的画笔笔尖效果，同时可以把画笔保存为新的画笔形状。单击菜单"窗口" | "画笔设置"命令打开"画笔设置"面板，或者在"画笔工具"的"工具"选项栏中单击切换"画笔设置"面板按钮，打开"画笔设置"面板，如图 6-25 所示。设置内容主要有：

- 形状动态：设置画笔的笔尖大小抖动、最小直径、角度抖动等，使画笔的笔尖产生形状上的随机变换。
- 散布：设置画笔的笔尖在单击时随机分布的特征，主要有笔尖的分散程度、使用的数量等。
- 颜色动态：设置笔尖的颜色变换，可以在前景色和背景色之间变换，可以从色相、饱和度、亮度等方面变换绘制的颜色。

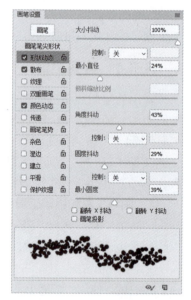

图 6-25 "画笔设置"面板

> **要点提示：**
> Photoshop 在自定义画笔时，会自动将选中的彩色图像转换为灰度图像。所以在自定义画笔时，所有的画笔笔尖形状图是灰度图。在使用画笔时，再根据选择的前景色来绘制。

2. 形状工具

绘制形状的工具有"矩形工具"、"圆角矩形工具"、"椭圆工具"、"多边形工具"、"直线工具"

和"自定形状工具"。在工具箱中，它们属于同一组。"形状工具"的工具选项栏中模式选项共有3种，分别是"形状"、"路径"和"像素"。作为绘制形状工具时，模式需选择"像素"，表示在当前图层上绘制形状，并默认填充前景色。

3. 填充工具

填充工具常用的有渐变工具、油漆桶和橡皮擦工具。

（1）渐变工具

"渐变工具"用于填充多种颜色的渐变色。在工具箱中，"渐变工具"与"油漆桶"同处一组。"渐变工具"的"工具"选项栏如图6-26所示。设置内容如下：

图6-26 "渐变工具""工具"选项栏

- 渐变色预设：保存不同的渐变色。单击"渐变色预设"按钮右侧的下拉箭头，打开系统当前预设的渐变色，选择一种预设的渐变色，其中默认的渐变色预设的第一个渐变色是当前设置的前景色到背景色的渐变。
- 渐变方式：设置渐变色过渡形式。一共有5种，分别是"线性渐变"、"径向渐变"、"角度渐变"、"对称渐变"和"菱形渐变"。
- 模式：设置渐变色与图像像素之间的叠加方式，如：加深、变暗、溶解等
- 反向：反转渐变填充中的颜色顺序。
- 仿色：使渐变过渡的更平滑、更自然。
- 透明区域：对渐变填充使用透明蒙版，即如果渐变色设置中有透明度设置，则选中该选项，渐变填充时就会有透明度渐变效果。

填充渐变色时，单击渐变色开始位置，按住鼠标左键拖动绘制一条直线，然后松开鼠标，则按照选择的渐变方式和渐变颜色的预设，在直线开始和结束位置之间填充渐变色，其余部分以渐变色两端的颜色进行纯色填充。

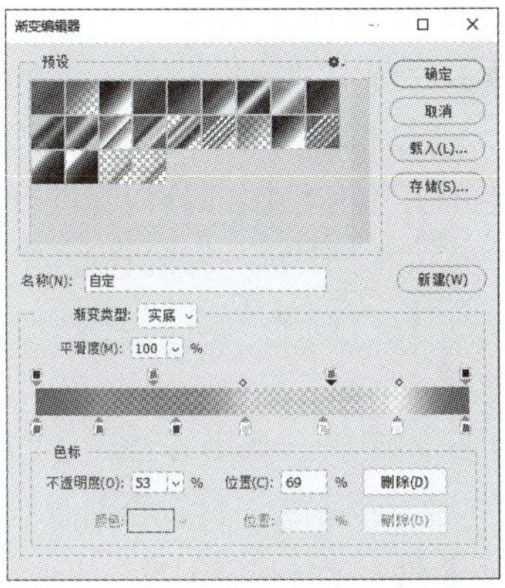

除了渐变色预设，还可自定义渐变色。单击工具栏中"渐变色预设"按钮（单击按钮内的色带部分），打开"渐变编辑器"对话框，如图6-27所示。图6-27 "渐变编辑器"对话框

可自定义渐变色。在"渐变编辑器"对话框的下方色带中，上方的色标用于添加透明度过渡，下方的色标用于设置渐变的颜色。

（2）油漆桶

"油漆桶工具"使用前景色或图案，根据容差值的大小填充颜色相近的区域。

（3）橡皮擦工具

橡皮擦工具有橡皮擦工具、背景橡皮擦工具和魔术橡皮擦工具。

① "橡皮擦工具"：可将图层上的颜色擦除为背景色或透明色。如果正在背景图层中或已锁定透明度的图层中，使用"橡皮擦工具"，则擦除为背景色。如果是普通图层，像素将被擦除为透明色。"橡皮擦工具"的"工具"选项栏设置基本同画笔设置一致。

② "背景橡皮擦工具"：擦除时，如图6-28所示，笔尖形状中间会有一个+，表示取样点。擦除内容是取样点的颜色，擦除范围是笔尖范围之内。一般"背景橡皮擦工具"用于主体边界复杂但是与背景颜色差异较大的图像的背景擦除，使用时，把笔尖形状中的+置于图像的背景上，即从背景部分取样，"取样"选项为"连续"，笔尖形状部分位于主体上，沿着主体的边界外缘，按住鼠标左键拖动，擦除边界外的背景；

③ "魔术橡皮擦工具"：使用原理类似"魔棒工具"，根据容差值的设置，将选定与取样点颜色相近的区域擦除为透明色，如果是在已锁定透明度的图层中，则擦除为背景色。

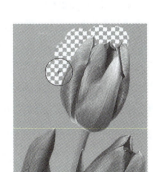

图6-28 "背景橡皮擦工具"的使用

④ 历史记录画笔和历史记录艺术画笔工具

"历史记录画笔工具" 和"历史记录艺术画笔工具" 利用"历史记录"面板，指定历史记录状态或快照中的状态，在现有图像区域绘制出某一历史状态或快照部分内容。"历史记录艺术画笔工具" 在绘制时加入了艺术风格化效果。

任务6-5 眼睛外部结构图制作。

视频：
任务6-5

要求：

使用绘图工具绘制眼睛外部结构图。

操作提示：

（1）打开素材文件

打开素材文件"眼睛外部结构.psd"。

（2）眉毛绘制

① 前景色设置：设置工具箱中的前景色与素材中的标题颜色一致。单击工具箱中的前景色块，弹出"拾色器"对话框，鼠标指针移至素材文件中的标题部分，单击吸取该颜色。单击"确定"按钮完成前景色设置。

② 新建"眉毛"图层：在"图层"面板最上方新建图层，重命名为"眉毛"。

③ "画笔工具"绘制眉毛：在工具箱中选择"画笔工具" ，在"工具"选项栏中设置画笔大小为25像素，硬度为100%，画笔形状为"硬边圆"，不透明度为100%，流量为100%，平滑为100%，单击"平滑设置"按钮 ，只选中"描边补齐"。在当前图层"眉毛"上，绘制眉毛。

④ 修饰眉毛：选择工具箱中的"橡皮擦工具" ，设置橡皮擦大小为14像素（大小可自行调整），擦除眉毛的开头和结尾部分内容进行修饰。

（3）眼睑与眼睑色绘制

① "画笔工具"绘制眼睑：新建图层"眼睑"，在"图层"面板上选择"眼睑"图层，在工具箱中选择"画笔工具" ，在"工具"选项栏中设置画笔大小为1像素，其余设置同绘制眉毛。在当前图层"眼睑"上绘制眼睑，如图6-29（a）所示。

② "画笔工具"绘制眼睑色：新建图层"眼睑色"，设置前景色为RGB(225,155,150)，在工具箱中选择"画笔工具" ，在"工具"选项栏中设置画笔大小为14像素（根据绘制的眼睑宽度可自行调节），画笔形状选择"柔边圆"，在当前图层"眼睑色"上绘制眼睑色。

③ 调整图层顺序：调整图层"眼睑"和"眼睑色"顺序，让眼睑盖住眼睑色。

（4）眼皮绘制

① "套索工具"绘制眼皮选区：新建图层"眼皮"，在"图层"面板上选择"眼皮"图层，在工具箱中选择"套索工具" ，在"工具"选项栏中设置羽化值为20像素。在当前图层"眼皮"上绘制上眼皮选区，如图6-29（b）所示。

② "渐变工具"填充选区：设置前景色为RGB(225,155,150)，在工具箱中选择"渐变工具"，在"工具"选项栏中的渐变预设选择"前景色到透明渐变"，渐变方式选择"线性渐变" ，在上眼皮选区上按住鼠标左键从左到右拖动拉出一条直线，松开鼠标，完成渐变色填充。按【Ctrl+D】组合键取消选区。相同操作，完成下眼皮绘制。

（5）虹膜与瞳孔的绘制

① 形状工具绘制虹膜：设置前景色RGB为(80,80,80)。新建图层"虹膜"，在"图层"面板上选择"虹膜"图层，在工具箱中选择"椭圆工具" ，在"工具"选项栏中模式选择"像素"，在当前图层"虹膜"上，按下【Shift】键不放，单击绘制正圆形，使用移动工具适当调整位置。

② 绘制瞳孔：新建图层，重命名为"瞳孔"，设置前景色RGB为纯黑色。与绘制虹膜操作一样，在虹膜的中间绘制瞳孔。设置前景色RGB为白色，在瞳孔上绘制3个大小不一的白色圆形。

（6）图标背景绘制

① 新建"图标背景"：新建图层，重命名为"图标背景"，移动该图层至背景图层上。

② 绘制图标背景：单击菜单"窗口"|"历史记录"命令，打开"历史记录"面板。设置前景色RGB为(255,220,200)，

在图层"图标背景"上,选择工具箱中的形状工具"矩形工具"■,在右侧图标处绘制矩形,如图 6-29(c)所示。

③ 填充白色:单击菜单"编辑"|"填充"命令,填充"图标背景"图层为白色。

④ 历史记录艺术画笔绘制图标背景:在工具箱中选择"历史记录艺术画笔工具"，在"工具"选项栏中设置画笔大小为 40 像素,画笔形状为"柔边圆",不透明度为 30%,样式为"轻涂",单击"历史记录"面板中的记录"矩形工具"前面方块,添加图标。在"图标背景"图层上的右侧图标位置开始绘制背景。

(7)灰色背景的绘制

① 新建"灰色背景":新建图层,重命名为"灰色背景",移动该图层至"图标背景"图层上。

② "圆角矩形工具"绘制背景:设置前景色 RGB 为纯黑色。在工具箱中选择"圆角矩形工具"■,在"工具"选项栏中模式选择"像素",在图层"灰色背景"上绘制矩形,框住图像中所有内容,四周留白。调整图层透明度为"8%"。

(8)连线绘制

① 新建"连线"图层:新建图层,重命名为"连线",移动该图层至所有图层之上。

② "直线工具"绘制连线:设置前景色 RGB 为纯黑色。在工具箱中选择"直线工具"，在"工具"选项栏中模式选择"像素",在图层"连线"上绘制直线。如需绘制水平直线,则按下【Shift】键不放再拖动鼠标绘制。

(9)文件保存

将文件保存为"任务 6-5 结果 .psd",效果如图 6-29(d)所示,"图层"面板如图 6-29(e)所示。

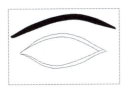
(a)绘制眼睑

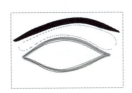
(b)创建上眼皮选区

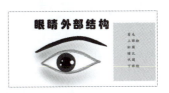
(c)绘制图标背景

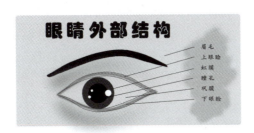
(d)效果图

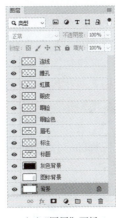
(e)"图层"面板

图 6-29　任务 6-5 操作图

6.5.2　修饰修复工具

Photoshop 中提供了多种的修饰修复工具用于修复图像中的瑕疵。不同修饰修复工具应用于不同的场合。

1. 仿制图章工具和图案图章工具

"仿制图章工具"是在相同或不同文件之间复制图像的一部分内容,起到去除瑕疵、修饰图像的功能。一般复制部分要与瑕疵周围的环境尽量接近,保证复制过来的内容与背景拼接得更好。"图案图章工具"则是选择一种图案,完成复制图案的操作。

"仿制图章工具"与"图案图章"工具在工具箱中属于同一组。选择"仿制图章工具",其"工具"选项栏与"画笔工具"基本类似,可设置大小、硬度和形状等属性,按下【Alt】键不放在图像编辑窗口中单击进行取样,然后松开【Alt】键,鼠标指针移至需要修饰的部分按住鼠标左键开始拖动,即将取样点的内容复制过来。复制的范围及效果取决于"工具"选项栏中设置的工具大小、形状、硬度、不透明度和流量等属性。

2. 修复修补工具

修复修补工具有"污点修复画笔工具"、"修复画笔工具"、"修补工具"、"内容感知移动工具"和"红眼工具"，它们在工具箱中属于同一组。

"污点修复画笔工具"主要用于小面积的污点修复。其"工具"选项栏设置类似"画笔工具"，设置修复时使用的笔尖大小等属性。使用时，设置笔尖大小稍大于污点，然后在污点处单击，即可自动擦除污点，修复后的区域与周围图像自然融合。

"修复画笔工具"将图像中无瑕疵的部分复制到有瑕疵的部分，起到修饰作用。使用方法同"仿制图章工具"，需要按下【Alt】键不放同时单击取样，然后复制取样的区域，与"仿制图章工具"不同的是，"修复画笔工具"复制的内容会与周围图像做自然融合。

"修补工具"主要用于较大区域的修复。首先绘制出需要修复的区域，类似绘制选区，然后按住鼠标左键拖动修复区域至没有瑕疵的区域，松开鼠标，系统自动将没有瑕疵区域复制到修复区域，同时与周围像素做自然融合，起到修复的效果。"修补工具"的"工具"选项栏中，如果设置"源"，则将目标位置的内容复制到修补区域；如果设置"目标"，则把选中区域复制到目标区域。修补后，按【Ctrl+D】取消修补选区。

"内容感知移动工具"可将选择的区域里的内容移动至别处，同时原有区域与周围图像自然融合，移动的内容边界也与周围图像自然融合。

"红眼工具"主要用于夜间拍摄时出现的红眼，可以单击红眼部分直接转换为黑色。

3. 修饰工具

"减淡工具"、"加深工具"和"海绵工具"从图像的明暗程度和颜色饱和度对图像区域进行修改。它们在工具箱中属于同一组。

"减淡工具"和"加深工具"可使图像区域变亮或变暗。在"工具"选项栏中可设置减淡加深的范围，"中间调"用于更改灰色的颜色区域，"阴影"用于更改颜色较暗的区域，"高光"更改图像亮的区域。

"海绵工具"可精确地更改区域的色彩饱和度。在"工具"选项栏中设置"模式"为"加色"，可增加颜色的饱和度，设置为"去色"可减少颜色饱和度。

"模糊工具"、"锐化工具"和"涂抹工具"在工具箱中属于同一组。"模糊工具"用来模糊图像，"锐化工具"用来提高对比度，"涂抹工具"模拟湿手涂抹颜色的效果。

任务6-6 图像修饰。

要求：

使用图像修饰修复工具修饰海滩图像。

操作提示：

（1）打开素材，调整图像显示比例。

① 打开素材"海滩.jpg"。

视频：
任务6-6

② 图像缩放：使用工具箱中的"缩放工具"或使用"导航器"面板放大图像"海滩.jpg"，便于修饰图像。

（2）图像修饰

① 海滩上的人及影子的擦除：选择工具箱中的"修补工具"，在工具选项栏中选择"源"，绘制修补选区，框住海滩上的人及影子。鼠标指针移至修补区域内，按住鼠标左键拖动修补区域至右边海滩部分，如图6-30（a）所示，松开鼠标，人及影子被抹去。按【Ctrl+D】组合键取消修补时建立的选区。

② 海滩上脚印的擦除：选择工具箱中的"污点修复画笔工具"，在"工具"选项栏中设置画笔大小略大于脚印。鼠标指针移至脚印部分，单击框住脚印，如图6-30（b）所示，单击依次去除海滩上的脚印。

③ 海面上浮标的擦除：选择工具箱中的"修复画笔工具"，在"工具"选项栏中设置画笔大小比浮标略大一点，按下【Alt】键不放，单击浮标下方没有浮标的位置，进行取样，鼠标指针移至浮标处，按住鼠标左键，拖动鼠标开始擦除，如图6-30（c）所示，直至擦除所有浮标，中间可以反复取样，调整画笔大小，进行擦除。

（3）礁石的复制

① 复制远处的礁石：选择工具箱中的"内容感知移动工具"，在"工具"选项栏中模式选择"扩展"，

绘制礁石的选区，框住图中右上角的礁石，如图 6-30（d）所示。按住鼠标左键拖动生成的选区到海边左侧贴住海平面。

② 水平翻转礁石：单击菜单"编辑"|"变换"|"水平翻转"命令，将复制的礁石水平翻转，单击"工具"选项栏上的"提交"按钮 ✓，确认当前操作。

（4）天空替换

蓝色天空复制：打开素材文件"蓝天背景 .jpg"，选择工具箱中的"仿制图章工具" ▲，在工具选项栏中设置工具大小为 100 像素，硬边圆。按下【Alt】键，在蓝天左上角单击进行取样。在素材文件"海滩 .jpg"中，从图像左上角开始，按住鼠标左键拖动开始涂抹天空，如图 6-30（e）所示，直至所有天空变成蓝色天空。

（5）文件保存

将文件保存为"任务 6-6 结果 .psd"，效果如图 6-30（f）所示。

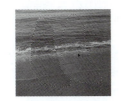
（a）"修补工具"

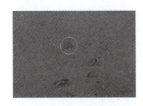
（b）"污点修复画笔工具"

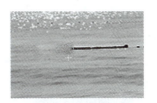
（c）"修复画笔工具"

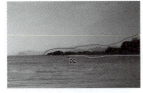
（d）"内容感知工具"

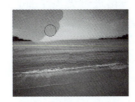
（e）"仿制图章工具"

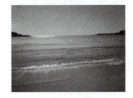
（f）效果图

图 6-30　任务 6-6 操作图

> 🎯 **思政导引：**
>
> 　　习近平总书记在党的二十大报告中指出："大自然是人类赖以生存发展的基本条件。尊重自然、顺应自然、保护自然，是全面建设社会主义现代化国家的内在要求。必须牢固树立和践行绿水青山就是金山银山的理念，站在人与自然和谐共生的高度谋划发展。"愿同学们拿起手中的画笔，记录下祖国美好的绿水青山，也在生活中处处保护环境，不断推进生态环境保护事业持续健康发展，建设好人与自然和谐共生的美丽家园！

6.5.3　文字工具

在 Photoshop 中提供了 4 种文字工具，分别是"横排文字工具" T、"横排文字蒙版工具" ▒、"直排文字工具" ↓T 和"直排文字蒙版工具" ▒。下面主要介绍"横排文字工具"和"横排文字蒙版工具"，横排和直排只是方向不同。

1. 横排文字工具

使用"横排文字工具" T，会自动在"图层"面板上创建一个特殊的图层，称为文字图层，如图 6-31 所示。文字图层的缩览图以 T 标识。添加的文字会在文字图层上，不会影响其他图层。

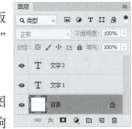

图 6-31　文字图层

（1）工具选项栏

"横排文字工具" T 的工具选项栏如图 6-32 所示。在工具选项栏中可设置字体、字号、对齐方式、颜色等常规设置，还可以对文字进行变形操作。

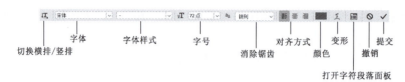

图 6-32 "横排文字工具"的工具选项栏

（2）文字输入

文字输入有两种方式一种用于输入较少的文字，一般为一行，单击文字输入的位置，即可开始录入文字。另一种是段落文字输入，一般用于段落的输入。输入时，先绘制一个矩形框，输入段落的文字均在框内，自动换行。注意，在完成文字输入后，需单击"工具"选项栏上的"提交"按钮✓，进行提交，否则文字一直处于编辑状态。重新编辑文字时，在"图层"面板上，选中文字所在的文字图层，图像上鼠标指针移至文字中间鼠标变成编辑标识 I，单击，文字重新进入编辑状态，否则直接空白处单击，又会创建一个新文字图层。

（3）文字变形

文字工具可以对文字进行形状的变形，单击"工具"选项栏中的"变形"按钮 I，弹出"变形"对话框，可对文字进行多种变形操作。

（4）"字符"面板和"段落"面板

"字符"面板和"段落"面板可对字符和段落进行更多详细的格式设置。单击"工具"选项栏中的"切换字符、段落面板" 按钮，可打开、关闭面板，或者单击菜单"窗口"|"字符"或"段落"命令打开面板。

（5）栅格化文字

栅格化文字是将文字图层转变为普通图层。栅格化后，文字不能再作为文本进行编辑。

栅格化方法如下：

方法 1：单击菜单"图层"|"栅格化"|"文字"命令，可对当前文字图层执行栅格化。

方法 2：在"图层"面板上，右击文字图层，弹出快捷菜单，选择"栅格化"命令。

2. 横排文字蒙版工具

"横排文字蒙版工具" T 是在当前图层上创建文字形状的选区。有关选区的操作均可在文字选区上操作，如变换选区、修改选区形状、选区描边、选区填充等。

选择"横排文字蒙版工具" T，在当前图层上单击，会出现一个半透明的红色蒙版，如图 6-33 所示，在蒙版上录入文字，编辑过程中，使用"工具"选项栏进行设置，设置的内容与横排文字工具相似，设置后单击"确认"按钮，蒙版消失，出现文字字样的选区，如图 6-34 所示。

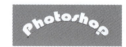

图 6-33 半透明的红色蒙版

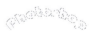

图 6-34 文字选区

视频：
任务6-7

任务 6-7 风景图文字添加。

要求：

使用文字工具在风景图中添加文字，并设置文字效果。

操作提示：

（1）打开素材文件

打开素材文件"甘南草原.jpg"。

（2）使用横排文字工具输入文字并设置效果

在工具箱中选择"横排文字工具" T，在"工具"选项栏中设置字体为"华文琥珀"，字号为"48 点"，颜色为白色，单击"切换字符、段落面板"按钮，打开"字符"面板，设置"字符加宽" I 为"200%"。单击图像中天空部分，创建文字图层，输入文字"风轻云淡"，然后单击"工具"选项栏中的"变形"按钮 I，弹出"变形文字"对话框，设置如图 6-35（a）所示，单击"确认"按钮，设置完成后，单击"工具"选项栏中的"提交"按钮✓。

（3）文字输入并设置效果

① 新建图层，重命名为"欢迎"。

② 使用横排文字蒙版工具创建文字选区：在"图层"面板上单击图层"欢迎"，在工具箱中选择"横排文字

蒙版工具"，在"工具"选项栏中设置同上，"字符加宽"改回"100%"，设置完成后，单击图像左下角输入文字"甘南草原欢迎你"，单击"工具"选项栏中的"提交"按钮，创建文字选区。

③ 填充文字形状选区：在工具箱中选择"渐变工具"，在"工具"选项栏的渐变预设中选择"色谱"，渐变方式为"线性渐变"，在背景图层的文字选区上从左至右拖动鼠标绘制一条渐变线，松开鼠标，文字选区已填充渐变色。按【Ctrl+D】组合键取消选区。

（4）文件保存

将文件保存为"任务6-7结果.psd"，效果如图6-35（b）所示，"图层"面板如图6-35（c）所示。

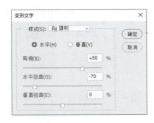
（a）"变形文字"对话框

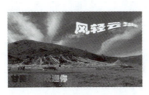
（b）效果图

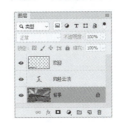
（c）"图层"面板

图 6-35　任务 6-7 操作图

6.5.4　滤镜

滤镜是 Photoshop 提供的图像处理的特效集合。滤镜效果在菜单"滤镜"命令下分门别类放置。单击菜单"滤镜"命令，选择其子菜单下相应的滤镜命令，可完成复杂的滤镜效果。

任务6-8　相框图片制作。

要求：

使用滤镜效果制作相框图片。

操作提示：

（1）打开素材文件

打开素材文件"滤镜.jpg"。

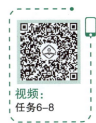
视频：
任务6-8

（2）照片制作

① 背景图层转换为普通图层：双击"图层"面板的"背景"图层，转换为普通图层，重命名为"照片"。

② 加深图片颜色：在工具箱中选择"加深工具"，在"工具"选项栏中设置大小为200像素，柔边圆，范围为"阴影"，拖动鼠标适当加深图片颜色。

③ 添加"镜头光晕"滤镜：在"图层"面板上选择图层"照片"，单击菜单"滤镜"|"渲染"|"镜头光晕"命令，打开"镜头光晕"对话框，选择"50-300毫米变焦"，亮度设为120%，拖动太阳移至照片左上角，如图6-36（a）所示。单击"确定"按钮。

④ 图片大小调整：单击菜单"编辑"|"自由变换"命令，按下【Shift】键不放，调整图层"照片"上的内容大小，如图6-36（b）所示，按【Enter】键确认。

（3）相框制作

① 图层新建：新建图层，重命名为"相框"。

② 相框选区创建：选中图层"相框"，在工具箱中选择"矩形选框工具"，创建比图层"照片"上的内容略大的矩形选区，然后在"工具"选项栏中选择"从选区减去"，在矩形选区内沿着照片的边缘再绘制一个矩形选区，创建相框选区，如图6-36（c）所示。

③ 相框选区的填充：设置前景色和背景色均为RGB（70,10,10），在工具箱中选择"渐变工具"，在"工具"选项栏中单击渐变色带内部，打开"渐变编辑器"对话框，选择预设中的第一个默认渐变方式"前景色到背景色渐变"，沿着渐变色带下沿均匀添加3个色标，分别单击添加的色标，在"色标"组内设置颜色，3个色标颜色分别设置为RGB（130,40,40）、RGB（70,10,10）和RGB（130,40,40），如图6-36（d）所示，单击"确定"按钮。在相框选区上，拖动鼠标从左上角至右下角绘制渐变线，填充渐变颜色。

④ "杂色"滤镜添加：单击菜单"滤镜"|"杂色"|"添加杂色"命令，打开"添加杂色"对话框，设置数量为20%，选择"高斯分布"，单击"确定"按钮。

⑤ "模糊"滤镜添加：单击菜单"滤镜"|"模糊"|"动感模糊"命令，打开"动感模糊"对话框，设置角度为20度，距离为5像素，单击"确定"按钮。按【Ctrl+D】组合键取消相框选区。

⑥ 图层样式添加：选中"相框"图层，添加图层样式"斜面和浮雕"，设置如图6-36（e）所示。

（4）背景效果添加

① 图层新建：新建图层，重命名为"图片背景"。在"图层"面板上，移至最底层。

② 滤镜添加：在"图层"面板上选择"图片背景"图层，设置前景色和背景色分别为RGB（70,10,10）和RGB（180,100,60）。单击菜单"滤镜"|"渲染"|"纤维"命令，设置"差异"为10，"强度"为4，单击"确定"按钮，添加纤维效果。

（5）文件保存

将文件保存为"任务6-8结果.psd"，效果如图6-36（f）所示，"图层"面板如图6-36（g）所示。

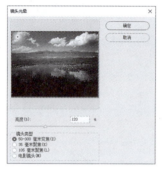
（a）"镜头光晕"对话框

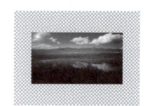
（b）效果图

（c）相框选区

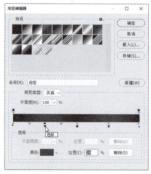
（d）"渐变编辑器"对话框

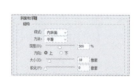
（e）"斜面和浮雕"图层样式

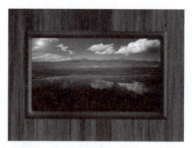
（f）最终效果图

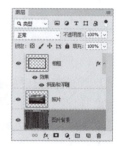
（g）"图层"面板

图6-36 任务6-8操作图

6.6 路径与蒙版

6.6.1 路径

在Photoshop中，构成矢量图形的直线和曲线被称为路径。路径可由钢笔工具、形状工具等绘制而成，它可以是闭合的，也可以是非闭合的。路径中不含像素，需要像素化（描边、填充等），才可以被打印机等设备输出。

路径组成如图6-37所示，锚点用来标记路径段的端点，以空心方块表示。使用"直接选择工具"选择路径的锚点时，锚点标记会变成实心的方块，同时选中的锚点会显示一条或两条方向线。方向线用于调整曲线的弧度，方向线以方向点结束。使用"直接选择工具"拖动方向点的位置和长度，来调整曲线的弧度。

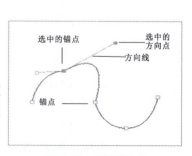
图6-37 路径组成

1. 路径绘制工具

绘制路径的工具有"钢笔工具"、"自由钢笔工具"、"弯度钢笔工具"、"形状工具"。

（1）钢笔工具

"钢笔工具"可以绘制直线和曲线，可以绘制闭合路径和非闭合路径。

- 绘制直线：选择"钢笔工具"，将鼠标指针放在要绘制直线路径的开始点，单击定义第 1 个锚点，在直线结束的位置单击定义第 2 个锚点，2 个锚点之间将创建一条直线路径；按下【Ctrl】键不放单击可结束绘制直线路径。
- 绘制折线：选择"钢笔工具"，依次单击折线端点设置锚点，绘制折线，按下【Ctrl】键不放，单击结束绘制。
- 绘制曲线：选择"钢笔工具"，在起点单击定义第 1 个锚点，单击定义第 2 个锚点的同时拖动鼠标，显示出方向线和曲线路径，拖动鼠标可以改变方向线的方向和长度，直到出现合适的曲线路径时松开鼠标，接着可以再定义第 3、第 4 个锚点等，最后按下【Ctrl】键不放，单击结束绘制曲线。
- 绘制不闭合路径：单击"钢笔工具"结束绘制直线或者按下【Ctrl】键不放，单击结束绘制路径。
- 绘制闭合路径：选择"钢笔工具"绘制路径，最后再回到起点处，出现闭合标记，单击完成闭合操作。

（2）自由钢笔工具

自由钢笔工具绘制路径同普通钢笔书写过程。在工具箱中选择"自由钢笔工具"按钮，按住鼠标左键拖动即可开始绘制线条，绘制结束，松开鼠标，线条直接转换为路径。

（3）弯度钢笔工具

"弯度钢笔工具"可轻松绘制平滑曲线。绘制曲线时，只需单击锚点，"弯度钢笔工具"会自动用曲线连接两个锚点，随着锚点的增加，它可自动调节曲线的弧度，平滑曲线。

（4）形状工具

形状工具是 Photoshop 提供的一些预设的路径形状，形状工具有"矩形工具"、"圆角矩形工具"、"椭圆工具"、"多边形工具"、"直线工具"和"自定形状"工具。在工具箱中，它们同处一组。使用形状工具绘制路径时，"工具"选项栏中的模式需选择"路径"，如图 6-38 所示。

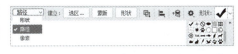

图 6-38 "自定形状工具"的"工具"选项栏

- "模式"：分为形状、路径和像素。"形状"模式会在绘制形状时，在"图层"面板中自动创建一个新的形状图层；选择"路径"模式，则绘制路径；"像素"模式会在当前图层上绘制并填充前景色。
- "选区"按钮：由当前路径创建选区。不闭合的路径，系统会自动形成闭合选区。
- "蒙版"按钮：由当前路径创建矢量蒙版。
- "形状"按钮：将当前路径转换为形状图层。
- "形状列表"：单击"形状"右侧下拉箭头，列出可用的自定义形状，单击列表上的齿轮图标，可以导入自带的形状库。

2. 路径编辑

（1）路径选择

Photoshop 提供了两个路径选择工具，分别是"路径选择工具"和"直接选择工具"。两者的区别是：使用"路径选择工具"单击路径后，路径上所有的锚点以实心方块显示，拖动鼠标可以整体移动选中路径；"直接选择工具"单击路径后，路径上的所有锚点以空心的方框显示，并且与单击位置有关的锚点的方向线也会显示，可对锚点和方向线进行修改，从而修改路径的形状。

（2）路径移动

使用"路径选择工具"单击路径，选中后，直接移动路径。

（3）曲线弧度的修改

使用"直接选择工具"单击路径，选中路径后，路径上显示出所有的锚点，单击某一锚点进行拖动，或者选择某一方向点，拖动方向线长度和位置，修改曲线弧度。

除了使用"直接选择工具"，还可以使用菜单"编辑"|"自由变换路径"和"变换路径"命令，对路径进

行变形操作。

（4）锚点的添加与删除

添加和删除锚点可以增强对路径的控制或删除不必要的点来降低路径的复杂性。

使用工具箱中的"添加锚点工具" 和"删除锚点工具" ，在添加或删除的位置单击即可添加，或删除已选中的锚点。

（5）平滑点与角点之间转换

锚点分为平滑点和角点。平滑点连接平滑线条，角点连接直线。角点上没有方向线，不能修改曲线弧度。使用工具箱中的"转换点工具" ，单击要转换的锚点，实现平滑点和角点的转换，如图 6-39 所示。

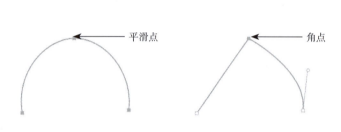

图 6-39　平滑点、角点转换

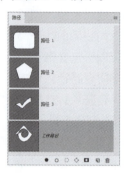

图 6-40　"路径"面板

（6）路径的删除

选择路径，按【Delete】键删除。

3. "路径"面板

"路径"面板是用来管理路径的，原理跟"图层"面板管理图层类似。路径也可以分到不同的路径层里。单击菜单"窗口"|"路径"命令，打开"路径"面板，如图 6-40 所示。在"路径"面板中保存了图像文件中的所有路径，并以不同的路径名分开保存。每个路径都以一个缩览图显示在"路径"面板里。

工作路径是临时路径，在"路径"面板中，工作路径名称以斜体显示为"工作路径"。使用钢笔工具和形状工具绘制的路径会自动显示在工作路径中。创建新路径时，原有工作路径上的路径会丢失，所以工作路径绘制完后，需要转换为普通路径，进行保存。在"路径"面板中，双击工作路径，弹出"存储路径"对话框，输入路径名保存。

普通路径是永久路径，可保存在"psd"格式的文件中。"路径"面板中可以有若干个普通路径。需要编辑某一路径时，在"路径"面板中单击该路径所在的普通路径，即可在图像编辑窗口中进行编辑。

"路径"面板中有以下按钮：

- "前景色填充路径" ●：使用工具箱中当前设置的前景色填充路径。
- "描边路径" ○：用画笔描边，根据当前画笔工具的设置（笔尖大小、形状等）描边路径。
- "路径转换为选区" 和"选区转换为路径" ：可进行路径和选区之间的转换。
- "新建路径" ：在"路径"面板上创建新的路径。
- "删除路径" ：在"路径"面板上删除选中路径。

> **要点提示：**
> 路径要做像素化（填充、描边等）操作时，因为填充或描边的像素必须在图层上，所以像素化路径时，一定要先在"图层"面板上确定当前图层，再执行路径的像素化操作。

视频：
任务6-9

任务 6-9 文字倒影制作。

要求：

使用路径基本操作实现文字倒影。

操作提示：

（1）打开素材文件

打开素材文件"白衣天使.psd"。

（2）文字制作

① 路径填充：设置前景色为白色，"图层"面板选择图层"文字"为当前图层，"路径"面板中，选择"路径1"，单击"前景色填充路径"按钮●，填充路径。

② 路径描边：设置"画笔工具"，大小为2像素，笔尖形状为"硬边圆"。设置前景色为灰色RGB(100,100,100)。"路径"面板中，选择"路径1"，单击"描边路径"按钮○进行路径描边。

（3）文字倒影制作

① 路径变换："路径"面板中，选择"路径1"，单击菜单"编辑"|"变换路径"|"垂直翻转"命令。使用工具箱中的"路径选择工具" ▶，绘制框线，将翻转后的路径全部框住，此时路径上所有锚点被选中，按【↓】键，移动文字路径至如图6-41（a）所示位置。单击空白处，取消路径选中状态。

② 路径转换为选区："路径"面板中，选择"路径1"，单击"路径转换为选区"按钮○，转换为文字倒影选区。如图6-41（b）所示。

③ 选区填充："图层"面板上，新建图层"文字倒影"，设为当前图层。单击菜单"编辑"|"填充"命令，打开"填充"对话框，填充为白色，透明度30%，单击"确定"按钮，完成选区的填充。按【Ctrl+D】组合键取消选区。

④ 路径删除：在"路径"面板上，选择"路径1"，删除该路径。

（4）文件保存

将文件保存为"任务6-9结果.psd"，效果如图6-41（c）所示。

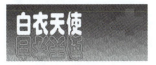 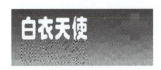 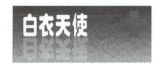

（a）变换路径　　　　　　　　　（b）文字选区　　　　　　　　　（c）效果图

图6-41　任务6-9操作图

6.6.2 蒙版

在Photoshop中，可以向图层添加蒙版，然后使用蒙版隐藏图层的部分内容并显示下一层图层。最终实现图像的修饰或拼接效果。常用的蒙版有图层蒙版、剪贴蒙版、快速蒙版和矢量蒙版。

1. 图层蒙版

图层蒙版是与分辨率相关的位图图像，与图层大小相同，可使用绘画、填充、选择等工具进行编辑。使用时，在图层上添加图层蒙版，然后在图层蒙版上可绘制黑色、白色、灰色（选择彩色也会自动转换为相应灰度），通过灰度来控制当前图层对应位置像素的显示、隐藏或半透明，实现当前图层与下一层图层之间的合成效果。黑色表示图层上对应位置的像素被完全隐藏，白色表示完全显示，灰色表示图层的内容处于半透明状态。

（1）图层蒙版的添加

添加图层蒙版有两种情况，一种是图层上没有选区，则添加的图层蒙版是纯白色的；另一种是图层上已有选区，添加的图层蒙版会基于选区自动完成图层蒙版上的颜色，选区部分直接变成白色，其余是黑色。

添加图层蒙版的操作如下：

在"图层"面板上选择添加蒙版的图层，单击"图层"面板下方的"添加图层蒙版"按钮◙，图层缩览图的右侧出现链接的图层蒙版缩览图，大小同图层，如图6-42所示。在"图层"面板上单击"图层蒙版"缩览图，"图层蒙版"缩览图处于选中状态，然后在图像编辑窗口上进行绘制或填充等操作，编辑操作只作用于图层蒙版，最后图层上的遮盖效果如图6-43所示。

（2）图层蒙版的删除

单击图层蒙版的缩览图，将其拖至"图层"面板下方的"删除"按钮，弹出对话框，选择"删除"按钮，则图层蒙版被删除。或者右击图层蒙版缩览图，在弹出的快捷菜单中选择"删除图层蒙版"命令。

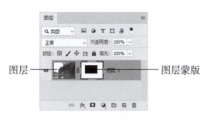
图 6-42　图层蒙版

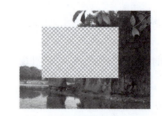
图 6-43　图层蒙版遮盖效果

（3）图层蒙版的启用与停用

在"图层"面板上，右击图层蒙版缩览图，在弹出的快捷菜单中选择"停用图层蒙版"或"启用图层蒙版"，可暂停蒙版效果或重新启用图层蒙版。

（4）图层蒙版的应用

右击图层蒙版缩览图，在弹出的快捷菜单中选择"应用图层蒙版"，可删除图层蒙版，同时将图层蒙版的效果直接作用于图层上的像素。

任务 6-10 两幅图像的拼合。

要求：

使用图层蒙版实现两幅图像的拼合。

操作提示：

（1）打开素材文件，图像复制到同一个文件中

① 打开素材文件"蓝天 .jpg"和"阴天 .jpg"。

② 图层复制：复制"蓝天 .jpg"背景图层至"阴天 .jpg"中，将图层重命名为"蓝天"。

（2）添加图层蒙版，实现两幅图像的拼接

① 图层蒙版添加：在"图层"面板中，选择"蓝天"图层，单击"图层"面板下方的"添加图层蒙版标记"，添加图层蒙版。

② 填充工具设置：设置前景色为黑色，背景色为白色，选择"渐变工具"，"渐变预设"选择"前景色到背景色渐变"，"渐变方式"选择"线性渐变"。

③ 图层蒙版编辑："图层"面板中，单击添加的图层蒙版缩览图，在图像编辑窗口中从图像中间自下而上绘制一条短的渐变线，渐变填充至图层蒙版上，如图 6-44（a）所示。并查看拼接效果。

④ 图层蒙版应用："图层"面板中，右击添加的图层蒙版，在弹出的快捷菜单中选择"应用图层蒙版"命令，"图层"面板如图 6-44（b）所示。

（3）文件保存

将文件保存为"任务 6-10 结果 .psd"，效果如图 6-44（c）所示。

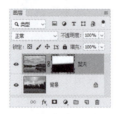
（a）填充图层蒙版

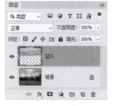
（b）应用图层蒙版

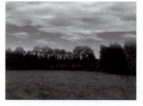
（c）效果图

图 6-44　任务 6-10 操作图

2. 剪贴蒙版

剪贴蒙版是通过一个图层上对象的形状限制另一个图层上的显示范围，形成遮盖，最终实现图像合成效果。

剪贴蒙版至少需要两个图层来完成效果，基底图层位于下部。基底图层的非透明内容将裁剪它上方剪贴图层的内容。剪贴图层位于上层，被基底图层限制显示区域。基底图层和剪贴图层如图 6-45 所示。基底图层的图层名称下方带有下画线，剪贴图层的缩览图缩进显示，同时左侧有"箭头"图标。

（1）创建剪贴蒙版

选择"图层"面板中的基底图层上方的第 1 个图层，单击菜单"图层"|"创建剪贴蒙版"命令，创建剪贴蒙版或者右击弹出快捷菜单，选择"创建剪贴蒙版"命令。

（2）释放剪贴蒙版

选择"图层"面板中的基底图层上方的第 1 个图层，单击菜单"图层"|"释放剪贴蒙版"命令。或者右击弹出快捷菜单，选择"释放剪贴蒙版"命令。

图 6-45　剪贴蒙版

任务 6-11 剪贴图层制作遮盖效果。

要求：

使用剪贴图层图像的遮盖效果。

操作提示：

（1）打开素材文件，将图像复制到同一个文件中

① 打开素材文件"日出 .jpg"。

② 背景图层转换为普通图层：在"图层"面板中双击"背景"图层，重命名为"日出"。

③ 图层新建：新建图层"心"。

④ 图层新建：新建图层"蓝色背景"，填充为蓝色 RGB(50,10,115)。

⑤ 图层顺序调整：调整图层顺序，从下往上依次是"蓝色背景"、"心"和"日出"。

（2）剪贴图层创建

① 形状绘制：在工具箱中选择形状工具里的"自定形状工具"，在"工具"选项栏中设置绘制"像素"，形状为"心形"。在图层"心"上绘制多个心形，如图 6-46（a）所示。

② 剪贴蒙版创建：在"图层"面板上选择图层"日出"，单击菜单"图层"|"创建剪贴蒙版"命令，创建剪贴蒙版。

（3）文件保存

将文件保存为"任务 6-11 结果 .psd"，效果如图 6-46（b）所示，"图层"面板如图 6-46（c）所示。

 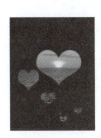 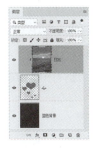

（a）形状绘制　　　　　　　（b）效果图　　　　　　　（c）"图层"面板

图 6-46　任务 6-11 操作图

3. 快速蒙版

快速蒙版用于创建选区。

创建快速蒙版的方法：首先在"图层"面板中选择图层，然后单击工具箱中下方的"快速蒙版模式"按钮，切换至快速蒙版的编辑状态，这时"图层"面板中的图层会全部变成半透明的红色。

编辑快速蒙版：在编辑状态下，使用"画笔工具"等可在图像编辑窗口中绘制半透明的红色，作为保护区。

退出快速蒙版：再次单击工具箱中下方的"标准模式"按钮，退出快速蒙版的编辑状态，没被保护的区域会创建一个新的选区。

4. 矢量蒙版

矢量蒙版是通过蒙版上的路径来控制对应图层上像素的显示和隐藏，如图 6-47 所示。

创建矢量蒙版：首先，在"图层"面板中，选择要添加矢量蒙版的图层，然后选择一条路径，作为当前路径，最后单击菜单"图层"|"矢量蒙版"|"当前路径"命令，将矢量蒙版添加到目标图层上。

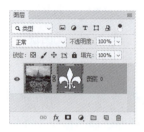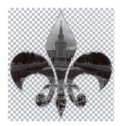

图 6-47 矢量蒙版

栅格化矢量蒙版是将矢量蒙版转换为图层蒙版。操作方法：选择包含要转换的矢量蒙版的图层，单击菜单"图层"|"栅格化"|"矢量蒙版"命令，或在"图层"面板上，右击矢量蒙版缩览图，在弹出的快捷菜单中选择"栅格化矢量蒙版"命令。

任务 6-12 小熊背景替换。

要求：

使用矢量蒙版实现小熊背景替换。

操作提示：

（1）打开素材文件，制作背景

① 打开素材文件"熊.jpg"。

② 背景图层转换为普通图层："图层"面板中，双击"背景"图层，重命名为"熊"。

③ 图层新建：新建图层"熊背景"，移至图层"熊"下方。

④ 图层填充：在工具箱中选择"渐变工具" ，设置前景色为绿色 RGB(20,140,100)，背景色为棕色 RGB(120,80,30)，渐变色预设为"前景色到背景色渐变"，渐变方式为"线性渐变"，在图层"熊背景"上从上到下绘制渐变线，填充渐变色。

（2）矢量蒙版创建

① 绘制路径：选择图层"熊"，在工具箱中选择"弯度钢笔工具"，在熊的周围依次单击创建锚点，绘制路径，如图 6-48（a）所示。

② 矢量蒙版创建：单击菜单"图层"|"矢量蒙版"|"当前路径"命令，将矢量蒙版添加到图层"熊"上，如图 6-48（b）所示。

③ 滤镜添加：选择图层"熊"，单击菜单"滤镜"|"像素化"|"晶格化"命令，设置单元格大小为 30，单击"确定"按钮。

（3）文件保存

将文件保存为"6-12 结果.psd"，效果如图 6-48（c）所示。

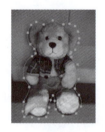 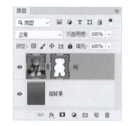 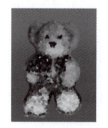

（a）绘制路径　　　　　（b）矢量蒙版　　　　　（c）效果图

图 6-48 任务 6-12 操作图

思政导引：

百度智能云是百度打造的智能云计算品牌，致力于提供全球领先的人工智能、大数据和云计算服务。百度智能云的图形处理模块可对质量较低的图片进行去雾、对比度增强、无损放大等多种优化处理，重建高清图像，并提供黑白图像上色、图像风格转换、人像动漫化等多种图像处理能力。

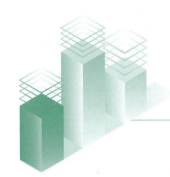

第 7 章
Mimics 医学图像处理

Mimics 软件诞生于 1992 年，是由 Materialise 公司推出的一款交互式医学影像控制系统，全称为 Materialise's interactive medical image control system。该公司成立于 1990 年，是欧洲第一批基于 3D 打印提供快速原型制造技术服务的机构。Mimics 最初的研发目的只是将断层扫描图片用于快速原型制造，而随着应用领域的拓展，它成为了一套高度整合并且快捷易用的 3D 医学图像重建与编辑处理软件，其软件界面友好，具备先进的医学图像建模技术，能以向导的形式提供完善的医学图像建模功能，在手术规划模拟、计算机辅助设计、有限元分析和计算流体动力学等领域被广泛使用。

7.1　Mimics 概述

医学影像是现代医学非常重要的数据资料，计算机信息技术与医学的结合促进了医学影像学的发展。由于人体结构的特殊性，医学图像的三维可视化能从多视角提供更多的临床诊断信息和科学研究价值。Mimics 能够快速导入 CT、MRI 等设备扫描的连续断层图像数据并以体数据显示，能够对数据中的组织结构进行分割，能够对数据进行基于面绘制的三维重建、三维渲染和可视化等操作。本教材采用 Mimics 19.0 版本介绍该软件在临床中的应用。

7.1.1　工作界面

Mimics 19.0 载入图像后，用户界面如图 7-1 所示。Mimics 窗口中各元素的名称和作用如下：

1. 标题栏

标题栏用于显示项目信息，包括项目名称、图像压缩方式和软件版本信息（Mimics Research 19.0）等。

2. 菜单栏

Mimics 菜单含有 File、Edit、View 和 Help 等 Windows 标准菜单，同时提供如 Image、Measure、Segment 等 11 个分组菜单。按照图像处理的需求，功能方向一致的命令被整合在同一个菜单下，方便调用。

3. 工具栏

Mimics 工具栏分为主工具栏和分组工具栏。主工具栏提供了对应于菜单 File、Edit、View、Help 中的一些常用命令按钮，例如新建、打开、保存、缩放等；分组工具栏则按照功能组列出快捷按钮，例如 Measure 菜单中的距离、角度、直径测量，以及 Segment 菜单中的阈值、区域生长等。同时在分组菜单中还针对临床的感兴趣解剖部位补充了 Cardiovascular、Pulmonary、Muscular 等工具集合，并提供具有针对性的分析工具按钮，如心脏的 4D CT 影像分析，冠脉的分割提取，针对肺部的气道分割、容积分析等。

4. 项目管理面板

为完成特定的临床或科研任务，需要在 Mimics 中对医学图像进行编辑和分析，这个过程可以称为项目（Project）。而在项目进行过程中，每一次操作和操作获得的中间结果则称为对象（Object）。项目管理面板用于记录、访问和管理项目过程中所建的各种对象，例如在图像中利用 Measure Distance 工具测量了头部双顶径长度，在项目管理面板的 Measurements 标签下会出现相应的记录和具体信息，如图 7-2 所示。

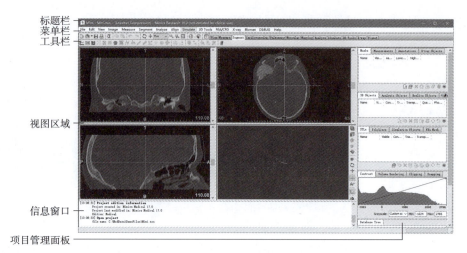

图 7-1 Mimics 用户操作界面

5. 视图区域

在默认状态下，Mimics 的视图区域显示 4 个视图窗口，包括体数据的 3 个正交平面断层图像：左上角的冠状位图（XZ 平面）、右上角的轴位图（XY 平面）和左下角的矢状位图（YZ 平面），第 4 个窗口用来以 3D 形式显示整体的三维图像数据模型。其中每个窗口可以单独进行浏览操作，如平移、缩放等。

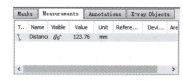

图 7-2 项目管理面板

6. 信息窗口

信息窗口可以：显示载入文件的信息，例如文件所在路径；显示功能名称，例如应用了"Discrete Gaussian"滤波器，以及滤波器的参数信息；显示操作记录，每个操作步骤的发生时间、操作位置的坐标和灰度值等相关信息。

7.1.2 医学图像导入与导出

目前临床中大多以 DICOM 格式传输和保存医学影像。DICOM 是数字医学成像通信标准（Digital Imaging and Communication of Medicine），它统一了医学图像格式和传输问题，符合 DICOM 标准的文件扩展名通常为"*.dcm"。常见的从 CT、MRI 设备获取的 DICOM 文件不仅包含连续的二维断层影像数据（在有限时间内，对人体的一种或多种组织的一组离散采样），还包括三维体数据的重要信息，例如扫描分辨率、图像序列顺序、层厚、层间距等。通过单击菜单栏"File"|"New Project Wizard"命令，打开"New Project Wizard"新建项目对话框，选择加载的路径及文件，并指定项目保存路径"Target folder"后，单击下方"Next"按钮，打开"New Project Wizard"窗口，如图 7-3 所示，从中可以浏览 DICOM 头文件记录的具体内容，除了影像相关信息外，还有患者信息，如患者编号、姓名、性别等。如果想要导入已有的项目文件，可以通过菜单"File"|"Open Project"命令打开后缀为"mcs"的 Mimics 项目文件。除此之外，Mimics 19.0 还支持 BMP 以及 TIFF 格式的数据。

对于三维影像，方向信息是后期一系列分析的重要基础，因此在导入 DICOM 数据时，需要对解剖方位进行标记。当利用向导读入图片序列后，单击"Convert"按钮，将进入图像方位校准界面。通常 DICOM 文件可以自动将位置信息（如左 L、右 R、前 A、后 P、上 T 和下 B）标记出来，如图 7-4 所示。在确认方向信息无误后，可以通过单击"OK"按钮完成图片导入，如果需要更改方向，则可以利用鼠标左键或者右键单击相应的位置标记进行选择更改。

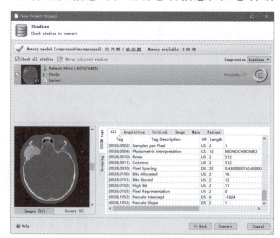

图 7-3 DICOM 数据导入

如果想要保存项目可以使用"File"菜单下的"Save Project"和"Save Project As",也可以将数据保存为图片格式,利用"Export"命令导出格式为".BMP"、".JPG"和".DCM"的图片。此外 Mimics 还支持将重建的三维模型导出,这部分会在本章第 3 节具体介绍。

任务7-1 Mimics 中 BMP 格式图像的导入。

视频:
任务7-1

要求:

① 素材为 BMP_Leg 文件夹中的图片。
② 设定图像采样信息。
③ 设定图像重建信息。
④ 设定图像方位信息。
⑤ 项目存储。

操作提示:

① 在 Mimics 中单击菜单"File"|"New Project Wizard"打开"New Project Wizard"对话框,浏览选择图片文件夹路径,并设置"Import method"为"Non-strict DICOM 3.0",接着单击"Next"按钮。

② 在图像属性窗口中,可以设置序列排列顺序、"Scan resolution"和"Study information",不同于 DICOM 文件,这些信息在 BMP 中没有被直接保存,需要询问影像扫描人员。此处按图 7-5 所示进行默认设置,单击"Next"按钮。

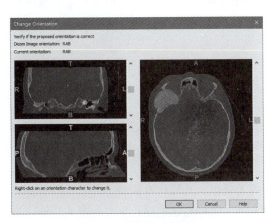

图 7-4 数据方向校准

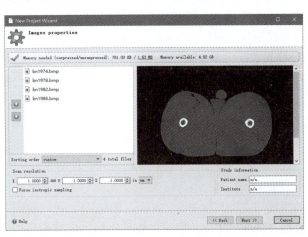

图 7-5 BMP 图像导入

③ 在图像编辑窗口中,可以调整图像大小和进行重采样。图像大小的调整有两种方法,可以通过"Crop"面板中的数值精确调整,也可以通过该面板上方预览图中的白色方框,进行鼠标拖动调整。具体大小和重采样参数如图 7-6 所示。

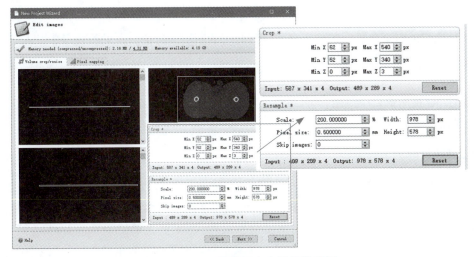

图 7-6 BMP 图像导入中的图像编辑

④ 在图像编辑窗口中单击"Pixel mapping"选项卡，通过调整图像显示的灰度范围，可以突出显示感兴趣区域，增加图像对比度。这里更改输入图像的最大灰度值为 100，单击"Next"按钮。

⑤ 由于 BMP 文件缺失了方位信息，因此需要手动设定，如图 7-7 所示。

⑥ 单击"OK"按钮完成图像导入操作。单击菜单"File"|"Save Project"，在"Target folder"中将项目保存为".mcs"文件。

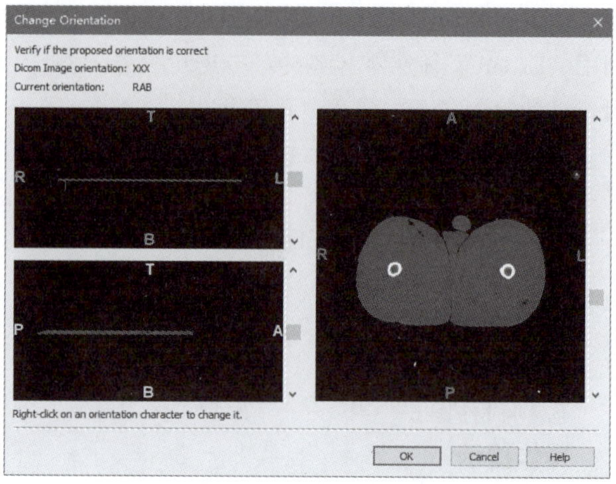

7.1.3 常用医学图像浏览工具

当图像导入完毕后，可以在任意视图中通过鼠标单击来浏览任意位置，全部视图将同时更新显示相关的断层图像。

图 7-7　BMP 图像导入中的方位设置

1. 交叉线

在视图窗口中，鼠标位置显示有不同颜色的交叉线，每条指示线能够标记相对应视图的切片。视图窗口可以分别表示不同颜色，如橙色指示线代表冠状图，红色为轴位图，绿色为矢状位图，按【Ctrl+L】组合键可以控制交叉线的显示与隐藏。

2. 标尺

在每个视图窗口的左侧和下侧分别显示两个标尺，分别用不同颜色表示并与同颜色窗口相对应。该标尺的作用是显示三维尺度信息。

3. 图像导航

在某一视图中，可以通过鼠标滚轮、右侧滑块、键盘方向键等方式来顺序浏览断层图像。同时，利用"View"分组工具栏则可以以三维坐标设置的方式，控制 3 个正交断层面的显示位置。

4. 图像缩放

如果使用主工具栏中的"Zoom"🔍工具，可以实现对图片的放大效果，其操作有两种方法：第一种是利用该工具直接在图像上单击，则可将整图放大，或者使用快捷操作【Ctrl】+ 鼠标右键拖动；第二种是利用该工具，通过鼠标左键在感兴趣区域进行拖动绘制矩形，则可以在窗口中心位置展示局部放大效果。利用"Pan"✥工具或者快捷键【Shift】+ 鼠标右键、【Shift】+ 方向键和按住鼠标滚轮可以平移浏览图像。"Unzoom"工具🔍则可以取消放大浏览。而利用工具"Zoom to Full Screen"🗖在某一视图中单击，则可将该视图作为唯一窗口显示在视图区域中，通过再次单击恢复到默认视图布局，也可以使用快捷键【Space】。以上这些操作同样能够在"View"菜单中找到相应命令。

5. 断层信息显示

冠状位和矢状位窗口的右下角显示的数字表面当前对应的断层坐标值。在轴位窗口中，左下角的数值是断层坐标，右下角显示的是当前原始断层图片的序号。

6. 图像旋转

图像旋转只能在 3D 视图窗口中应用，可以通过主工具栏中的"Rotate Once"按钮⟳、鼠标右键拖动、方向键等方式对 3D 模型进行旋转观测。

7.1.4 医学图像显示与增强

大部分医学影像都是以灰度颜色模式进行记录的。一般显示器可以提供的灰度显示分辨率有 2^8=256 个等级，而以 CT 影像来讲，则通常可以提供 2^{12}=4096 个灰度级。灰度级越多，图像层次越清楚，越能展现出人体组织差异和细小病变病灶等信息。CT 扫描提供的灰度信息被称为 CT 值，单位为 Hounsfield（简写为 Hu），范围是 –1024 ~ 3071，用于描述人体组织密度和 X 射线的衰减系数。为了弥补显示精度与数据采集精度之间的差异，Mimics 中提供了两种常用的图像显示增强方法。

1. 窗宽与窗位调整

Mimics 默认显示全部 CT 值范围，然而受显示器的物理限制，这些信息只能在 0~255 的范围内由黑到白显示，造成邻近 CT 值在显示时并无差异，使得大量图像细节不可分辨。因此需要通过分段观察的方式，才能使高精度的影像信息反映出来。分段观察的 CT 值范围称为窗宽（windows width），这个选定的 CT 值范围的中值则称为窗位（windows center）。如图 7-8 所示，在项目管理器面板的"Contrast"选项卡中显示当前项目的 CT 值灰度直方图，并用一条线段表示当前的窗宽 Min:−1024~Max:2785，低于线段左侧起点 Min 值的 CT 值将会显示为黑色，所有在线段右侧终点 Max 值之上的值将显示为白色，两点之间的部分将显示为渐变的灰色。通过在线段和端点上按下鼠标左键不放拖动能够直接改变图像显示对比度，其中沿横轴方向的调整主要针对窗宽和窗位，纵轴方向的调整可以控制显示器显示的灰度范围。也可以在标签底部手工输入窗口的最小值 Min 和最大值 Max，或者通过下拉菜单直接选择预先定义好的窗口。

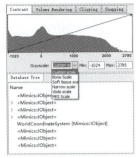

图 7-8　窗宽窗位调整

在 Mimics 中 MRI、X-Ray 等图像的像素单位是灰度值，而针对 CT 图像有两种单位表达方式：CT 值和灰度值。切换单位表达方式，可以通过菜单"Edit"|"Preferences"打开"Preferences"对话框，在"General"选项卡中选择"Pixel Unit"选项，进行设置，如图 7-9 所示。

2. 伪彩显示

虽然显示器对于灰度表达仅有 2^8 个等级，但对于彩色则可以扩展到 R、G、B 3 个通道，从而获得 $2^{8×3}$ 个等级，因此即使是在 0~255 之外的 CT 值也完全能够用不同的颜色来表达。这种为了提高医学影像细节特征展示，利用算法将灰度信息映射到彩色空间的操作称为伪彩色。在 Mimics 19.0 中可以通过菜单"View"|"Image Data Visualization"|"Pseudo Colors"来添加 3 种不同的伪彩色模式，包括 Full Spectrum 全频谱、Sawtooth 锯齿和 Triangle 三角。

3. 图像滤波

图像滤波可以通过降低图像噪声，提高图像质量，也可以有针对性地增加对比度，突出显示图像中的感兴趣区域。Mimics 19.0 中提供了 6 种常用的滤波器，可以通过菜单"Image"|"Apply Filter"打开"List of Filters"对话框，如图 7-10 所示，可以单独设置每个滤波器的具体参数，还可以层叠添加多个滤波器组合。

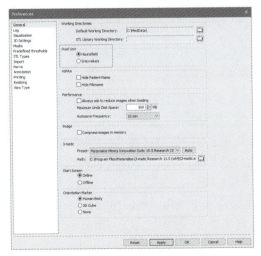

图 7-9　更改像素单位

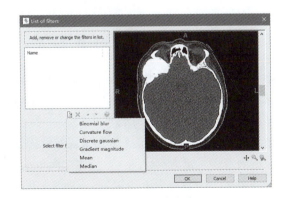

图 7-10　图像滤波

任务 7-2 图像滤波的设置与应用。

要求：
① 素材为 Brain_MR 文件夹中的图片。
② 应用滤波器。
③ 调整滤波器参数。
④ 调整窗宽。

视频：
任务7-2

操作提示：

① 在 Mimics 中单击菜单"File"|"New Project Wizard"打开"New Project Wizard"对话框，浏览选择图片文件夹路径，接着单击"Next"按钮。

② 确认 DICOM 提供的 Study 信息，单击"Convert"按钮。

③ 确认图像方位信息是否正确，单击"OK"按钮，完成图像导入。

④ 单击左下角绿色视窗，按【Space】键，切换为单视图浏览方式。

⑤ 通过菜单"Image"|"Apply Filter"打开"List of Filters"对话框，并添加 Discrete gaussian、Curvature flow、Gradient magnitude、Discrete gaussian 和 Gradient magnitude 3 种滤波器的组合，更改 Curvature flow 的迭代次数为 10，其他统一使用默认参数。单击"OK"按钮，等待滤波器处理。

⑥ 调整窗宽为 0~10，观察脑区边缘增强后效果，如图 7-11 所示。

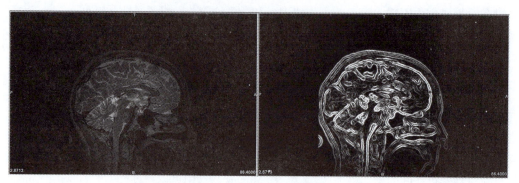

图 7-11　任务 7-2 效果图

> **要点提示：**
> ① CT 图像在 DICOM 文件存储时，通常采用的像素单位是灰度值；
> ② CT 值与灰度值可以通过公式 Hu = pixel * slope + intercept 计算得到，其中 slope 和 intercept 可以在图 7-3 中最下方记录的两条 DICOM 头信息中获取。

7.1.5　医学图像测量

影像中观察到的病灶大小、密度等信息对于临床诊断具有非常重要的意义。Mimics 提供了多种测量工具，方便用户获取病灶特征信息。用户可以根据需求，从"Measure"菜单或工具箱中找到相应的命令。其中常用的测量工具包括：

- 距离测量：在断层图像中单击选择任意两点获取测量长度信息，随后可以在项目管理器的"Measurements"面板中看到测量对象，通过右击面板中的测量对象弹出的快捷菜单，可以对测量对象进行复制、删除等操作，并可以将测量结果导出为 TXT 文件。
- 角度测量：在断层图像上利用鼠标左键建立 3 个点，测量这 3 个点构成角的角度。
- 区域测量：沿着感兴趣区域边缘多次单击，建立轮廓封闭曲线，如图 7-12 左侧所示。测量信息包括 P: Perimeter，A: Area，DP: Perimeter-associated circle diameter，DA: Area-associated circle diameter，Cx,Cy,Cz: Coordinates of centroid point of the measurement (contour mass center)，Lmax: Maximal diameter that passes centroid point，L⊥: Minimal diameter orthogonal to Lmax。
- 椭圆区域密度测量：在断层中的感兴趣区域单击可以建立一个圆形选框，利用鼠标拖动选框线上下左右的 4 个控制点可以调整椭圆形状，可以实时获取椭圆内部的 X1,Y1,Z1: Coordinates of upper-left point of bounding box，X2,Y2,Z2: Coordinates of lower-right point of bounding box，Mean: Mean value，Std. Dev.: Standard deviation，如图 7-12 右侧所示，可以了解到肿块区域的相关 CT 值，从而判断肿块质地。结合这些测量信息，可以对肿块的风险程度做出诊断。

任务 7-3 髋部结构的测量。

要求：

① 素材为 Hip.mcs 项目文件。

② 双侧股骨头距离测量。

③ 股骨头与骶骨夹角测量。

④ 保存测量信息。

视频：
任务7-3

操作提示：

① 在 Mimics 中单击菜单"File"|"Open Project"找到项目文件，单击"Open"按钮载入；

② 在冠状位视图中利用鼠标滚轮浏览到坐标 106.72 处。

③ 利用"Measure"工具栏中的距离测量工具，测量双侧股骨头的间距。

④ 使用角度测量工具，以骶骨中心位置为顶点，测量双侧股骨头的夹角，效果如图 7-13 所示。

⑤ 在项目管理器的"Measurements"选项卡中，右击任意项目弹出快捷菜单，选择"Export txt"打开"Export"对话框，在"Measurements"中选择要保存的对象，单击"Add"按钮，设定"Output Directory"，单击"OK"按钮完成保存。

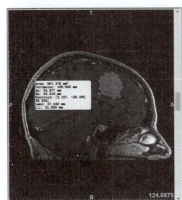
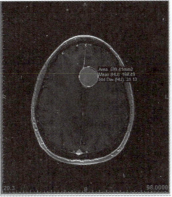

图 7-12　测量信息

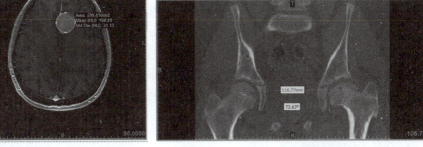

图 7-13　图像测量

> **思政导引：**
>
> 随着我国国民经济持续快速增长，人民对幸福生活的向往日益增加，对健康的关注和需求也日益增长。党的二十大报告中提出"着力解决好人民群众急难愁盼问题，健全基本公共服务体系，提高公共服务水平，增强均衡性和可及性"。在新征程上，通过加强基层影像医师人才队伍的培养，加快实现影像科室智能化并推动医疗资源扩容下沉和区域均衡，让医学影像的发展做到"增进民生福祉"。中国医学影像事业已取得了一系列标志性成果，它凝聚了一代代中国医学影像人的努力与奋斗！

7.2　医学图像分割

图像分割是指将图像中具有特别意义的区域单独分离出来，比如特定的脑区、病灶等。因此图像分割是获取感兴趣区域定量影像学信息的必要手段，也是三维可视化的基础和前提，现已广泛应用于多种临床问题，例如计算脑组织容积、病变组织定位、功能成像的局部体数据配准和计算机手术导航与规划。

7.2.1　基本概念

1. 断面

在 Mimics 中导入的连续断层数据可以视为一个三维体数据。为了直观可视化人体内部的组织结构，Mimics 采用了 3 个视窗，从不同视角将体数据的一部分以二维图像的形式进行展示，这种二维平面图像便称为断面，是体数据与轴位、矢状位、冠状位平面相交的切面。

2. 像素的邻域与连通域

以二维医学图像为例，可以将其视为一个由像素构成的矩阵，那么其中一个像素 i 的上下左右 4 个方向被称为该像素的 4 邻域，如果加上对角线方向，则可以定义 8 邻域。当像素 i、j 互为 4 邻域像素，则称 i、j 为 4 邻接，同样也可以有 8 邻接。图像中具有相同值的一组像素，若能通过 8 邻接相互连接，则称这些像素为连通区域，简称连通域。扩展到三维体数据时，则存在 6 邻域、18 邻域和 26 邻域。

3. 蒙版（Mask）

蒙版是在 Mimics 软件中用于保存图像分割结果的独立对象。通常蒙版是一个与待分割断面图像大小相同的二值图像，其像素位置与原始图像一一对应。像素值为 1 的位置即为目标提取区域，而像素值为 0 的位置被视为背景区域，可以将蒙版对应理解成 Photoshop 中的图层概念。在 Mimics 中可以在一张图片中建立多个分割区域，每个分割结果都需要保存成一个蒙版文件，在项目管理器面板的"Masks"选项卡中可以对蒙版进行新建、删除、重命名、颜色标记等管理操作。

7.2.2 阈值分割

阈值分割是一种计算简单、高效实用的图像分割方法，因而在工程实践中应用最多。该方法的思想是假设目标分割区域和背景区域在各自内部的邻接像素灰度值较为相似，而不同分割对象以及背景之间则存在像素值差异，因此可以通过在图像的二维灰度直方图中设置一系列阈值来划分出若干有效区域，从而实现目标与目标、目标与背景的独立表达。例如 CT 图像中骨骼和软组织的灰度值相差较大，可以很容易地利用阈值分割法进行分离。对于这种情况，在 Mimics 中使用菜单"Segment"｜"Thresholding"或者在"Segment"工具栏中单击图标 打开"Thresholding"对话框，如图 7-14 所示。在对话框上半部分是当前图像的灰度直方图，蒙版作用范围以绿色显示，并可以通过鼠标拖动直接进行更改。同时也可以选择手工录入分割目标的灰度下限和上限，或是从"Predefined thresholds sets"中选择常用组织的经验 CT 值范围。而对话框下方的"Fill holes"和"Keep largest"选项则通过填补小空洞和去除小连通区域的方式进一步优化蒙版区域。最后单击"Apply"按钮便可将分割结果生成为蒙版。

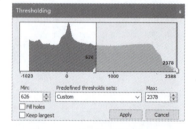

图 7-14　阈值分割对话框

为了更好地确认图像中不同组织的灰度 /CT 值阈值，Mimics 提供了剖面灰度值测量功能。例如观察软组织、皮质骨及松质骨的 CT 值差异，可以使用菜单"Segment"｜"Draw Profile Line"或者在"Segment"工具栏中单击图标 激活剖面灰度曲线工具，在目标分割区域外侧单击，移动鼠标穿过分割区域，再次单击完成测量，显示为带箭头的白色线段，如图 7-15 所示，并弹出"Profile Lines"对话框。在"Profile Lines"对话框中，如图 7-16 所示，横轴表示绘制线段的像素距离，纵轴为灰度 /CT 值。为便于观察灰度阈值，可以选中"Scale to Fit"，单击"Start thresholding"按钮可以同样打开阈值分割对话框用以生成分割蒙版。"Profile Lines"对话框下半部分的选项"Measure on Profile"可以提供关于灰度曲线的更多测量信息，其中"4-point method"在曲线全长 5%、40%、60% 和 95% 处标记 4 根垂线，并提供相应位置的像素值；"4-interval method"方法在上述 4 个位置各产生一对垂线，提供的信息为垂线间线段部分的灰度平均值；"Threshold value"配合"Start thresholding"按钮可以测量选定阈值区间的像素距离（横轴）。

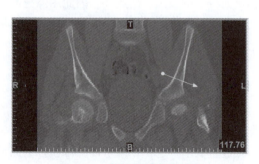

图 7-15　剖面灰度曲线工具

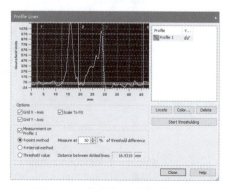

图 7-16　剖面灰度曲线对话框

7.2.3 区域增长

Mimics 区域增长方法的思想是在某一区域内指定一个像素作为生长起点，一般选择初步分割蒙版（如阈值分割的二值图结果）作为初始区域，该区域中的生长起点也称为种子像素。接下来在种子周围的邻域中寻找具有相同值的像素，并连接成为一个整体，重复上述生长过程，直到没有满足条件的新像素时，区域生长过程终止，最终获得蒙版内种子点的最大连通区域。具体来讲，当已存在蒙版时，菜单"Segment"|"Region Growing"和"Segment"工具栏中的按钮 变为可用并可打开"Region Growing"对话框，如图 7-17 所示。首先在"Source"中选择需要再分割的已有蒙版；"Target"参数可以指定将区域增长结果保存在新蒙版中还是已有蒙版中；"Keep Original Mask"参数用来设定生成新蒙版时，是否保存 Source 蒙版；"Multiple Layer"可以指定区域增长作用于当前断层图像还是整个三维空间中；"6-connectivity"和"26-connectivity"可以指定增长搜索方向。

任务 7-4 基于 CT 的下颌骨分割。
要求：
① 素材为 Mandible.mcs 项目文件。
② 测量剖面灰度变化。
③ 应用阈值粗分割。
④ 应用区域增长细分割。
⑤ 编辑蒙版信息。

操作提示：
① 在 Mimics 中单击菜单"File"|"Open Project"，浏览并载入项目文件。
② 利用菜单"Segment"|"Draw Profile Line"使用剖面灰度测量工具在如图 7-18 左侧所示位置绘制测量线段。
③ 在"Profile Lines"对话框中单击"Start thresholding"按钮，并拖动阈值线到714，初步建立绿色蒙版，如图 7-18 右侧所示。
④ 单击菜单"Segment"|"Region Growing"命令，打开"Region Growing"对话框，如图 7-17 所示，保持默认参数，然后在图像中的绿色蒙版处单击确定生长点，产生新的黄色蒙版。
⑤ 打开项目管理器中的"Mask"标签，单击选中"Yellow"蒙版，再次在名称文字上单击，进入编辑名称状态，重命名为"Mandible"。观察区域增长前后蒙版区域的差别。

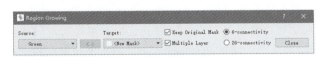

图 7-17 区域增长对话框

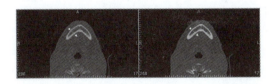

图 7-18 基于剖面灰度曲线的阈值分割初步结果

7.2.4 动态区域增长

Mimics 中动态区域增长方法的思想是在一个或者多个区域内人工选定对应的种子点，同时设定生长准则，如灰度级的相似程度。接下来在种子周围的邻域中搜索满足条件的像素，并将检测到的点与种子点合成一个小区域，针对新区域的所有邻接点再次进行检查，并重复上述生长过程更新小区域，直到没有满足条件的新像素时，区域生长过程终止。具体操作可以通过菜单"Segment"|"Dynamic Region Growing"或"Segment"工具栏中的按钮 打开"Dynamic Region Growing"对话框，如图 7-19 所示，其中与区域增长方法不同的是新增了"Fill Cavities"参数可以进行腔体填充，与区域增长相反，腔体是指已有蒙版中不相连接的背景区域，因此在蒙版中如果有封闭的未覆盖空洞区域，可以使用该功能进行填补；"Seed Point"处可以查看鼠标所指位置的 CT 值；"Min"和"Max"则用来指定灰度容差范围。通过单击绿色蒙版，自动选择指定范围内的相似像素。

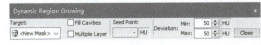

图 7-19 动态区域增长

7.2.5 3D LiveWire

Mimics 中的 3D LiveWire 工具通过菜单 "Segment" | "3DLiveWire" 或 "Segment" 工具栏中的 按钮调用。该工具使用鼠标在目标分割区域边缘移动，轮廓线会自动吸附到目标的边缘。工具的可调整项如图 7-20 右下角所示，其中 "Automatic contour" 用来选择期望生成自动分割轮廓线的正交断面，例如图 7-20 所示，"Automatic contour" 选择 "Axial" 轴位，那么在冠状位和矢状位的某一张断层图片中绘制了轮廓，轴位图上的相应位置自动产生两条红色的线段，称为结构线（Construction Line），其中竖线是由矢状位绘制的轮廓自动形成，横线是由冠状位绘制的轮廓自动形成。结构线数量越多，分割精度越高。结构线的两个端点位于分割目标的边缘，可以通过鼠标拖动调整端点和结构线的位置，从而优化自动生成的轮廓线。也可以通过调整参数 "Gradient magnitude" 和 "Attraction" 对轮廓线进行自动微调。微调参数可以通过 "Apply parameters to all contours" 施加到所有断层图像中，若仅需要应用于连续的若干层，则可以单击 "Start" 按钮及相应的 "Stop" 按钮来控制范围。

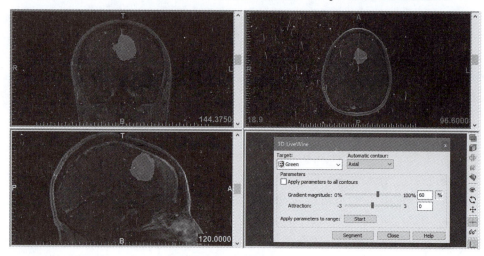

图 7-20　3D LiveWire 工具

7.2.6 蒙版编辑

上述方法虽然可以方便快捷地分割医学图像，但在实际应用场景中，例如深度学习等，始终是以专家手工分割和修改得到的结果作为为金标准。因此 Mimics 也提供像素级别的手工蒙版编辑操作。通过菜单 "Segment" | "Edit Masks" 或 "Segment" 工具栏中的 按钮打开编辑工具对话框，如图 7-21 所示。首先选择编辑模式，"Draw" 绘制蒙版、"Erase" 擦除蒙版和 "Threshold" 在阈值范围内绘制蒙版。接着选择编辑工具，在 "Type" 下拉菜单中可以选择 "Circle"、"Square" 和 "Lasso" 等 5 种工具。选择不同工具，会在其右侧出现相应的工具参数。蒙版编辑过程虽然繁琐但是至关重要。除此之外，蒙版还支持边缘光滑、裁剪等修改，均可以在 "Segment" 菜单和工具栏中找到相关命令。

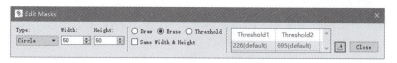

图 7-21　蒙版编辑对话框

> **要点提示：**
> ① Mimics 中蒙版可以做布尔运算，当存在多于 2 个蒙版时，可以进行减、并、交运算；
> ② Mimics 支持蒙版的形态学运算，包括腐蚀、膨胀、开运算和闭运算。

任务 7-5 基于 MR 的脑肿瘤分割。

要求：

① 素材为 Brain Tumor 文件夹下的所有 DCM 文件。

视频：
任务7-5

② 初步分割。
③ 裁剪蒙版。
④ 微调蒙版。
⑤ 保存蒙版。

操作提示：

① 在 Mimics 中载入 Brain Tumor 影像。

② 在项目管理器中，调整窗宽 Min=0，Max=218 增加图像病灶区域对比度。

③ 利用菜单"Segment"|"Thresholding"打开阈值分割对话框，选中复选框"Fill holes"，设置最小阈值=118，最大阈值=293，使蒙版在 3 个视角中均覆盖大部分的肿块区域。

④ 单击菜单"Segment"|"Crop Mask"，在 3 个视图窗口中会出现白色边框，利用鼠标拖动调整边框范围，使其紧紧包裹在肿块周围，去除其他背景处的蒙版区域。

⑤ 单击矢状位视窗，按下【Space】键放大视图，利用鼠标滚轮向下浏览到带有蒙版的最后一层。

⑥ 使用菜单"Segment"|"Multiple Slice Edit"打开多层蒙版编辑对话框，并按图 7-22 所示调整参数。利用"Circle"Type 工具在误识别的背景蒙版区域进行点画，将产生淡红色临时蒙版。

⑦ 单击右侧绿色向上箭头，观察上方图层中误识别蒙版区域是否被临时蒙版覆盖，如仍有未覆盖区域，可以再次点画，重复以上操作，记录向上翻阅次数，直至临时蒙版覆盖了目标区域，将次数填入"Copy to Slices"处，单击"Apply"按钮。

⑧ 对于蒙版中的空洞部分则使用动态区域增长办法，设置如图 7-23 所示。在其他视图中重复第⑥－⑦步操作，也可使用"Edit Masks"工具完善蒙版区域。

⑨ 在项目管理器的"Masks"选项卡中，右击生成的绿色蒙版弹出快捷菜单，选择"Export masks"命令，将蒙版以 ZIP 压缩包形式保存到项目所在位置。

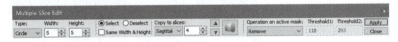
图 7-22 多层蒙版编辑

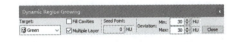
图 7-23 动态区域增长设置

> **思政导引：**
> 医学影像中可能会包含大量患者隐私信息，例如个人基本信息和疾病诊断治疗相关的信息，保护患者隐私是每位医护人员和医学教研人员应尽的义务，要确保在学术报告、论文撰写和学习交流时做好去隐私化处理。

7.3　医学图像三维重建

医学影像三维重建是指利用计算机技术从成像设备采集的单张或序列图像中恢复出人体器官组织的三维表面形状，并能够交互式地进行旋转、缩放、切割（Clipping）等可视化操作，具有重要的临床医疗与研究价值。

7.3.1　体渲染

体渲染是 CT 三维重建中最常用的方法，也被称为体绘制三维重建，它可以迅速将二维断层图像转为三维可视化模型，其思想是将二维图像中的像素扩展到三维形成小立方体体素，而 CT 体数据就是由这些体素堆积而成，那么对于不同值的体素可以赋予不同的颜色和透明度，从而实现体数据可视化。首先在项目管理器中切换到"Volume Rendering"选项卡，如图 7-24 所示，设置体渲染的两个重要参数：伪彩色和透明度。选项卡中显示了体素的 CT 值/灰度值直方图，下方提供与灰度对应的颜色映射条，指明体素在渲染时分配到的伪彩色；纵轴为透明度，类似于在"Contrast"选项卡中调整窗宽窗位，通过鼠标的单击和拖动操作可以调整每一个体素值所对应的颜色和透明度，从而展示出不同的 3D 渲染效果。在 3D 视图窗口右侧可以看到渲染显示开关，单击可查看、旋转和缩放渲染结果，如图 7-24 所示，采用预设的"Bone and SoftTissue"方案将二维头部断层图片显示为 3D 效果，并且可以透过外部表层软组织看到内部骨骼数据。这种方法可以更好地展现三维模型的空间体细节和内部的细微结构。

7.3.2 三维模型浏览

最简单的浏览方式可以完全通过鼠标完成，拖动鼠标右键可以 360° 旋转模型，滑动滚轮可以缩放模型，向下按住滚轮并拖动可以移动模型位置。除此之外，在三维视窗右侧还有一排工具可以使用，如图 7-24 所示，从上到下分别是"Toggle Transparency"按钮，可用来切换模型透明显示；"Enable/disable clipping"按钮，切换模型剖切显示；"Show/hide the volume rendering"按钮，切换体渲染显示；"Toggle mask 3D preview"按钮，切换三维模型预览；"Toggle Reference Planes"按钮，切换断层参考平面；"Select 3D View"按钮，切换模型视角；等等。

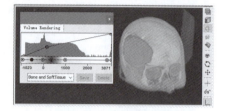

图 7-24　三维体渲染

7.3.3 重切片

在 Mimics 中导入数据后，软件会根据标准解剖位置，以轴位的二维断层图像自动重建矢状位和冠状位连续断层图像，为用户提供三维数据信息。然而在实际临床应用中，标准解剖位置并不能满足全部诊断需求，因此 Mimics 提供了强大的重切片功能，其中最常用的是曲面重建（CPR）技术，适合于人体一些曲面结构器官的显示与测量，如颌骨、血管、结肠等。选择菜单"View"｜"Reslice"｜"Along Curve"｜"Create Curve"，当鼠标指针变成笔的形状时，沿着曲面结构单击绘制控制点，到达最后一个控制点时，双击完成绘制。该方法常被用于血管斑块评价等方面，它将扭曲、缩短和重叠的血管结构伸展拉直，展示在同一平面上，可显示血管全程走向。

在"Along Curve"菜单中还有一种重建方法"Panoramic"，操作方法与"Create Curve"类似，但是重建结果显示为沿绘制曲线及其平行线构成的重组断层图像，类似于 X 射线投影，如图 7-25 所示。左侧为重组平行断面，在视窗右侧可以看到 ☢ 按钮，用来切换 X 线仿真视图；右侧为原始轴位视图和重建曲线。该方法可以用于口腔正畸及下颌骨缺损修复重建术前测量等方面。

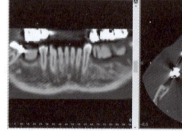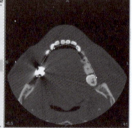

图 7-25　重切片效果

7.3.4 基于蒙版计算三维模型

基于蒙版的三维重建又称为面绘制，目的是获取感兴趣区域的三维表面数据。在医学影像中，蒙版区域是根据体素的 CT 值 / 灰度值差异确定的，因此在蒙版边界可以视为一个阈值，用来区分不同类别的物体，而这些边界构成的闭合的灰度等值面其实就是物体的表面，因此，只要得到灰度等值面，就可以重建物体表面。在已经建立好蒙版区域后，Mimics 提供两种方法实现等值面拟合。第一种为切片级方法，首先提取每张切片（断层图片）上感兴趣区域蒙版的二维平面轮廓，再通过一定的方式将全部切片序列上的二维轮廓线进行分类、整合，最后将属于同一区域的轮廓线拼接起来形成该区域的等值面；第二种是体素级方法，其基本思想是物体中每个体素是一个小立方体，找到所有与蒙版边缘相交的体素，并在其内部通过不同方式建立一系列小三角面片，将拥有相同值的面片连接起来形成物体的表面。相较而言，第一种方法的重建精度高但占用的存储空间大，而后者相对精度低，但重建结果表面光滑。

蒙版建立后，通过菜单"Segment"｜"Calculate 3D"或者项目管理器的"Masks"选项卡单击选择"Calculate 3D"，也可以直接在"3D Objects"选项卡单击下方的 📄 按钮打开"Calculate 3D"对话框来新建三维模型，如图 7-26 所示。一般情况下用户直接选择"Optimal"并单击"Calculate"按钮即可。调整更多重建参数可单击"Calculate3D"对话框的"Options"按钮打开"Calculate 3D Parameters"对话框，如重建质量"Quality"，质量越高精度越高，但计算速度会较慢，带有"*"的是 Mimics 根据计算机性能给出的推荐；插值方法"Interpolation method"基于像素级（Gray value）和切片级（Contour）进行三维曲面拟合；切片"Slices"用于指定重建范围，默认是全部断层；矩阵约简"Matrix reduction"在蒙版大小不变的情况下，通过合并体素来减少三角面片的数量，"XY resolution"

表示在 X 和 Y 方向各合并几个体素，"Z resolution"同理，那么如果设置"XY resolution"为 2，"Z resolution"为 1，则新体素的体积将为原来的 4 倍；偏好"Prefer"是配合矩阵约简使用的参数，在 XY 方向约简时，使用"Continuity"可获取外观较好的重建结果，而选择"Accuracy"时，重建结果精度较高但对噪声敏感，可能存在缺失；减少壳体"Shell Reduction"，所谓壳体是指重建后由三角面片组成的封闭面，当蒙版存在不连续或空洞时，重建会得到多个壳体，通过设置"Largest shells"来决定保留几个最大的壳体；平滑"Smoothing"去除模型中的毛刺，"Iteration"表示平滑算法迭代次数，"Smooth factor"范围在 0~1，值越大平滑效果越明显，"Compensate shrinkage"可以用来补偿因平滑处理带来的三维模型体积减小；三角面片约简"Triangle reduction"，三角面片拟合过程期望用最少的数量达到最小的误差，这里可指定可接受的误差，当两个不共面的三角面片小于"Tolerance"三角面片移动位置最大偏差、"Edge angle"共边面片夹角，那么可以将它们合并，合并的方式可以由"Reducing mode"决定，而"Iterations"决定缩减面片执行次数。"Smoothing"和"Triangle reduction"功能还可以通过"3D Tools"菜单直接使用。

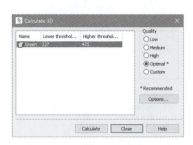

图 7-26　新建三维模型对话框

任务 7-6　股骨提取与三维重建。

要求：

① 素材为 Knee_CT 文件夹下的所有 DCM 文件。
② 更改方位。
③ 初步分割。
④ 细分割股骨。
⑤ 三维重建股骨。
⑥ 优化结果。

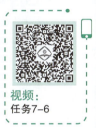

视频：
任务7-6

操作提示：

① 在 Mimics 中载入 Knee_CT 影像，调换 Top 和 Bottom 位置。

② 使用阈值分割在骨骼区域建立蒙版，阈值范围设定 93~3071，选中"Fill holes"复选框。

③ 利用区域增长方法在冠状位视图坐标 221 中的左侧股骨位置新建"Yellow"蒙版，排除髌骨区域。

④ 在项目管理器的"Masks"选项卡中右击"Yellow"弹出快捷菜单，选择"Duplicate Mask"复制，获得"Cyan"并重命名为"复制"。对"复制"进行三维重建，使用系统推荐选项。

⑤ 浏览三维模型会发现股骨与胫骨、腓骨连接一起，单击定位连接处，为了单独提取股骨部分，可以使用"Edit Masks"工具去除连接位置的蒙版数据，在轴位第 99 层擦除全部，第 102、105、108 层去除"Yellow"中间位置的蒙版信息，如图 7-27 所示。

⑥ 在"Yellow"的股骨位置再一次应用区域增长，获得"Fuchsia"，进行三维重建。浏览三维模型可以发现股骨模型上有漏洞，如图 7-28 所示。漏洞是由于目标区域蒙版存在不连接部分。为填补漏洞，可以首先在三维模型上单击漏洞位置，这样在正交断面视图中会定位到相应断层，利用"Edit Masks"或"Multiple Slice Edit"工具在不连续区域绘制大小为 15 的"Circle"，注意这里的操作都是针对"Fuchsia"。

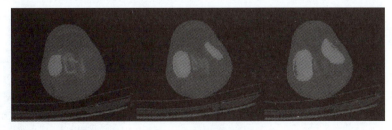

图 7-27　蒙版编辑

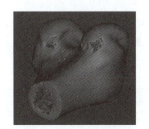

图 7-28　模型中存在空洞

⑦ 每次填补都可以重新执行"Calculate 3D"操作查看效果，反复查找并填补全部漏洞后，使用"Cavity Fill"在股骨处进行腔体填充，参数设置如图 7-29 所示。

⑧ 利用菜单"3D Tools"|"Smoothing",对模型进行光滑,光滑系数 0.6,迭代 3 次,最终结果如图 7-30 所示。

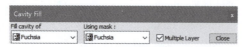

图 7-29　腔体填充设置

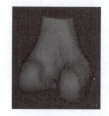

图 7-30　任务 7-6 效果图

7.3.5　基于轮廓线拟合三维结构

当图像经过分割后,提取每层蒙版的边缘并拟合成一组平行轮廓线,不仅在三维重建过程中有助于发现极小区域、不连续区域和空洞区域,同时还可以用于拟合三维几何结构、NURBS 曲线及曲面等,可用于后续 CAD 等工程加工操作。通过菜单"Segment"|"Polylines"|"Calculate Polylines"或"Segment"工具栏的 按钮,打开"Calculate Polylines"对话框,如图 7-31 所示,选中想要提取边缘的分割蒙版对象,单击"OK"按钮。当蒙版区域发生变化时,通过"Segment"|"Polylines"|"Update Polylines"菜单或"Segment"工具栏的 按钮可更新结果。

在项目管理器的"Polylines"选项卡中可查看轮廓线对象,并进行新建、删除、重命名、修改颜色等文件管理操作。有时因为蒙版绘制不精确会产生空洞,导致在一层中寻找到的轮廓既包含表面轮廓又包括空洞的轮廓,可通过菜单"Analyze"|"Polyline Growing"或在"Polylines"选项卡使用 按钮进行轮廓线生长,去除空洞轮廓,获得表面轮廓。

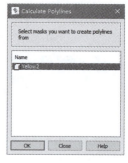

图 7-31　计算轮廓线集

任务 7–7　基于 Polylines 的股骨头拟合。

要求:

① 素材为 Femur.mcs 项目文件。

② 蒙版剪裁。

③ 计算 Polylines。

④ 为股骨头创建 Polylines 线集。

⑤ 通过线集拟合。

视频:
任务7-7

操作提示:

① 在 Mimics 中载入 Femur.mcs 项目。

② 对项目中已有的"Yellow2"蒙版进行剪裁,参数如图 7-32 所示。

③ 利用菜单"Segment"|"Polylines"|"Calculate Polylines"对剪裁后的"Yellow2"计算轮廓线。

④ 对股骨头位置的轮廓线进行生长操作,单击项目管理器"Polilines"选项卡中的"Polyline Growing"按钮 ,参数设置如图 7-33 所示,利用该工具进行鼠标左键框选轴位的股骨头区域,获得新的轮廓线集合"Selection 2"使其完全包裹股骨头区域;

⑤ 在项目管理器的"Polilines"选项卡中右击"Selection 2"选择"Fit Sphere",结果如图 7-34 所示。

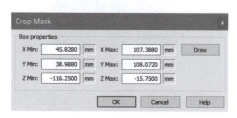

图 7-32　蒙版裁剪参数

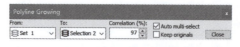

图 7-33　轮廓线生长参数

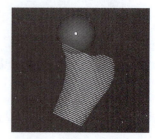

图 7-34　股骨头拟合结果

⑥ 在项目管理器的"Analysis Objects"选项卡中右击"Sphere 1"选择"Properties"查看股骨头的球心坐标和股骨头半径信息。

7.3.6 三维模型编辑、优化与保存

Mimics可对三维模型进行编辑，通过菜单"Simulate"实现对三维模型的编辑操作，如"Cut"切割、"Merge"/"Split"合并与分离、"Mirror"镜像和"Boolean"布尔运算。

完成模型的全部编辑操作后，可以用三角面片对重建模型进行包裹，将凹凸不平的表面进行填充。通过菜单"3D Tools"|"Wrap"可以打开"Wrap"对话框，如图7-35所示，首先选择需要包裹的对象"Objects to wrap"；"Smallest detail"指定包裹时使用的最小三角面片尺寸；"Gap closing distance"决定间隙在什么范围内将被包裹填平；"Dilate results"膨胀结果使一些突出的极值区域被纳入模型中；"Protect thin walls"保护一些陡峭的模型区域不会被当成噪声去除掉；"Keep Originals"保留原始模型。

Mimics是扫描数据（CT、MRI）和CAD、有限元分析之间的桥梁软件。在建立三维模型后，可以通过导出不同格式的三角网格文件，方便第三方软件进一步处理。通过菜单"File"|"Export"可以将数据导出，其中针对重建模型常用的格式有：ASCII编码或二进制编码的STL文件、AutoCAD支持的DXF格式、3D打印机支持的PLY格式。例如：在将模型保存为二进制STL文件时，首先在"Start"处选择要输出的模型，随后设定导出路径"Output Directory"和格式"Output Format"，"Add"和"Remove"则可以增加或删减要输出的模型，如图7-36所示。

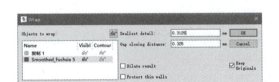

图 7-35　三维重建参数对话框

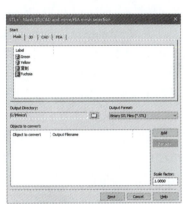

图 7-36　模型导出

> **要点提示**
> ① 如果三维重建模型存在蒙版轮廓不连续，那么直接使用腔体填充会导致整幅图像被填满；
> ② 在Mimics中重建的模型需要光滑，否则容易因为凸起的极值点导致受力分析误差，但也不是越光滑越好，这会丢失信息精度，可以将模型导出后使用配套的3-matic软件进行处理。

7.4　三维模型测量与变换

临床中，如果能在术前获得手术部位的精确结构信息，可帮助医生更好地规划手术，如选择内固定的尺寸、钻孔的深度、入钉的角度等。为此Mimics中提供了多种灵活的三维测量工具。

7.4.1　三维模型测量

在项目管理器的"3D Objects"选项卡中单击某个三维重建模型对象，选择"Properties"查看模型的三维属性，如图7-37所示，其中包含了模型的基本信息（如名称、颜色），提供了模型的透明度调整、三维尺度

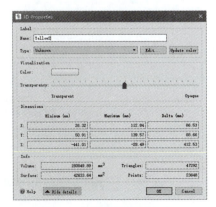

图 7-37　模型三维属性查看

（Dimensions）、体积（Volume）、表面积（Surface）、三角面片数量（Triangles）和顶点数量（Points）等参数。除此之外，通过菜单"Measure"|"Distance Over the Surface"可以测量三维模型表面两点间的最短距离。

在"Analyze"菜单中提供的功能不仅可以基于Polylines做拟合操作，还可以用于解剖学测量。

视频：
任务7-8

任务 ❼-❽ 股骨解剖信息测量。

要求：
① 素材为Femur.mcs项目文件。
② 为股骨创建Polylines线集。
③ 拟合中心线。
④ 测量股骨头直径。
⑤ 保存股骨远端右侧分支几何信息。
⑥ 测量股骨远端横径距离。

操作提示：

① 在Mimics中载入Femur.mcs项目，为蒙版"Yellow2"计算Polylines。

② 选择菜单"Analyze"|"Centerline"|"Fit Centerline"打开"Fit Centerline"对话框，设置参数如图7-38所示，拟合股骨的中心线。

③ 在3D视图窗口打开"Toggle Transparency"按钮，观察中心线。使用菜单"Measure"|"Centerline"|"Best Fit Diameter"测量股骨头的直径。可以与任务7-7中的球体信息做对比。

④ 在项目管理器的"Analysis Objects"选项卡中右击"Centerline 1"选择"Properties"打开"Centerline Properties"对话框，在下方的"Branches"中选择股骨远端右侧分支"Branch Segment 2"后单击"Export"按钮，保存其提供的全部解剖信息，如图7-39所示。

⑤ 在重建模型上鼠标左键单击中心线上显示的股骨远端中点位置，此时正交断面视图会切换到定位层面，利用菜单"Segment"|"Polylines"|"Calculate Polylines"计算"Yellow2"模型的轮廓线，利用"Polyline Growing"功能在轴位视图框选股骨远端区域，为其生成轮廓线子集"Selection 2"。

⑥ 使用菜单命令"Analyze"|"Line"|"Fit on Polylines"拟合直线，在项目管理器的"Analysis Objects"选项卡中右击"Line 1"选择"Properties"查看股骨远端横径的两个端点坐标。

菜单"Simulate"|"Measure and Analyze"允许用户在三维空间任意自定义点和面，并对其进行长度、角度、体积等信息的测量，如图7-40所示。可以使用系统提供的测量模板，也可以自定义测量元素与测量项目，这在真实的外科手术规划中非常重要。

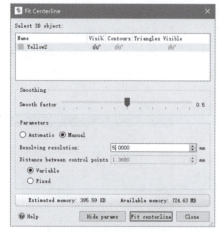

图7-38 中心线拟合

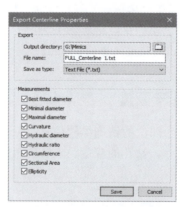

图7-39 解剖测量值导出

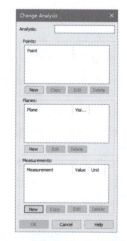

图7-40 自定义结构信息测量

7.4.2 三维模型空间变换

在数学中一个物体的位置、大小等信息可以通过坐标表示，Mimics是基于其自身的三维坐标系测量重建模型的解剖信息。在3D视图窗口右侧的 按钮可以用来切换坐标系的显示，如图7-41左侧虚线框内所示。在视图中，旋转、平移、缩放模型时，坐标系也会跟随发生变化，因此模型上的点在坐标空间中的位置并没有改变。而这里介绍的三维模型空间变换，是指在坐标系不变的情况下模型发生实际位置改变但不包括形状变化，也称刚体变换。

从项目管理器的"3D Objects"选项卡中使用平移 和旋转 按钮实现坐标平移和旋转的刚体变换。

平移效果，如图7-41所示，首先在"Move"对话框中设定模型平移方向"Move along"，包括平行于系统默认坐标系"View axis"、惯性轴"Inertia axis"和自定义轴"User defined axis"；在"Offset"中输入平移量。当前图中带有XYZ标记的为系统坐标系，而另一个红黄蓝三色坐标系为平移控制柄，可以利用鼠标左键拖动模型上红、黄、蓝坐标轴单方向产生坐标移动，而拖动中心交点处的黄色方框可以在3个方向自由移动。

当单击旋转按钮会得到如图7-42的效果，首先模型上的3个圆环称为旋转控制环，可以通过鼠标左键拖动直接进行坐标旋转。在"Rotate"对话框中"Rotate axis"也是可以选择3个平行旋转轴，操作方式同平移；"Pivot point"用来设置旋转中心点，包括"Selected point"指图中旋转控制环中心的黄色方框，通过鼠标拖动改变其位置，"Mass center"为模型重心，"Center Bounding Box"允许自定义点。

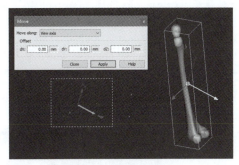

图7-41 模型平移变换

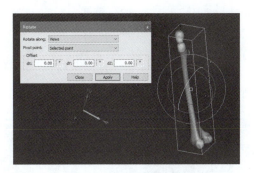

图7-42 模型旋转变换

刚体变换的数学语言描述如下：

已知模型上一点 M 的坐标是 (x, y, z)，变换后的坐标为 $M'=(x', y', z')$，那么 $M'=R \cdot M+T$，其中 R 是大小为 3×3 且行列式值为1的正交矩阵也称为旋转矩阵，T 是大小为 3×1 的平移矩阵，矩阵 $[R\ T]$ 为变换矩阵。因此只要知道 R 和 T 就能计算空间变换后所有点的位置，相反知道刚性变换前后点的坐标也能求出相应的变换矩阵。

> **要点提示：**
> ①在人体中惯性轴可以是上下、前后、左右；
> ②空间变换也包括非刚性变换，即模型的大小和形状发生改变，本书暂未涉及。

7.4.3 配准

配准是指将具有相关性的两个不在同一坐标系下的图像或模型，通过一种空间变换使二者的全部或关键点达到空间上的一致，从而实现信息融合的目的。例如将含有准确解剖信息的CT图像与含有功能信息的fMRI图像准确地融合到同一图像中，使医生更方便、精确地观察病灶；也可以是将不同时刻采集的CT图像配准，用以定量分析病灶的变化情况，使得诊断结果更加准确可靠。

Mimics中提供了4种配准方法。

1. 点配准

通过菜单"Aligns"｜"Point Registration"打开"Point Registration"对话框，如图7-43所示，在"STLs"列表中选择要配准的STL模型后，单击"Add Point"按钮，然后设置模型之间的配准点，在STL模型上单击选择一个配准点，随后在配准目标模型、断层图像上单击选择相应的定位点。重复上述步骤，共建立3对配准点，单击"OK"按钮完成配准。

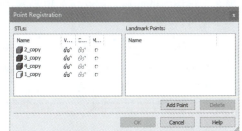

图7-43 点配准对话框

任务 ❼-❾ 股骨头植入配准。

要求：

① 素材为 Femur.mcs 项目文件和 Femoral_stem.stl 模型文件。

② 导入 STL 模型。

③ 做点配准。

④ 做空间旋转变换。

操作提示：

① 在 Mimics 中载入 Femur.mcs 项目，通过菜单"File"|"Import"|"STL"载入 Femoral_stem 模型。

② 选择菜单"Align"|"Point Registration"，打开"Point Registration"对话框，选择 STL 文件，单击"Add Point"按钮。

③ 通过单击在股骨颈设定 2 个定位点、股骨基底和股骨干各设定 1 个，如图 7-44 所示，其中 P01-04 是在断层图像上的标记点，但由于植入物和三维模型是在不同的三维空间坐标系下，因此选点的时候最好在 3D 视图中"Part_1_of_PolyplaneCut-Yellow2"模型上对应方向和位置选取，而 P01'-04' 是植入物上的点，单击"OK"按钮即可进行配准。

④ 由于配对点设定数量较少，配准可能会略有不准，可以试着再次使用配准功能，或者直接在项目管理器"STLs"选项卡中对 STL 模型做旋转变换。

⑤ 打开 3D 视图的透明显示选项，得到最终结果，如图 7-45 所示。

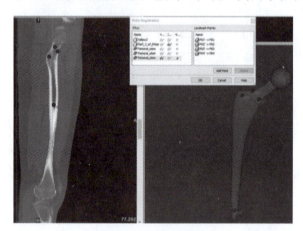

图 7-44　点配准设置

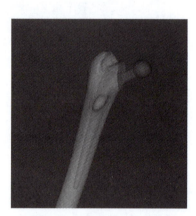

图 7-45　任务 7-9 效果图

2. 全局配准

通过菜单"Align"|"Global Registration"，打开"Global Registration"对话框，如图 7-46 所示，这种方法无需人工选择配准点，软件能自动从指定的两个模型中匹配出多个对应特征点，并经过多次迭代最终计算出变换矩阵，使两个模型特征点距离最小且重叠部分最大。可实际应用在病情发展评估、术前术后的改善比对中。其中，"Distance threshold method"用来指定采用自动方式还是人工方式设定配准点的距离阈值，当两个点的距离超过阈值时，将不纳入配准计算；"Number of iterations"指定迭代次数；"Subsample percentage"设定从模型中采样多少个点做配准候选，因此这个值越大，配准结果越精确，但也越耗时。

3. STL 配准

通过菜单"Align"|"STL Registration"，可以打开"STL Registration"对话框，如图 7-47 所示，该方法可以将已有的 STL 模型配准到当前项目的三维蒙版上。"Global registration"选项可设置全局匹配；当项目中存在多个蒙版区域时，在配准时需要手工将导入的 STL 模型移动到目标蒙版位置，并设置"Local registration"阈值；"Residual error"为配准结果评价指标，设置最小平方距离值来优化配准；"Preview"按钮查看配准结果。

4. 图像配准

通过菜单"Image"|"Image Registration"可以打开"Image Registration"对话框，如图 7-48 所示，该方法将

当前载入的数据作为"Dataset 1",单击对话框右侧的按钮载入另外一组图像数据作为"Dataset 2"。两组数据集都可以从 3 个正交断面视图进行浏览,单击"Add"按钮在图像上添加配对点,配对点越多结果越精确,至少需要设定三对定位点。"Fusion Method"可以设定两组图像的融合方式,包括"Add"相加,"Subtract"相减,"Multiply"相乘,"Divide"相除,"Difference"差的绝对值,"Average"平均值,"Min/Max"两者中的较小/大值,"AND"逻辑与,"OR"逻辑或,"XOR"逻辑异或,"Transparent"第二组数据的灰度值大小决定第一组数据的透明度,"Opaque"使用第二组数据的值做为结果。

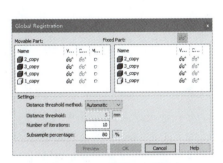

图 7-46　全局配准对话框

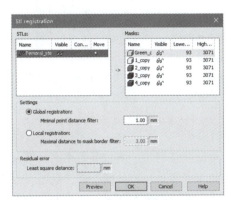

图 7-47　STL 配准对话框

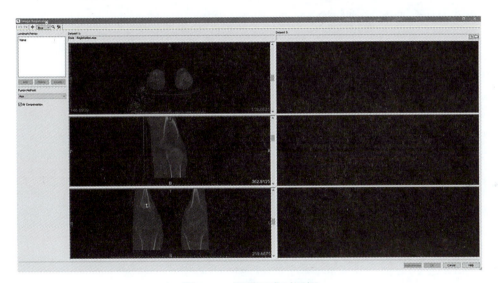

图 7-48　图像配准对话框

7.4.4　重定位

菜单"Simulate"|"Reposition"可以打开"Reposition the 3D Objects"面板,如图 7-49 所示,首先选择需要重定位的模型,设置参数说明如下:

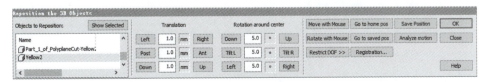

图 7-49　重定位面板

- "Translation"和"Rotation around center"设置模型平移及旋转增量。
- "Move with Mouse"和"Rotate with Mouse"按钮与 7.4.2 中所述的平移、旋转功能一致。

- "Restrict DOF >>"按钮可以根据"Measure and Analyze"工具约束平移和旋转过程参照的点、线、面范围，下拉菜单中"Translation Along Axis"将平移限定在用户指定的平移轴线上，"Translate in Plane"将平移限定在选定平面上，"Rotate Around Point"限定旋转点，"Rotate Around Axis"限定旋转轴。
- "Registration"按钮与上一小节介绍的配准不同，该功能需要人工指定若干特征点，随后可以选择每个定位点并指定其沿各个坐标轴方向的移动距离，从而完成模型的定位。
- "Save Position"按钮可以保存当前模型的位置；"Go to home pos"可以使模型返回初始位置，"Go to saved pos"则可以再次回到当前保存的位置。
- "Analyze motion"按钮可以用来分析重定位位置与初始位置的改变情况，如图7-50所示。

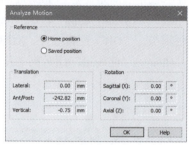

图 7-50　运动分析对话框

> **思政导引：**
> 祖国医学的骨伤科学，不但有着悠久的历史，而且在许多方面早于西方国家几百年或几千年。春秋战国时期开始形成的《黄帝内经》里就全面系统地阐述了人体解剖、病理、生理、诊断、治疗等基本理论。唐代孙思邈的《千金方》更记载了下颌关节复位的方法，这是世界上最早的相关文字记载，其理论沿用至今。如今医学影像技术是现代临床医学检测，尤其是骨科中不可或缺的重要组成部分，我们应继承发扬祖国医学遗产，从前沿学科中吸取知识，勇于探索，再创辉煌。

第 8 章
Python 语言程序设计基础

Python 由荷兰数学和计算机科学研究学会的 Guido van Rossum 于 1990 年设计，提供了高效的高级数据结构，还能有效地面向对象编程。Python 语法和动态类型，以及解释型语言的本质，使它成为多数平台上写脚本和快速开发应用的编程语言。Python 解释器易于扩展，可以使用 C 或者其他可以通过 C 调用的语言扩展新的功能和数据类型。

8.1 Python 语言概述

Python 语言是一种跨平台、开源、解释型的高级编程语言，众多开源的科学计算软件包都提供了 Python 的调用接口，如医学图像处理库 ITK。除此之外，Python 还有专用的科学计算扩展库，如 NumPy、padans 和 matplotlib 库，它们分别为 Python 提供了快速数组处理、数值运算以及绘图功能。

8.1.1 Python 安装与开发环境

Python 能够运行在所有主流操作系统中。在不同的操作系统中，Python 存在细微的差别，其版本随着新技术和新概念的推出而不断发展。

1. Python 安装

访问 Python 官方网站主页 https://www.python.org，单击"Downloads"选项卡，可根据用户操作系统的不同进行对应版本的下载和安装，如图 8-1 所示。Python 常用的操作系统有 Windows、Mac OS 和 Linux。根据用户使用的 32 位或 64 位操作系统的不同，可对应下载 32 位或 64 位的安装包。本教材基于 64 位 Windows 10 操作系统搭建 Python 编程环境，采用 Python 3.9.9 版本，如图 8-2 所示。

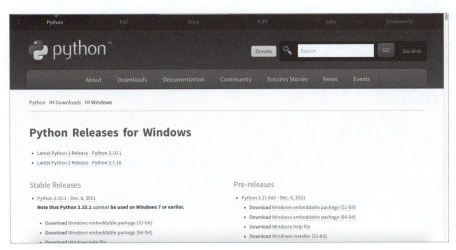

图 8-1 Python 官网界面

下载安装程序后，运行程序。在安装时，请注意务必选中复选框"Add Python 3.9 To Path"，从而轻松地配置系统。

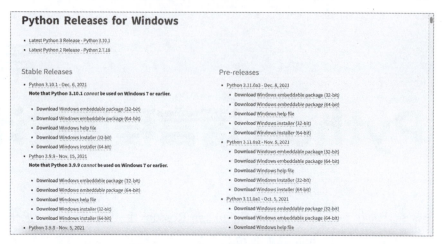

图 8-2　Python 不同版本下载界面

在 Windows 10"开始"按钮右侧的搜索文本框中输入"Python"，如果出现了 Python 提示符 >>>，说明 Windows 找到了刚安装的 Python 编程环境，如图 8-3 所示。

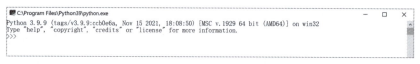

图 8-3　Python 提示符界面

2. Python 开发环境

Python 除了有自带的开发环境 IDLE，还有第三方的开发环境。

（1）自带的 IDLE

在安装 Python 后，会自动安装一个 IDLE。它是一个 Python Shell，程序开发人员可以利用 Python Shell 与 Python 交互。打开 Windows 10 系统的"开始"菜单，依次选择"Python 3.9"|"IDLE（Python 3.9 64-bit）"菜单项，即可打开 IDLE 窗口，如图 8-4 所示。

① Python 程序的编写与输出。

在图 8-4 所示窗口中，>>> 代表了 Python 提示符，表示可以输入简单的 Python 语句。例如：

```
>>> print('我爱Python编程')
```

上述语句会输出：我爱 Python 编程

但实际开发时，通常不会只包含一行代码。若需要编写多行代码，可以单独创建一个文件保存这些代码，在全部编写完成后一起执行。此时需要选择"File"|"New File"菜单项，打开一个新窗口，在该窗口中，可以直接编写 Python 代码。每一行可以书写一行代码，按【Enter】键换行。

② Python 程序的调试和运行。

程序编写完成后，需要编译通过后运行出程序结果。在 Python IDLE 开发环境下，可通过选择"Run"菜单进行程序的运行，如"Run"|"Run Module"菜单项或按下【F5】快捷键来实现程序的运行。运行程序后，将打开 Python Shell 窗口显示运行结果。若出现编写语句的不规范情况，则需要程序调试。

视频：
任务 8-1

任务 8-1　Python 书写"医学生誓言"并运行。
要求：利用 IDLE 环境，编写"医学生誓言"打印程序。
操作步骤：

① 打开 IDLE 窗口：打开 Windows 10 系统的"开始"菜单，依次选择"Python 3.9"|"IDLE（Python 3.9 64-bit）"菜单项，即可打开 IDLE 窗口。

② 编写 Python 代码：选择"File"|"New File"菜单项，在该窗口中直接编写下面的 Python 代码；

```
############################################################################
1. print('医学生誓言')
2. print('健康所系，性命相托。')
3. print('当我步入神圣医学学府的时刻，谨庄严宣誓：')
4. print('我志愿献身医学，热爱祖国，忠于人民，恪守医德，尊师守纪，刻苦钻研，孜孜不倦，精益求精，全面发展。')
5. print('我决心竭尽全力除人类之病痛，助健康之完美，维护医术的圣洁和荣誉，救死扶伤，不辞艰辛，执着追求，为祖国医药卫生事业的发展和人类身心健康奋斗终生。')
############################################################################
```

③ 保存代码：选择"File"|"Save"菜单项，命名为"任务 8-1.py"后保存。

④ 运行代码：选择"Run"|"Run Module"菜单项或按【F5】快捷键，执行代码。

其中，编写代码后的 Python 文件"任务 8-1.py"窗口和运行结果 IDLE Shell 窗口如图 8-5 所示。

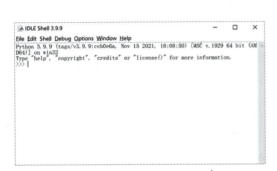

图 8-4 IDLE 窗口

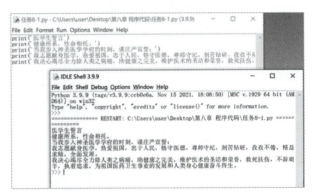

图 8-5 Python 程序编写与运行结果窗口

> **思政导引**：
> 习近平总书记在党的二十大报告中阐述过去五年的工作和新时代十年的伟大变革时指出"基础研究和原始创新不断加强，一些关键核心技术实现突破，战略性新兴产业发展壮大，载人航天、探月探火、深海深地探测、超级计算机、卫星导航、量子信息、核电技术、大飞机制造、生物医药等取得重大成果，进入创新型国家行列。"中国工程院院士陈薇，长期从事生物防御新型疫苗和生物新药研究，成功研发中国军队首个病毒防治生物新药、中国首个国家战略储备重组疫苗和全球首个新基因型埃博拉疫苗。陈薇院士作为中国生物医学领域的代表性人物，是医学生学习的榜样！

> **要点提示**：
> Python 2.x 版本与 Python 3.x 版本差别较大。Python 2.x 的代码往往不能直接在 Python 3.x 环境下运行。Python 官方提供了一个将 Python 2.x 代码转换为 Python 3.x 代码的小工具 2to3.py。

在 Python 自带的 IDLE 开发环境中，常用的快捷键如表 8-1 所示。

表 8-1 常用 IDLE 快捷键

快 捷 键	说　　明	适 用 窗 口
F1	打开 Python 帮助文档	Python 文件窗口和 Shell 窗口均可用
Alt+P 或 Alt+N	浏览历史命令（上一条）或浏览历史命令（下一条）	仅 Python Shell 窗口可用
Alt+/	自动补全前面曾经出现过的单词，如果之前有多个单词具有相同前缀，可以连续按下该快捷键，在多个单词中循环选择	Python 文件窗口和 Shell 窗口均可用
Alt + 3 或 Alt+4	注释代码块或取消代码块注释	仅 Python 文件窗口可用
Ctrl+] 或 Ctrl+[	缩进代码块或取消代码块的缩进	仅 Python 文件窗口可用
Ctrl+F6	重新启动 Python+Shell	仅 Python 文件窗口可用
F5	执行 Python 程序	仅 Python 文件窗口可用

（2）PyCharm 集成开发环境

除了 Python 自带的 IDLE 开发环境，还有很多能够进行 Python 编程的开发环境，如 PyCharm、Eclipse、VSCode 等。本教材主要使用 PyCharm 作为 Python 编程的集成开发环境。PyCharm 是由 JetBrains 公司开发的一款 Python 开发环境，在 Windows、Mac OS 和 Linux 操作系统中都可以使用。它的官方网站为 http://www.jetbrains.com/pycharm/，在该网站中可以下载两种版本安装，社区版（免费且提供源程序）和专业版（免费试用）。本教材采用社区版 2021.1.1 版本，安装完成后运行初始界面如图 8-6 所示。PyCharm 带有一整套可以帮助用户在使用 Python 语言开发时提高其效率的工具，比如调试、语法高亮、Project 管理、代码跳转、版本控制等。

本章着重在 IDLE 开发环境下进行程序开发，第 9 章和第 10 章在 PyCharm 开发环境下进行程序开发。

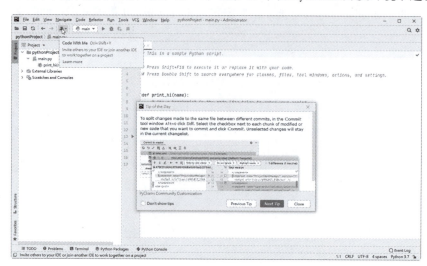

图 8-6　PyCharm 开发环境界面

3. Python 库安装

在 Windows 系统下安装 Python 库，需要首先按【Win+R】组合键运行命令窗口，在弹出的对话框中输入 cmd，输入代码：

```
pip install 库名[==版本号]
```

若要安装科学计算的 NumPy 库，其安装命令格式如下：

```
pip install numpy
```

若要安装指定版本的库，如 0.24.2 版本的 pandas 库，则使用：

```
pip install pandas==0.24.2
```

若要查看当前已经安装库的版本，可以使用如下命令：

```
pip list
```

8.1.2　Python 代码编写规范

在进行 Python 程序编写之前，需要注意 Python 代码的编写规范。

1. 标识符

标识符可以简单地理解为一个名字，用来识别变量、函数、模块、类以及对象等名称。其命名可以包含英文字母（A~Z，a~z）、数字（0~9）及下画线（_），命名最好"见名知意"。Python 语言标识符命名规则如下：

① 只能包含字母、数字和下画线，以字母或下画线开头，但不能以数字开头。例如：可以命名为 image_1，但不能命名为 1_image。

② 标识符不能包含空格，但能使用下画线来分隔其中的单词。例如：可以命名为 medical_image，但不能命名为 medical image。

③ 标识符不能使用 Python 中的保留字。例如：if。

④ 标识符对大小写敏感，应简短又有含义。例如：student 比 s 好，image_size 比 is 好。

在标识符中，最常用来标识的是变量。变量是计算机语言中能储存计算结果或能表示值的抽象概念。常量类似于变量，但其值在程序的整个生命周期内保持不变，Python 没有内置的常量类型。但可以通过使用全部大写来指出应将某个变量视为常量，其值应始终不变。例如：

```
>>>COST=6320
```

2. 保留字

在 Python 中，保留字是一些已经被赋予特定意义的单词，也称关键字。开发程序时不可以把这些保留字作为变量、函数、模块或其他对象的名称来使用。Python 标准库提供 keyword 模块，利用 import keyword 和 keyword.kwlist 可以输出当前版本的所有保留字。

```
>>> import keyword
>>> keyword.kwlist
```

在 Python 3.9.9 版本中，标准库提供的保留字情况如表 8-2 所示。

表 8-2　Python3.9.9 版本标准库提供的保留字

保留字	保留字	保留字	保留字	保留字	保留字
False	None	True	_ _peg_parser_ _	and	as
assert	Async	await	break	class	continue
def	del	elif	else	except	finally
for	From	global	if	import	in
is	lambda	nonlocal	not	or	pass
raise	return	try	while	with	yield

3. 注释

注释是对代码的解释和说明，从而增加程序的易读性。注释可以通过自然语言进行说明，并被 Python 解释器忽略，不会在执行结果中体现出来。

在 Python 中，通常使用单行注释和多行注释来对程序代码进行注释。

（1）单行注释

在 Python 中，使用井号（#）作为单行注释的标识符号，从符号 # 开始直到换行为止，# 后面所有的内容都作为注释的内容，并被 Python 编译忽略。例如：

```
>>>print("早上好！")    #输出早上好
```

此时，Python 解释器将会忽略 # 之后的内容，只输出"早上好！"

（2）多行注释

在 Python 中，将包含在一对三引号（'''…'''）或（"""…"""）之间，并且不属于任何语句的内容都可视为注释，这样的代码将被解释器忽略。由于这样的代码可以分为多行编写，所以也称为多行注释。

语法格式如下：

```
'''                              """
注释语句1                         注释语句1
注释语句2              或         注释语句2
…                                …
'''                              """
```

> **思政导引：**
> 《康熙字典》收入的汉字有四万七千多个，常用字也有五六千个。然而，在 1975 年，能让王选院士用来做研究的国产计算机内、外存总共不足 7MB，如何让汉字在计算机中数字化呢？通过潜心研究，王选院士发明了"轮廓+参数描述汉字字形的信息压缩技术"。该技术将横、竖、折等规则笔画用一系列参数精确表示，曲线形式的不规则笔画用轮廓表示，使汉字信息压缩倍数达到 500∶1，并实现了失真程度最小的字形变倍和变形，解决了汉字信息在计算机中的存储问题。

4. 代码缩进

Python 采用代码缩进和冒号（:）区分代码之间的层次。缩进可以使用空格键或【Tab】键实现。使用空格键时，通常采用 4 个空格作为一个缩进量，而使用【Tab】键时，则采用一个【Tab】键作为一个缩进量。

> **要点提示：**
> 在 IDLE 开发环境的文件窗口中，可以通过选择主菜单中的 "Format" | "Indent Region" 菜单项实现代码的缩进，也可以通过选择主菜单中的 "Format" | "Dedent Region" 菜单项实现代码的去缩进。

在 Python 中，行尾的冒号和下一行的缩进表示一个代码块的开始，而缩进结束，则表示一个代码块的结束。Python 对代码的缩进要求非常严格，同一个级别的代码块的缩进必须相同，否则会出现 SyntaxError 异常。

任务 8-2 BMI 指数的计算和体重等级的输出。

要求：利用缩进，根据输入的身高、体重，计算 BMI 指数，并输出 BMI 指数和体重等级。

资料：BMI 指数，即身体质量指数（Body mass index，BMI），是目前国际上常用的衡量人体胖瘦程度以及是否健康的一个标准。定义如下：

身体质量指数 (BMI) = 体重 (kg) / (身高 (m))^2

成年人的 BMI 数值：

过轻：低于 18.5

正常：[18.5, 24）

过重：[24 ~ 28）

肥胖：等于或高于 28。

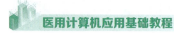
视频：任务8-2

程序代码如下：

```
###############################################################################
1.  height=float(input('请输入您的身高：'))           #输入身高
2.  weight=float(input('请输入您的体重：'))           #输入体重
3.  bmi=weight/(height * height)
4.  #根据BMI指数判断体重等级
5.  if bmi<18.5:
6.      print('您的BMI指数为:' + str(bmi))            #输出BMI指数
7.      print('您的体重过轻！')
8.  if bmi>=18.5 and bmi < 24:
9.      print('您的BMI指数为：' + str(bmi))           #输出BMI指数
10.     print('您的体重正常！')
11. if bmi>=24 and bmi < 28:
12.     print('您的BMI指数为：' + str(bmi))           #输出BMI指数
13.     print('您的体重过重！')
14. if bmi>=28:
15.     print('您的BMI指数为：' + str(bmi))           #输出BMI指数
16.     print('您的体重肥胖！')
###############################################################################
```

5. 多行语句

如果一行语句很长，可以使用反斜杠（\）来实现多行语句。例如：

```
total_cost=hospital_patient_ item_first_cost+\
           hospital_patient_ item_second_cost+\
           hospital_patient_ item_third_cost+\
           hospital_patient_ item_fourth_cost
```

然而，在 []、{}、() 中的多行语句，不需要使用反斜杠（\）来分行。

```
total_cost=['hospital_patient_ item_first_cost', 'hospital_patient_ item_second_cost',
'hospital_patient_ item_third_cost'+' hospital_patient_ item_fourth_cost ']
```

6. 常用简单语句

在程序设计时，常常会用到赋值、键盘输入和显示输出等语句。

（1）赋值语句

赋值语句主要用来为变量等赋值。其基本语法格式为：

```
变量=数据
```

或

```
变量1=变量2=…=变量N=数据
```

表达意义：把等号右侧的数据存放在左侧的一个或多个变量中。例如：

```
drug_price=52.1
```

或

```
patient1_drug_price=patient2_drug_price=patient3_drug_price=52.1
```

除了等号（=）外，还有一些可以参与赋值的运算符，详见 8.2.2 节中的介绍。

（2）显示输出语句

Python 3 以上的版本输出显示可以调用 print() 函数，其语法格式为：

```
print(*values, sep=' ', end='')
```

其中，括号中使用逗号分隔的部分称为参数，print() 函数参数如下：

- *values：表示要显示内容，若有多个显示内容，需用逗号间隔。
- sep=' '：表示当显示多个内容时，各内容之间分隔方式，默认为空格，可自定义为逗号或者分号。
- end=''：表示显示完成后的结束符号，默认为不换行。

例如：

```
print('体重正常', '体重正常', '体重正常', '体重正常', sep=';')
```

运行结果：

```
体重正常;体重正常;体重正常;体重正常
```

（3）键盘读取语句

Python 提供了 input() 函数从标准输入读入一行文本，默认的标准输入是键盘，其常用语法格式为：

```
input([prompt])
```

其中，prompt 是提示信息，input() 函数接收一个输入数据，返回为字符串类型。例如：

```
height=input('请输入您的身高：')        #在屏幕提示下输入1.6
print('您的身高为：', height, '米')
```

运行结果：

```
请输入您的身高：1.6
您的身高为： 1.6 米
```

此时，height 中为字符 1.6，而非数值 1.6。

8.2 数据类型与运算符

在 Python 语言中，不同的数据类型参与的运算不同。Python 语言包括数字、字符串、列表、元组、集合和字典等标准数据类型，以及算术、比较、逻辑、位等运算符。

8.2.1 数据类型

Python 语言中有 6 种标准数据类型，分别为数字、字符串、列表、元组、集合和字典，具体如下：

- Number（数字）：用来表示数据的数字。
- String（字符串）：用来表示文本的字符。
- List（列表）：用来表示一组有序的元素，后期可以更改。
- Tuple（元组）：用来表示一组有序的元素，后期不可以更改。
- Sets（集合）：用来表示一组无序、不重复的元素。
- Dictionary（字典）：用来表示用"键-值对"的形式保存一组元素。

其中，Number（数字）、String（字符串）和Tuple（元组）为不可变数据，List（列表）、Sets（集合）和Dictionary（字典）为可变数据。

1. 数字

数字（Number）用于存储数值。Python可根据数字的类型不同以不同的方式处理它们，有4种不同的数字类型。

（1）整型

整型（int）又称为整数，是正整数或负整数，不带小数点。可以使用十六进制数值表示整数，需在数字之前加上0x，如0xFF00AA99。

可对整型执行加（+）、减（-）、乘（*）、除（/）等运算，其中，使用两个乘号（**）表示乘方运算。例如：

```
>>> memory_size=0x000000011        #十六进制表示的整数
>>> memory_size
17
>>> students_num=10**6
>>> students_num
1000000
```

（2）浮点数

Python将所有带小数点的数称为浮点数（float）。小数点可以出现在数的任何位置。浮点数的表示可以使用小数点形式，也可以使用指数形式e或E表示，指数前可以使用+/-符号。

将任何两个数相除时，结果总是浮点数，即便是这两个数都是整数且能整除。例如：

```
>>> drug_cost=81/9                 #整型数相除为浮点数
>>> drug_cost
9.0
```

在任何运算中，如果一个操作数是整数，另一个操作数是浮点数，结果也是浮点数。例如：

```
>>> drug_cost=6*3+1.0
>>> drug_cost
19.0
```

无论是哪种运算，只要有操作数是浮点数，Python默认得到的总是浮点数，即便结果原本为整数也是如此。

需要注意的是，当书写较大的数时，可以使用下画线将其中的数字分组，使其清晰易辨别。

当使用或打印这些下画线的数时，Python会忽略下画线。例如：

```
>>> cost=15_000_000_000.0          #浮点型
>>> cost
15000000000.0
>>> cost=1.5e10                    #指数形式浮点型
>>> cost
15000000000.0
```

（3）布尔型

布尔型（bool）就是逻辑真或假，即True或False。在Python语言中，True的值是1，False的值是0，可以和数字相加。例如：

```
>>> whether_submit=True            #布尔型
>>> whether_submit
True
>>> result=whether_submit+1
>>> result
2
```

（4）复数

复数（complex）由实数部分和虚数部分构成。使用双精度浮点数来表示实数与虚数的部分，复数的符号可以使用字母j或是J，表示为a+bj或者complex(a,b)。例如：

```
>>> fourier_coef=3.6+1.2j          #复数
>>> fourier_coef
(3.6+1.2j)
>>> fourier_coef=complex(3.6,1.2)  #复数
```

```
>>> fourier_coef
(3.6+1.2j)
```

2. 字符串

字符串（String）用于存储文本字符。在 Python 中，用引号括起来的都是字符串，其中的引号可以是单引号（''），也可以是双引号（""），返回结果为单引号括起来的字符串。例如：

```
>>> my_hobby="我喜欢计算机！"
>>> my_hobby
'我喜欢计算机！'
```

除此之外，Python 规定，单引号内可以使用双引号，此时单引号为定界符；双引号内可以使用单引号，此时双引号为定界符。这样，就避免了符号的冲突。

例如，在 IDLE 开发环境创建以下语句：

```
str1='I 型糖尿病'                           #单引号
str2="II 型糖尿病"                          #双引号
str3='"II 型糖尿病"为多发型糖尿病'           #单引号中使用双引号，此时单引号为定界符
print(str1); print(str2); print(str3);
```

运行结果：

```
I 型糖尿病
II 型糖尿病
"II 型糖尿病"为多发型糖尿病
```

3. 列表

列表（List）用于表示一组有序的元素，是 Python 中使用最多的列表类型，是可以实现大多数集合类的数据结构。例如：学校里的每名学生有学号、姓名、性别、籍贯、专业这 5 个属性，可以用列表来保存。Python 中的列表与其他语言中的数组类似。

要创建列表，使用中括号来包含其元素，其语法为：

```
list_name=[element 1,element 2,…,element n]
```

其中，list_name 表示列表的名称，可以是任何符合 Python 命名规则的标识符；"element 1,element 2,…,element n"表示列表的元素，个数没有限制，只要是 Python 支持的数据类型就可以，也可以创建空列表。若列表中元素本身也为列表，称为二维列表，使用 [[],[],[]] 方式创建。下面的列表定义是合法的：

```
empty_list=[]
num_list=[2,5,14,17,34,63]
depa_list=['生物医学工程', '假肢矫形工程', '听力与语言工程', '康复工程']
python_list=[47, '人生苦短：', '我用Python',[ '爬虫', 'web开发']]
```

访问列表中的元素时，可以直接用索引进行访问。索引从 0 开始，负数表示从倒数的位置开始。若列表共有 n 个元素，可以使用 list[0] 访问第 1 个元素，使用 list[n–1] 或 list[–1] 访问第 n 个元素。

如果要访问部分元素，可以使用 [start:end] 切片形式，即表示从 start 索引位置开始访问，到 end 索引位置前结束访问。例如：

```
>>> depa_list=['生物医学工程', '假肢矫形工程', '听力与语言工程', '康复工程']
>>> depa_list[1:3]                    #表示访问索引号为1的元素到索引号为3的元素之前的元素
```

运行结果：

```
['假肢矫形工程', '听力与语言工程']
>>> depa_list[1:4]                    #表示访问索引号为1的元素到索引号为4的元素之前的元素
```

运行结果：

```
['假肢矫形工程', '听力与语言工程', '康复工程']
```

4. 元组

元组（Tuple）用于表示一组有序的元素，使用数字来作索引。元组与列表类似，其区别是列表是可变序列，而元组是不可变序列。

要创建一个元组，使用小括号 () 来包含元素，其语法为：

```
tuple_name=(element 1,element 2,…,element n)
```

其中，tuple_name 表示元组的名称，可以是任何符合 Python 命名规则的标识符；"element 1,element 2,…,element n"表示元组的元素，个数没有限制，只要是 Python 支持的数据类型都可以。在 Python 中，用逗号间隔的一组元素会自动定义为元组。与列表一样，元组访问也是使用索引的方式，零、正负数都可以。

> **要点提示：**
>
> 在进行元组元素的增加时或者连接时，添加或连接的内容必须都是元组，不允许与字符串、列表进行连接。在进行元组连接时，如果要连接的元组只有一个元素时，需要注意该元素后一定要加逗号，例如：
> ```
> departments=('内科','外科','儿科')
> departments=departments+('放射科',)      #'放射科'元素后一定要加逗号
> ```

5. 集合

集合（Sets）表示一组无序、不重复元素的集，无法使用索引的方式访问。集合不能重复，其作用就是去掉重复元素和进行关系测试。

要创建一个集合，使用大括号{}来包含元素，其语法为：

```
sets_name={element 1,element 2,…,element n}
```

其中，sets_name 表示集合的名称，可以是任何符合 Python 命名规则的标识符；"element 1,element 2,…,element n"表示集合的元素。

```
department_sets={'内科', '外科', '儿科', '放射科', '检验科'}
print(department_sets)
```

运行结果：

```
{'外科', '检验科', '儿科', '放射科', '内科'}
```

6. 字典

字典（Dictionary）与列表类似，它是无序的可变列表，保存的内容以"键–值对"的形式存放。字典使用大括号{}将元素列出，元素由键–值组成，键与值中间以冒号（:）分隔。创建字典的语法格式为：

```
dictionary_name={ key1:value1, key2:value 2,…, keyn:value n}
```

其中，dictionary_name 为字典名，key1,key2,…, key n 为键，value1,value 2,,…, value n 为键对应的值。字典中的值没有特殊的顺序，都存储在一个特定的键下，键可以是数字、字符串甚至元组，值可以是任意数据类型。字典的主要特征为：

- 通过键而不是通过索引来读取
- 字典是任意对象的无序组合
- 字典是可变的，而且可以任意嵌套
- 字典中的键必须唯一
- 字典中的键必须不可变

例如：

```
students_ dictionary ={ '学号': '2022001', '姓名': '张三', '性别': '男', '年龄': '18'}
print(students_ dictionary['学号'])
print(students_ dictionary['姓名'])
print(students_ dictionary['性别'])
```

运行结果：

```
2022001
张三
男
```

8.2.2 运算符

运算符是指对数据进行运算时使用的符号。Python 提供的运算符包括算术运算符、比较（关系）运算符、逻

辑运算符和位运算符。使用运算符将不同类型的数据按照一定的规则连接起来的式子，称为表达式。

1. 算术运算符

算术运算符用于执行基本的数学运算。Python 中常用的算术运算符如表 8-3 所示。

表 8-3 常用算术运算符

运算符	说明	描述	实例	结果
+	加	两个对象相加	20.16+5	25.16
-	减	一个数减去另一个数，或负数	35.2-18.1	17.1
*	乘	两个数相乘	2.3*4	9.2
/	除	一个数（分子）除以另一个数（分母）	21/5	4.2
**	幂	返回一个数的次幂	2**3	8
//	取整除	返回相除后结果的整数部分	21//5	4
%	取模	返回除法的余数	21%5	1

在 8.1.2 节介绍的赋值语句中，也可以是进行某些运算后再赋值给左侧的变量。常用于赋值语句的运算符如表 8-4 所示。

表 8-4 常用于赋值语句的运算符

运算符	说明	实例	展开形式
=	基本赋值	x=y	x=y
+=	加赋值	x+=y	x=x+y
-=	减赋值	x-=y	x=x-y
*=	乘赋值	x*=y	x=x*y
/=	除赋值	x/=y	x=x/y
**=	幂赋值	x**=y	x=x**y
//=	取整除赋值	x//=y	x=x//y
%=	取模赋值	x%=y	x=x%y

2. 比较运算符

比较运算符又称为关系运算符，用于判断两个变量、常量或者表达式之间的大小。比较运算的结果是布尔型（True 表示真，False 表示假）。Python 中常用的比较运算符如表 8-5 所示。

表 8-5 常用比较运算符

运算符	说明	基本格式	描述	实例	结果
>	大于	x>y	返回 x 是否大于 y	20.16>5	True
<	小于	x<y	返回 x 是否小于 y	35.2<18.1	False
>=	大于等于	x>=y	返回 x 是否大于等于 y	2.3>=4	False
<=	小于等于	x<=y	返回 x 是否小于等于 y	21<=5	False
==	等于	x==y	比较 x, y 是否相等	2==3	False
!=	不等于	x!=y	比较 x, y 是否不相等	21!=5	True

3. 逻辑运算符

逻辑运算符是对真（True）和假（False）两种布尔值进行运算，运算后的结果仍是一个布尔值。Python 中常用的逻辑运算符如表 8-6 所示。

表 8-6 常用逻辑运算符

运算符	说明	基本格式	描述
and	逻辑与	x and y	当 x 和 y 都是 True 时，返回 True，否则返回 False
or	逻辑或	x or y	当 x 和 y 都是 False 时，返回 False，否则返回 True
not	逻辑非	not x	如果 x 为 True，返回 False；如果 x 为 False，返回 True

4. 位运算符

位运算符是把数字看作二进制数来进行运算时使用的运算符。进行位运算时，先将数字转换为二进制数，Python 常用的位运算符包括位与（&）、位或（|）、位异或（^）、取反（~）、左移位（<<）和右移位运算符（>>）。

需要说明的是，负数采用补码表示，如 –6 的 8 位二进制补码为 11111010。

（1）"位与"运算

"位与"运算的运算符为 &，运算法则是：两个操作数据的二进制表示，只有对应位数都是 1 时，结果为 1，否则为 0。若两个操作数的精度不同，则结果的精度与精度高的操作数相同。例如，下面列出了 12&6 的运算过程，其结果为 $(0000\ 0100)_2 = (4)_{10}$。

	12	0000 1100
	6	0000 0110
&		0000 0100

> **思政导引：**
>
> 算盘是中国古代劳动人民发明创造的一种简便的计算工具。硅谷的计算机博物馆认为中国的算盘是最早的计算机之一。算盘具备了计算机的基本特点，软件就是珠算口诀，输入、输出、计算、存储就靠算珠和算盘的框架。
>
> 传统算盘的上二下五珠是为适应十六进制而形成的。我国古代计算重量时采用的是"十六两制"，即一斤等于十六两。上二下五珠，每一档可计算到"15"，这样"满 15"就向前一档进一，正好与计算机中的十六进制一致。

（2）"位或"运算

"位或"运算的运算符为 |，运算法则是：参与运算的两数各对应的二进位相或。只要对应的两个二进位同时为 0 时，结果位就为 0，否则为 1。若两个操作数的精度不同，则结果的精度与精度高的操作数的精度相同。例如，下面列出了 12|6 的运算过程，其结果为 $(0000\ 1110)_2 = (14)_{10}$。

	12	0000 1100
	6	0000 0110
|		0000 1110

（3）"位异或"运算

"位异或"运算的运算符为 ^，运算法则是：参与运算的两数各对应的二进位相异或。只要对应的两个二进位同时为 0 或 1 时，结果位就为 0，否则为 1。若两个操作数的精度不同，则结果的精度与精度高的操作数相同。例如，下面列出了 12^6 的运算过程，其结果为 $(0000\ 1010)_2 = (10)_{10}$。

	10	0000 1100
	6	0000 0110
^		0000 1010

（4）"取反"运算

"取反"运算的运算符为 ~，运算法则是：操作数据的二进制表示若为 1 取 0，若为 0 取 1。例如，下面列出了 12 的 8 位二进制取反运算过程，其结果为 $(10001101)_2 = (-13)_{10}$。

12	0000 1100
按位取反	1111 0011
符号位不变取反加 1 为 ~ 操作结果	1000 1101

（5）"左移位"运算

"左移位"运算的运算符为 <<，运算法则是：将一个二进制操作数整体向左移动指定的 n 位数。左边高位端溢出的位被丢弃，右边低位端空出的位被补零。左移位相当于乘以 2 的 n 次幂。例如，下面列出了 $(36)_{10}<<2$ 的过程，其结果为 $(1001\ 0000)_2 = (144)_{10}$。

$(36)_{10}$ 对应二进制值	0010 0100
左移第一次	0100 1000
左移第二次	1001 0000
$(36)_{10}<<2$ 结果	1001 0000

（6）"右移位"运算

"右移位"运算的运算符为 >>，运算法则是：将一个二进制操作数整体向右移动指定的 n 位数。右边低位端溢出的位被丢弃，左边高位端空出的位，如果原来高位是 0（正数），左侧空位填入 0；如果最高位是 1（负数），左侧空位填入 1。右移位相当于除以 2 的 n 次幂。例如下面列出了 $(36)_{10}>>2$ 和 $(-36)_{10}>>2$ 的过程。

$(36)_{10}$ 对应二进制值	0010 0100	$(-36)_{10}$ 对应二进制值	1101 1100
右移第一次	0001 0010	右移第一次	1110 1110
右移第二次	0000 1001	右移第二次	1111 0111
$(36)_{10}>>2$ 的结果	0000 1001	$(-36)_{10}>>2$ 的结果	1111 0111

5. 运算符的优先级

在复杂、混合的多级运算表达式中，需指明运算符的优先级。Python运算符的运算规则是：优先级高的（级号小）运算先执行，优先级低的运算后执行，同一优先级的操作按照从左到右的顺序进行。表 8-7 给出了 Python 语言运算符的优先级情况。

表 8-7　运算符的优先级

优 先 级	运 算 符	描 述
1	x**y	幂次
2	+x、-x	正、负
3	x*y、x/y、x%y、x//y	乘、除、取模、取整除
4	x+y、x-y	加、减
5	x<y、x>y、x>=y、x<=y、x==y、x!=y	关系运算符
6	not x	逻辑非
7	x and y	逻辑与
8	x or y	逻辑或

运算符的优先级也可以用括号 () 来改变，和数学公式里一样，先计算括号里的表达式，再计算括号外面的。

任务 8-3 运算符的使用。

要求：求取以下表达式的值

（1）-5**2　　（2）5**-2　　（3）5<6<7　　（4）-5*2+5/-2-6　　（5）5%2==1

求解：

上述表达式也可表示为：

（1）-(5**2)　　（2）5**(-2)　　（3）(5<6) and (6<7)

（4）(-5*2)+(5/-2)-6　　（5）(5%2)==1

结果：

（1）-25　（2）0.04　（3）True　（4）-18.5　（5）True

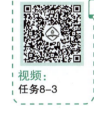

视频：
任务8-3

8.3 程序流程控制

流程控制对于任何一门语言来说都是至关重要的，它用来控制程序如何执行。计算机在解决具体问题时，是按照程序语句出现的先后顺序依次执行的，也会根据条件选择执行部分的语句或是循环执行部分语句。这正是程序设计中的 3 种基本结构：顺序结构、选择结构和循环结构。

8.3.1 顺序结构

程序按照编写语句的顺序依次执行，称为顺序结构。顺序结构是程序执行的基本结构。顺序结构的执行流程如图 8-7 所示。

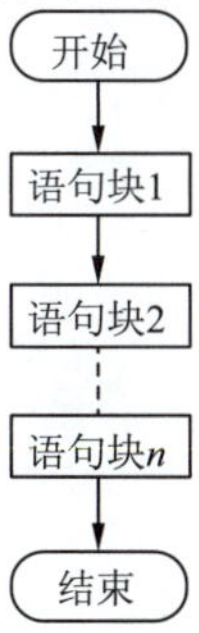

在任务 8-2 中编写的体重等级判断程序，从程序执行语句的整体来讲，就是顺序结构。其中，height=float(input(' 请输入您的身高：')) 为顺序执行的第一条语句，weight=float(

图 8-7　顺序结构流程

input(' 请输入您的体重：')) 为顺序执行的第二条语句。

如果没有流程控制语句，整个程序都将按照顺序来执行。

8.3.2 选择结构

控制选择性的执行某些程序语句被称为选择结构或是分支结构。选择结构可以分为：单分支选择结构、双分支选择结构、多分支选择结构及嵌套的选择结构。

1. 单分支选择结构 if 语句

Python 中使用 if 保留字来实现单分支选择结构，其语法格式为：

```
if 条件表达式：
    语句块
```

视频：
任务8-4

功能：如果条件表达式成立为真时，则执行"语句块"；如果条件表达式不成立为假时，则跳过"语句块"继续执行后面的语句。其中，条件表达式可以是一个单纯的布尔值或变量，也可以是比较表达式或逻辑表达式，单分支选择结构的执行流程如图 8-8 所示。

任务8-4 通过 BMI 指数进行健康状况的判断。

要求：利用单分支选择结构，编写程序输入身高、体重，判断身体质量指数的情况。

程序代码如下：

```
###############################################################################
1. height=float(input('请输入您的身高 (m)：'))          #输入身高
2. weight=float(input('请输入您的体重 (kg)：'))         #输入体重
3. bmi=weight/(height*height)
4. print('您的BMI指数为:'+str(bmi))
5. #根据BMI指数判断健康状况
6. health_result='等待判断～'
7. if bmi<18.5:
8.     health_result='过轻！'
9. if bmi>=18.5 and bmi<24:
10.    health_result='正常！'
11.if bmi>=24 and bmi<28:
12.    health_result='过重！'
13.if bmi>=28:
14.    health_result='肥胖！'
15.print('根据您的BMI指数，您的身体：', health_result)
###############################################################################
```

2. 双分支选择结构 if 语句

双分支选择结构语法格式为：

```
if 条件表达式：
    语句块1
else:
    语句块2
```

功能：对条件表达式进行判断，如果条件成立，执行"语句块1"，否则执行"语句块2"。双分支选择结构的执行流程如图 8-9 所示。

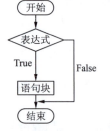

图 8-8 单分支选择结构执行流程

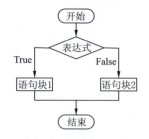

图 8-9 双分支选择结构执行流程

任务❽-❺ 一个整数是否为偶数的判断。
要求：利用双分支选择结构实现判断。
程序代码如下：

```
###############################################################################
1. input_number=input('请输入一个整数：')
2. integer=int(input_number)
3. if integer%2==0:
4.     print('此数是偶数！')
5. else:
6.     print('此数是奇数！')
###############################################################################
```

3. 多分支选择结构 if 语句

多分支选择结构语法格式为：

```
if 条件表达式1:
    语句块1
elif 条件表达式2:
    语句块2
...
else:
    语句块n
```

视频：
任务8-5

功能：当条件1成立时，执行"语句块1"，否则对条件表达式2进行判断，如果条件成立，执行"语句块2"，……依此类推，若所有条件均不满足，则执行 else 后"语句块 n"。多分支选择结构的执行流程如图 8-10 所示。

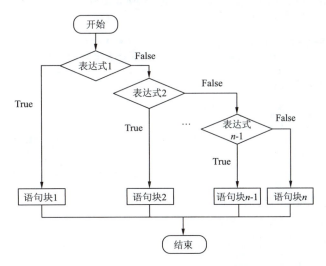

图 8-10 多分支选择结构执行流程

任务❽-❻ 利用 BMI 指数进行健康状况的判断。
要求：利用多分支选择结构，判断身体质量指数的情况。
程序代码如下：

```
###############################################################################
1. height=float(input('请输入您的身高（m）：'))        #输入身高
2. weight=float(input('请输入您的体重（kg）：'))       #输入体重
3. bmi=weight/(height*height)
4. print('您的BMI指数为：'+str(bmi))
5. #根据BMI指数判断健康状况
6. health_result='等待判断~'
7. if bmi<18.5:                                        #利用多分支选择结构，判断身体质量指数的情况
8.     health_result='过轻！'
9. elif bmi>=18.5 and bmi<24:
10.    health_result='正常！'
11.elif bmi>=24 and bmi<28:
```

```
12.        health_result='过重！'
13.else:
14.        health_result='肥胖！'
15.print('根据您的BMI指数,您的身体: ', health_result)
############################################################################
```

4. 嵌套的选择结构

嵌套的选择结构是指在if语句中又嵌套了至少一个if语句。上述3种选择结构之间可以根据实际问题,进行相互的嵌套。如：

```
if 条件表达式1:                          if 条件表达式1:
    语句块1                                  语句块1
    if 条件表达式 1.1:                    else:
        语句块1.1                            语句块2
    else:                                    if 条件表达式2.1:
        语句块1.2                                语句块2.1
else:                                        else:
    语句块2                                      语句块2.2
    ...                                      ...
```

视频：
任务8-7

任务❽-7 饮酒驾车的判断。

要求：利用嵌套的选择结构,判断是否为饮酒驾车。

资料：根据国家质量监督检验检疫局发布的《车辆驾驶人员血液、呼气酒精含量阈值与检验》中的规定,车辆驾驶人员血液中的酒精含量 <20mg/100ml,则不构成饮酒驾驶行为;酒精含量 >=20mg/100ml 且酒精含量 <80mg/100ml 为饮酒驾车;酒精含量 >=80mg/100ml 为醉酒驾车。

程序代码如下：

```
############################################################################
1. driving_alcohol=int(input('请输入驾驶人血液的酒精含量 (mg/100ml): '))
2. if driving_alcohol <20:                       #利用选择结构的嵌套,判断是否为饮酒驾车。
3.     print('未构成饮酒驾驶行为！')
4. else:
5.     if driving_alcohol<80:
6.         print('已为饮酒驾车！')
7.     else:
8.         print('已构成醉酒驾车！')
############################################################################
```

视频：
任务8-8

任务❽-8 高尿酸症的判别。

要求：利用嵌套的选择结构,根据性别判断是否为高尿酸症。

资料：在正常嘌呤饮食状态下,非同日两次空腹血尿酸水平男性高于416μmol/L,女性高于357μmol/L,称为高尿酸症。

程序代码如下：

```
############################################################################
1. gender=input('请输入您的性别 (m或f): ')        #m代表男,f代表女
2. UA_first=float(input('请输入第1次测量的血尿酸值 (μmol/L): '))
3. #尿酸英文缩写UA,英文全称Uric Acid
4. UA_second=float(input('请输入第2次测量的血尿酸值 (μmol/L): '))
5. if gender=='m':                               #利用选择结构的嵌套,根据性别判断是否为高尿酸症。
6.     if (UA_first>=416 and UA_second>=416):
7.         print('您是高尿酸症！')
8.     else:
9.         print('您很正常！')
10.elif gender=='f':                             #再次判断是否为'f'以防止输入性别既不为'm'也不为'f'
11.    if (UA_first>=367 and UA_second>=367):
12.        print('您是高尿酸症！')
13.    else:
14.        print('您很正常！')
15.else:
```

```
16.     print('您输入的性别有误！')
```
##

思考：第15、16条语句的位置是否合适？若逻辑关系更清晰，该如何调整？

> **要点提示：**
> else 和 elif 都必须和 if 联合使用。程序中使用 if…else 语句时，如果出现 if 语句多于 else 语句的情况，那么该 else 语句将会根据缩进确定属于哪个 if 语句。当使用布尔型数据作为条件时，假设 flag 为布尔型真值，
> 可直接书写为　　if flag　　　　#表示条件为真　　　　不需书写为　　if flag==True
> 　　　　　　　　if not flag　　#表示条件为假　　　　　　　　　　　if flag==False

8.3.3 循环结构

很多实际问题都不是一次可以解决的，往往需要循环往复地进行操作。循环结构就是控制某些需要重复执行的语句块反复执行。反复执行的次数或者终止条件，需要根据实际问题具体设定。在 Python 语言中，循环结构通常利用 while 循环语句或 for 循环语句来实现。

1. while 循环语句

while 循环是通过条件来控制是否需要反复执行循环体中的语句，其语法格式为：

```
while 条件表达式：
    循环体
```

功能：当条件表达式的返回值为真时，执行循环体，执行完毕后，重新判断条件表达式的返回值是否为真，直到表达式返回值为假时，退出循环。其中，循环体是指被重复执行的语句块。while 循环语句的执行流程如图 8-11 所示。

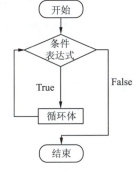

图 8-11　while 循环执行流程图

接续任务 8-8，若使程序功能更加完善，当"性别"输入正确时，可反复进行患者高尿酸症的判别，此时可使用 while 语句修改任务 8-8 为以下程序段。

```
##############################################################
1.  gender=input('请输入您的性别（m或f）：')        #m代表男，f代表女
2.  while gender =='m' or gender =='f':
3.      UA_first=float(input('请输入第1次测量的血尿酸值（μmol/L）：'))
4.      #尿酸英文缩写UA,英文全称Uric Acid
5.      UA_second=float(input('请输入第2次测量的血尿酸值（μmol/L）：'))
6.      if gender =='m':     #利用选择结构的嵌套，根据性别判断是否为高尿酸症。
7.          if (UA_first >=420 and UA_second>=420):
8.              print('您是高尿酸症！')
9.          else:
10.             print('您很正常！')
11.     elif gender =='f':   #再次判断是否为'f'以防止输入性别既不为'm'也不为'f'
12.         if (UA_first >=360 and UA_second>=360):
13.             print('您是高尿酸症！')
14.         else:
15.             print('您很正常！')
16.
17. print('您输入的性别有误！')
##############################################################
```

通过上面 while 语句的使用，实现了"根据性别反复为多位患者判断是否为高尿酸症"的功能。

2. for 循环语句

for 循环语句是一个适用于遍历或枚举序列，以及迭代对象中的元素的反复执行的循环。其语法格式为：

```
for 迭代变量 in 序列：
    循环体
```

功能： 根据列表、元组、字符串等序列成员出现的先后秩序，依次执行循环体。当遍历完成员后，循环结束。for 循环语句的执行流程如图 8-12 所示。

例如：

```
fstudents_height=[160,175,172,166,158,170,163]  #创建女生身高列表
total_height=0
for i in fstudents_height:
    total_height=total_height+i                  #求身高和
avg_height=total_height/len(fstudents_height)    #求身高平均值
avg_height_toStr=str(avg_height)                 #平均值转换为
字符串，以方便统一输出
#avg_height_toStr[0:6]用来取平均身高的前6位有效值，以防止输出
print('女生学生身高平均值为:'+avg_height_toStr[0:6]+'cm')
```

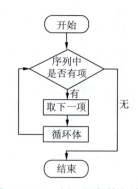

图 8-12 for 循环语句执行流程

运行结果：

女生学生身高平均值为:166.14cm

说明：avg_height_toStr=str(avg_height) 语句是进行了身高平均值向字符串的转换，以方便后面与其他字符串的统一输出；avg_height_toStr[0:6] 语句用来取平均身高的前6位有效值，以防止输出 "女生学生身高平均值为：166.14285714285714cm"，而是输出 "女生学生身高平均值为:166.14cm"

为了方便 for 循环语句中循环次数的控制，Python 语言提供了 range 函数。其在 for 循环语句中使用时的语法格式如下：

```
for 迭代变量 in range(start, end, step):
    循环体
```

range 函数功能：产生等差数列，常常用于在 for 循环语句中控制循环的次数。其中，range 函数产生的等差数列为整数，参数 start、end、step 也需为整数。等差数列的区间范围为 [start,end)，step 为等差数列的步长。step 为可选参数，若无 step 参数，表示等差数列的步长默认为 1。例如：

```
for i in range(1,60,6):              #等差数列范围为[1,60),步长为6
    print(i, ' ', end='')            #i会依次取1,7,13,19,25,31,37,43,49,55
print('\n')
for i in range(1,6):                 #等差数列范围为[1,6),默认步长为1
    print(i, ' ', end='')            #i会依次取1,2,3,4,5
print('\n')
for i in range(60,-1,-6):            #等差数列范围为[60,-1),步长为-6
    print(i, ' ', end='')            #i会依次取60,54,48,42,36,30,24,18,12,6,0
print('\n')
for i in range(6,-1):                #等差数列范围为[6,-1),步长默认为1
    print(i, ' ', end='')            #语句不报错误，但i不会取任何值，没有输出
```

运行结果：

```
1  7  13  19  25  31  37  43  49  55
1  2  3  4  5
60  54  48  42  36  30  24  18  12  6  0
6  5  4  3  2  1  0
```

视频：
任务8-9

任务 8-9 一组人群餐前血糖值的输入和显示输出。

要求： 依次输入人群餐前血糖值，利用 for 循环语句实现该组人群血糖值的存储和显示输出。

程序代码如下：

```
###############################################################################
1. number=input('请输入人群人数: ')
2. blood_sugar_array=[]
3. for i in range(0,int(number)):
4.     blood_sugar_value=input('请输入第'+str(i+1)+'位的血糖值: ')
5.     blood_sugar_array.append(float(blood_sugar_value))
6. print('该组人群的血糖值为: ',blood_sugar_array)
###############################################################################
```

说明：blood_sugar_array.append 实现了为列表 blood_sugar_array 数据类型添加新元素的功能。

> **要点提示：**
> 在使用 range 函数时，如果只有一个参数，该参数表示指定的是 end；如果有两个参数，则表示指定的是 start 和 end；只有 3 个参数都存在时，最后一个参数才表示步长。start 如果省略，则起始值从 0 开始；end 用于指定计数的结束值，但不包括该值。如 range(9)，则得到的值为 0~8，而不包括 9。

任务 8-⑩ 直接插入排序。

要求： 利用直接插入排序的思想，使用 for 循环和 while 循环语句，实现一个无序数组 [92, -2,0,2009,3543,17,35,79,103] 的有序排序 [-2,0,17,35,79,92,103,2009,3543]。

算法思路：

① 从第一个元素开始，该元素可以认为已经被排序。
② 取出下一个新元素，在已经排序的元素序列中从后向前扫描。
③ 如果该元素（已排序）大于新元素，将该元素移到下一位置。
④ 重复步骤③，直到找到已排序的元素小于或者等于新元素的位置。
⑤ 将新元素插入到该位置后。

重复步骤②~⑤。

程序代码如下：

```
##############################################################################
1. array_sort=[92,-2,0,2009,3543,17,35,79,103]
2. for i in range(1, len(array_sort)):
3.     key=array_sort[i]
4.     j=i-1
5.     while j>=0 and key<array_sort[j]:
6.         array_sort[j+1]=array_sort[j]
7.         j-=1
8.     array_sort[j+1]=key
9. print('排序后结果为:')
10.for i in range(len(array_sort)):
11.    print("%d" %array_sort[i],' ',end='')    #使用end=''避免每输出一个数就换行的情况
##############################################################################
```

运行结果：

```
排序后结果为:
-2   0   17   35   79   92   103   2009   3543
```

说明：程序中利用 print 语句中 end='' 避免了每输出一个数就换行的情况，也可不用 for 循环，直接 print（array_sort）完成排序后列表的输出。

3. 循环中的 break 语句

Python 中提供了一条提前结束循环的 break 语句。当循环中需要提前终止循环时，可用 break 语句，其语法格式为：

```
break
```

该语句在 while 和 for 循环中都可以使用，在 while 循环中的 break 语句语法格式为：

```
while 条件表达式1:              for 迭代变量 in 序列：
    语句块1                         语句块1
    if 条件表达式2:                 if 条件表达式2:
        break                           break
    语句块2                         语句块2
```

带 break 语句的 while 和 for 循环结构执行流程如图 8-13、图 8-14 所示。

任务 8-⑪ 一组人群血糖值的输入和显示输出，当输入数值有误时，终止输入。

要求： 依次输入患者血糖值，当血糖值录入错误时，利用 break 语句提前终止程序，并提示录入数据错误。

程序代码如下：

```
##############################################################################
```

```
1. number=input('请输入一组人数: ')
2. blood_sugar_array=[]
3. for i in range(0,int(number)) :
4.     blood_sugar_value=input('请输入血糖值: ')
5.     int_blood_sugar_value=float(blood_sugar_value)
6.     if (int_blood_sugar_value>=60 or int_blood_sugar_value<=0):
7.         print('输入血糖值错误!')
8.         break
9.     else:
10.        blood_sugar_array.append(int_blood_sugar_value)
11. print('该组人群的血糖值为: ',blood_sugar_array)
##############################################################################
```

说明：本程序执行过程中，一旦出现输入数据的错误，则利用 break 语句立即跳出，不论是否所有人员数据都输入。若在人员数据还未完全输入的情况下继续输入新的数据，可采用下面的 continue 语句代替 break 语句。

4. 循环中的 continue 语句

continue 语句是 Python 中提供的另一条提前跳出循环的语句。break 语句是终止整个循环，而 continue 语句只是终止本次循环而提前进入到下一次的循环中。其语法格式为：

```
continue
```

在 while 或 for 循环中，continue 语句通常与 if 语句联合使用，其语法格式为：

```
while 条件表达式1:            for 迭代变量 in 序列:
    语句块1                       语句块1
    if 条件表达式2:               if 条件表达式2:
        continue                     continue
    语句块2                       语句块2
```

说明：上述语法中，当"条件表达式2"满足时，执行 continue 语句，此时将不再执行 if 语句后的"语句块2"内容，继续执行 while 或 for 循环的下一次。

带 continue 语句的 while 和 for 循环结构执行流程如图 8-15、图 8-16 所示。

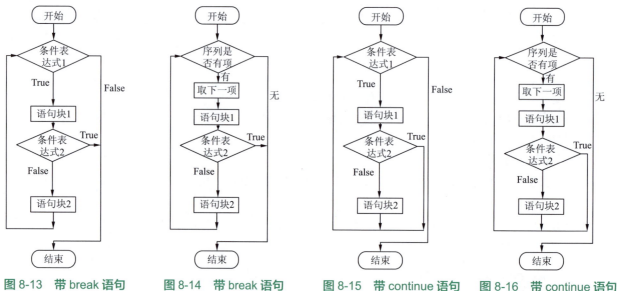

图 8-13 带 break 语句的 while 循环结构执行流程　　图 8-14 带 break 语句的 for 循环结构执行流程　　图 8-15 带 continue 语句的 while 循环结构执行流程　　图 8-16 带 continue 语句的 for 循环结构执行流程

视频：任务8-12

任务 8-12 一组包含{入院 ID、姓名、性别、年龄}在内的患者数据清洗。

要求：若患者"入院 ID"不为12位数字、"性别"不为男或女、"年龄"出现负值或大于136岁时，利用"列表"和"字典"数据类型和 continue 语句，对数据进行清洗，生成新的数据列表。

程序代码如下：

```
##############################################################################
```

```
1. patient_inf=[{ '入院ID': '202107270011','姓名': '赵一', '性别': '男', '年龄': '18'},\
2.             { '入院ID': '202008020035','姓名': '钱二', '性别': '女', '年龄': '49'},\
3.             { '入院ID': '202003120121','姓名': '孙三', '性别': '女', '年龄': '138'},\
4.             { '入院ID': '2022001','姓名': '李四', '性别': '女', '年龄': '61'},\
5.             { '入院ID': '202102190193','姓名': '周五', '性别': '男', '年龄': '85'},\
6.             { '入院ID': '202007090031','姓名': '吴六', '性别': 'man', '年龄': '29'},\
7.             { '入院ID': '202106050001','姓名': '郑七', '性别': '女', '年龄': '73'}]
8. print('数据清洗结果为：')
9. number_iterations=len(patient_inf)
10.for i in range(1, number_iterations+1):    #注意此处应为number_iterations+1
11.    if(len(patient_inf[i-1]['入院ID'])!=12 \
12.        or (patient_inf[i-1]['性别']!='男' and patient_inf[i-1]['性别']!='女') \
13.        or (int(patient_inf[i-1]['年龄'])>=136 or int(patient_inf[i-1]['年龄'])<0)):
14.        continue
15.    else:
16.        print(patient_inf[i-1]['入院ID'], patient_inf[i-1]['姓名'], \
17.            patient_inf[i-1]['性别'], patient_inf[i-1]['年龄'])
###################################################################################
```

运行结果：

```
数据清洗结果为：
202107270011 赵一 男 18
202008020035 钱二 女 49
202102190193 周五 男 85
202106050001 郑七 女 73
```

上面程序均为一维列表与 while 或 for 循环联合使用的任务。若存在二维甚至更多维度问题的情况，可利用多维列表或元组与 while 或 for 循环联合使用来实现。下面求解奇次阶幻方问题的任务就是二维列表与 while 或 for 循环的联合使用。

任务❽-⓭ 奇次阶幻方问题的求解。

要求：输入一个奇数，利用 for 循环语句实现该奇数的幻方结果输出。

资料：将自然数 1，2，3，…，n*n 排列成一个 n*n 方阵，使得每行、每列以及两对角线上的各个数之和都相等，等于 n(n*n+1)/2，这样的方阵称为幻方。奇次阶幻方问题是指 n 为奇数。

视频：
任务8-13

奇次阶幻方问题最经典的求解法是罗伯特法，算法思路如下：
① 把 1（或最小的数）放在第一行正中。
② 按以下规律放置剩下的 n*n−1 个数：
a. 每一个数放在前一个数的右上一格。
b. 如果这个数所要放的位置已经超出了顶行，那么就把它放在底行，仍然要放在右一列。
c. 如果这个数所要放的位置已经超出了最右列，那么就把它放在最左列，仍然要放在上一行。
d. 如果这个数所要放的位置已经超出了顶行且超出了最右列，那么就把它放在前一个数的下一行同一列的位置。
e. 如果这个数所要放的位置已经有数填入，处理方法同 d。

程序代码如下：

```
######################################################
1. odd_number=input('请输入一个奇数:')
2. n = int(odd_number)
3. magic_array = [[0 for i in range(n)]for i in range(n)]
4.
5. # 设置第一个数1放置的初始坐标
6. x = 0
7. y = n//2
8. magic_array[x][y] = 1
9. for i in range(2,n**2+1):
10.     x -= 1
11.     y += 1
12.     # 如果当前位置超出最上行
13.     if x<0 and y!=n:
```

```
14.         x=n-1
15.
16.     # 如果当前位置超出最右列
17.     if y==n and x>=0:
18.         y=0
19.     # 如果当前位置超出最上行并且也超出了最右列
20.     if  (x<0 and y==n):
21.         x+=2
22.         y-=1
23.     # 如果此位置已经有值
24.     if magic_array[x][y]!=0:
25.         x+=2
26.         y-=1
27.
28.     #数值i放置到指定二维幻方列表位置
29.     magic_array[x][y] = i
30.
31. print(n,"*",n, "的奇次阶幻方结果是：")
32. #实现奇次阶幻方二维列表的打印
33. for i in magic_array:
34.     print(i)
####################################################
```

当输入3或5时，输出结果如图8-17所示。

说明：本程序使用magic_array=[[0 for i in range(n)]for i in range(n)]语句，利用列表定义了一个二维数组；使用for i in magic_array: 和 print(i)语句实现了二维数组的打印。

图8-17 3*3和5*5幻方结果

8.4 函数与模块

在Python语言中，可以把提供某一功能的代码段定义为一个函数，在需要使用时随时调用，以提高开发效率和程序可读性。

8.4.1 自定义函数

在前面的章节中，已经多次使用了Python语言提供的print()函数和input()函数，这些是Python语言提供的标准函数。除此之外，还允许用户自定义特定功能的自定义函数。创建自定义函数的语法格式为：

```
def <函数名> (<参数列表>):
    函数体
    return <返回值列表>
```

其中，函数名的命名需遵守Python语言标识符的命名规则。参数列表中的参数为形式参数，参数可以为0个，1个或多个，各参数间用逗号间隔。Return返回函数的返回值，若函数无返回值，可以省略return。

视频：
任务8-14

任务8-14 对男、女生左、右眼视力平均值，男生视力平均值和女生视力平均值的统计。

要求： 创建求取平均值的函数，利用"列表"数据类型存放男、女生左、右眼视力情况，根据男、女生左、右眼视力情况，分别计算男、女生左、右眼视力平均值及男、女生视力平均值。

程序代码如下：

```
#################################################################################
1.  def create_avg_value_func(array):        #自定义求平均函数
2.      '''The function aims to calculate the average value for the parameter 'array'.
  It returns the average value of the array. '''
3.      sum_value=0
4.      for member in array:
5.          sum_value=sum_value+member
6.      avg_value=sum_value/len(array)
```

```
7.      return avg_value
8.
9.  mstudens_left_eye=[0.6,0.1,0.12,0.7,0.8,1.0,0.2,0.7]
10. mstudens_right_eye=[0.3,0.2,0.2,0.5,1.0,0.7,0.4,0.6]
11. fstudens_left_eye=[0.1,0.8,1.2,1.5,0.3,0.25,0.5,1.2,1,5,0.3]
12. fstudens_right_eye=[0.6,0.9,1.2,1.0,0.8,0.3,0.6,1.0,1.2,0.25]
13. mstudens_eye=mstudens_left_eye+mstudens_right_eye
14. fstudens_eye=fstudens_left_eye+fstudens_right_eye
15. #以下反复调用create_avg_value_func()函数,求取不同视力平均值
16. print('男生左眼视力平均值为:%.2f'%create_avg_value_func(mstudens_left_eye))
17. print('男生右眼视力平均值为:%.2f'%create_avg_value_func(mstudens_right_eye))
18. print('女生左眼视力平均值为::%.2f'%create_avg_value_func(fstudens_left_eye))
19. print('女生右眼视力平均值为::%.2f'%create_avg_value_func(fstudens_right_eye))
20. print('男生视力平均值为:%.2f'%create_avg_value_func(mstudens_eye))
21. print('女生视力平均值为:%.2f'%create_avg_value_func(fstudens_eye))
##############################################################################
```

运行结果:

```
男生左眼视力平均值为:0.53
男生右眼视力平均值为:0.49
女生左眼视力平均值为::1.10
女生右眼视力平均值为::0.78
男生视力平均值为:0.51
女生视力平均值为:0.95
```

程序说明:在 Python 中,print 函数支持参数格式化输出,%d 代表格式化整数,%f 代表格式化浮点数。若 variable_name 代表变量名,则 print('%d'%variable_name) 只能将 variable_name 输出为整数,print('%f'%a) 将 variable_name 输出为浮点数,print('%.nf'%a) 将 variable_name 输出为四舍五入且小数位为 n 位的浮点数。

> **要点提示**:
> 根据定义不同,可以分为将实际参数的值传递给形式参数或将实际参数的引用传递给形式参数两种。当实际参数为不可变对象时,进行值传递;当实际参数为可变对象时,进行的是引用传递。

对于任务 8-13,若要使用函数定义奇次阶幻方问题的求解,并进行调用,则可修改任务 8-13 为:

```
##################################################
1.  def magic_square_func(n):
2.      magic_array=[[0 for i in range(n)]for i in range(n)]
3.
4.      # 设置第一个数1放置的初始坐标
5.      x=0
6.      y=n//2
7.      magic_array[x][y]=1
8.      for i in range(2,n**2+1):
9.          x-=1
10.         y+=1
11.         # 如果当前位置超出最上行
12.         if x<0 and y!=n:
13.             x=n-1
14.
15.         # 如果当前位置超出最右列
16.         if y==n and x>=0:
17.             y=0
18.         # 如果当前位置超出最上行并且也超出了最右列
19.         if  (x<0 and y==n):
20.             x+=2
21.             y-=1
22.         # 如果此位置已经有值
23.         if magic_array[x][y]!=0:
24.             x+=2
25.             y-=1
```

```
26.
27.            #数值i放置到指定二维幻方列表位置
28.            magic_array[x][y]=i
29.     return magic_array
30.
31.
32. odd_number=int(input('请输入一个奇数：'))
33. magic_array_fun=magic_square_func(odd_number)
34. print(odd_number,"*",odd_number, "的奇次阶幻方结果是：")
35. #实现奇次阶幻方二维列表的打印
36. for i in magic_array_fun:
37.     print(i)
###########################################################
```

上述程序代码通过函数"magic_square_fun"的调用，把实际参数"odd_number"传送给了形式参数"n"，当函数"magic_square_fun"执行完成后又通过"return magic_array"语句将生成的幻方二维列表"magic_array"返回了程序第33行的调用处，实现了函数"magic_array"二维列表向调用程序"magic_array_fun"变量值的传递，从而完成了奇次阶幻方问题的求解。

8.4.2 可重用函数与模块

在 Python 程序设计中，脚本文件可以作为模块（module）被导入（import）到其他程序当中。被导入到新程序中的脚本代码可以被新程序重用，代码重用可以提高程序开发效率，降低开发难度。代码重用顾名思义，是对现有的、已经写好的代码进行重用，用于新软件代码开发。这些代码来自外部资源或过往项目，代码重用优点很多，例如可以大幅缩短整体开发时间，降低软件开发成本，使程序结构更加清晰，避免代码臃肿。要在 Python 中实现代码重用，需要将一组函数打包成一个文件，得到可重用的模块。

1. 可重用函数

Python 通过函数实现代码可重用，可重用函数定义方法与前一节自定义函数一样。可重用代码被定义为函数，并组织为模块，就可以实现代码的重用。可以认为函数中的代码块是要重用的代码块，函数名是对可重用代码块的命名。

例如，可通过函数的定义实现求取平均值的函数的重用。

操作步骤：

① 打开 IDLE 窗口：打开 Windows 10 系统的"开始"菜单，依次选择"Python 3.9"|"IDLE（3.9 64-bit）"菜单项，即可打开 IDLE 窗口。

② 编写 Python 代码：选择"File"|"New File"菜单项，在该窗口中直接编写如下 Python 代码，即任务 8-14 前 7 行代码。

```
############################################################################
1. def create_avg_value_func (array):           #自定义求平均函数
2.      '''The function aims to calculate the average value for the parameter 'array'.
It returns the average value of the array. '''
3.      sum_value=0
4.      for member in array:
5.          sum_value=sum_value+member
6.      avg_value=sum_value/len(array)
7.      return avg_value
############################################################################
```

③ 保存代码：选择"File"|"Save"菜单项，命名为"avg_value_module"，选择文件夹并保存。此时，查看当前文件夹，其中已有 avg_value_module.py 文件。

2. 创建和应用模块

Python 中的模块就是包含可重用函数的 .py 文件。例如，前面创建的 avg_value_module.py 文件就是一个模块。在程序中使用此模块时，只需使用 Python 的 import 语句导入此模块即可。

在 Python 程序中应用 import 语句导入模块时，解释器需要先找到此模块，确定其所在位置后才能实现导入。

Python 解释器搜索模块时，主要搜索以下三个位置：

① 当前程序的工作目录。

② 解释器所指向的 site-packages 位置。

③ 标准库位置。

受多种条件影响，解释器对上述三个位置的搜索先后顺序可能有所不同，但是这种搜索机制是一定的，要了解更多细节可以查看 Python 文档。如果解释器没有找到模块，则不能导入此模块，并报 ImportError 错误。因此，需要确保要导入的模块位于上述位置之一。

例如，若通过程序导入 avg_value_module.py 模块并调用模块中 create_avg_value_func 函数，以实现患者总生存时间平均值的求取和显示输出。则可利用 IDLE 环境编写 Python 程序，导入自定义 avg_value_module 模块，调用模块中创建平均值的函数，实现代码重用。

上述功能的实现可通过以下操作步骤实现：

① 创建当前工作目录：打开文件资源管理器，在 E：盘上新建文件夹 "reuse_module"。

② 编写 Python 代码：打开 IDLE 窗口，选择 "File" | "New File" 菜单项，新建空白脚本文件；选择 "File" | "Save" 菜单项，选择保存路径，将此空白脚本文件保存在步骤①新建的 E：盘 "reuse_module" 文件夹中，并命名为 "patient_Survival_time_avg"，保存为 patient_Survival_time_avg.py。在此空白脚本文件中编写如下 Python 代码，并保存。

```
##############################################################################
1. import avg_value_module
2.
3. patient_Survival_time=[0.3,1.2,2.4,0.5,1.1,3.7,4.3,0.8,0.9,1.7,2.9,3.2,7.8,6.3,3,2,
1.5,0.7,0.8,0.3,0.5,
2.4,1.2,1.3,2.6,2.8,6.1,3.4,3,7]
4. avg_patient_Survival_time= avg_value_module.create_avg_value_func(patient_Survival_time)
5. print('患者生存时间平均值是:', round(avg_patient_Survival_time,2),'年')
##############################################################################
```

③ 运行程序：将 avg_value_module.py 文件复制粘贴到当前工作目录下，即拷贝到 E：盘 "reuse_module" 文件夹中；选择 patient_Survival_time_avg.py 脚本编辑窗口菜单中 "Run" | "Run Module" 菜单项或按【F5】快捷键，运行本任务代码。

程序运行结果为：

患者生存时间平均值是：2.52 年

从结果可以看到，程序成功调用了 avg_value_module 模块中的 create_avg_value_func 函数，创建了 patient_Survival_time 列表数据的平均值，实现了代码的重用。

此时，若在 IDLE 命令行上输入如下 help 命令：

```
>>> help(avg_value_module.create_avg_value_func)
```

则返回结果为：

```
Help on function create_avg_value_func in module avg_value_module:

create_avg_value_func(array)
    The function aims to calculate the average value for the parameter 'array'. It returns the average value of the array.
```

使用 help 命令可以查看自定义 avg_value_module 模块中函数的说明。Python 标准库模块和第三方库模块都可以用 import 方法导入，例如本章和第 9 章的 NumPy 库和 pandas 库。

8.4.3 匿名函数

匿名函数是指没有名字的函数，当函数定义比较简单时，可采用匿名函数来实现。在 Python 语言中，使用 lambda 表达式创建匿名函数，其语法格式为：

```
result=lambda [参数1[,参数2,…,参数n]]:表达式
```

result 用于调用 lambda 表达式；[参数 1[,参数 2,…,参数 n]] 为可选参数，用于指定传递参数列表，多个参数

间用逗号分隔，若有参数，需在表达式中使用；表达式为必选项，只能有一个，用于指定实现具体功能的表达式。

视频：
任务8-15

任务❽-⓯ 学生身高标准差的计算。

要求：利用"元组"数据类型存放男、女生身高数据，使用匿名函数、NumPy 库及其函数求学生的身高标准差。

资料：标准差（Standard deviation，SD），也被称为标准偏差。在概率统计中最常用于反映一个数据集的离散程度，是一组数据与平均值分散程度的表现。一个较大的标准差，代表大部分数值和其平均值之间差异较大，一个较小的标准差，代表这些数值较为接近平均值。

程序代码如下：

```
###############################################################################
1. import numpy as np
2. mstudens_height=(175,182,169,193,176,177,185,178,172)
3. fstudens_height=(160,172,156,173,167,157,165,168,163)
4. #标准差求取公式1，无偏标准差
5. height_SD=lambda array:np.sqrt(((array-np.mean(array))**2).sum()/(np.size(array)-1))
6. #标准差求取公式2，无偏标准差
7. #height_SD=lambda array:np.sqrt((np.var(array)*np.size(array))/(np.size(array)-1))
8. #标准差求取公式3，有偏标准差
9. #height_SD=lambda array:np.std(array)
10.#标准差求取公式4，无偏标准差
11.#height_SD=lambda array: np.std(array, ddof=1)
12.SD_mstudens_height=height_SD(mstudens_height)
13.SD_fstudens_height=height_SD(fstudens_height)
14.#使用round()函数返回身高浮点数的四舍五入值
15.print('男生身高标准差为：',round(SD_mstudens_height,2))
16.print('女生身高标准差为：',round(SD_fstudens_height,2))
###############################################################################
```

说明：首先在 Windows 10 系统的"运行"命令行输入 pip install numpy 安装 NumPy 库，正确安装后如图 8-18 所示；然后在程序设计中利用"import numpy as np"语句导入 NumPy 库并使用库中 Python 已经定义好的求平方根 sqrt() 函数、求平均 mean() 函数、求和 sum() 函数以及统计数组元素个数的 size() 函数完成标准差的求取。程序还使用了 round() 函数返回身高浮点数的四舍五入值。numpy.std() 求标准差时默认是除以 n 的，即是有偏的，若要得到无偏样本标准差需加入参数 ddof = 1。若使用 pandas 库，pandas.std() 默认是除以 n-1 的，即是无偏的，若想和 numpy.std() 一样有偏，需要加上参数 ddof=0，即 pandas.std(ddof=0)。

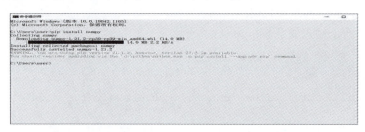

图 8-18 安装 NumPy 库后运行窗口示意图

8.4.4 main 函数

Python 是解释性语言，一般情况下程序按照脚本中代码语句从前到后的顺序执行。但是，通常编写程序时需要将复杂任务分解，形成若干完成简单任务的自定义子函数，再由多个子函数在一定逻辑下相互配合，共同完成一件复杂任务。因此，Python 程序脚本文件中通常包含多个自定义函数，实现底层功能。使得程序设计者可以将重点放在高层逻辑设计上，用综合性程序按逻辑调用多种自定义函数，实现复杂任务求解。这种综合性程序通常由主程序完成，也就是 main() 函数。当脚本被导入到其他程序中进行重用时，脚本中 main 函数中的代码将不被执行。因此，使用 main 函数可以实现底层代码与主程序分离，方便代码重用。如果脚本中没有 main 函数，进行代码重用时，不包含在自定义函数部分的代码语句也将被执行，造成程序错误。

综上所述，main 函数是一种特殊函数，它具有如下特点：
- 提供应用程序的入口。脚本文件作为执行程序时将调用其中的主函数 main，例如，在命令行中运行脚本 test.py 时，将从 test.py 中的 main 函数部分开始执行。
- 支持程序的模块化开发与代码重用。main 函数将自定义函数与主程序代码分离，当导入模块重用代码时，不执行模块脚本中的 main 函数，仅重用其自定义函数部分，从而实现代码的重用。

Python 中编写 main 函数的语法格式如下：

```
if __name__ == "__main__":
    #函数体
```

或者

```
def main():
    #函数体

if __name__ == "__main__":
    main();
```

主程序 main 中结合 sys 与 getopt 库可以实现命令行获取与解析。

任务 8-16 患者生存时间平均值及生存时间中位数的求取。

要求：利用"列表"数据类型，存放患者生存时间；使用 main 函数将任务 8-14 中自定义求平均值函数与主程序代码分离，实现代码的重用，完成患者生存时间平均值的求取；创建排序函数，完成患者生存时间中位数的求取。

资料：中位数（Median）又称中值，是统计学中常用专有词，是按顺序排列的一组数据中居于中间位置的数，代表一个样本、种群或概率分布中的一个数值。

算法思路：对于有限的患者生存时间数据集，若要求中位数，需先对患者生存时间数据排序，升序或降序均可。通过把所有生存时间的观察值高低排序后找出正中间的一个作为中位数。若患者数据有偶数个，通常取最中间两数的平均值作为中位数。

操作步骤：

① 将加入了 main 函数的【任务 8-14】程序代码保存为"CreateAvgValue.py"文件，程序内容如下：

```
##############################################################################
1.  def create_avg_value_func (array):         #自定义求平均函数
2.      '''The function aims to calculate the average value for the parameter 'array'.
It returns the average value of the array. '''
3.      sum_value=0
4.      for member in array:
5.          sum_value=sum_value+member
6.      avg_value=sum_value/len(array)
7.      return avg_value
8.
9.  if __name__ == "__main__":
10.     mstudens_left_eye=[0.6,0.1,0.12,0.7,0.8,1.0,0.2,0.7]
11.     mstudens_right_eye=[0.3,0.2,0.2,0.5,1.0,0.7,0.4,0.6]
12.     fstudens_left_eye=[0.1,0.8,1.2,1.5,0.3,0.25,0.5,1.2,1,5,0.3]
13.     fstudens_right_eye=[0.6,0.9,1.2,1.0,0.8,0.3,0.6,1.0,1.2,0.25]
14.     mstudens_eye= mstudens_left_eye+ mstudens_right_eye
15.     fstudens_eye= fstudens_left_eye+ fstudens_right_eye
16.     #以下反复调用avg_students_eye()函数，求取不同视力平均值
17.     print('男生左眼视力平均值为: %.2f'%create_avg_value_func(mstudens_left_eye))
18.     print('男生右眼视力平均值为: %.2f'%create_avg_value_func(mstudens_right_eye))
19.     print('女生左眼视力平均值为： %.2f'%create_avg_value_func(fstudens_left_eye))
20.     print('女生右眼视力平均值为： %.2f'%create_avg_value_func(fstudens_right_eye))
21.     print('男生视力平均值为: %.2f'%create_avg_value_func(mstudens_eye))
22.     print('女生视力平均值为: %.2f'%create_avg_value_func(fstudens_eye))
##############################################################################
```

② 创建以下程序内容的"任务 8–16.py"文件。

```
###############################################################################
1.   import CreateAvgValue
2.
3.   def inser_Sort(array):  #自定义排序函数
4.       for i in range(1, len(array)):
5.           key=array[i]
6.           j=i-1
7.           while j>=0 and key<array[j]:
8.               array[j+1]=array[j]
9.               j-=1
10.          array[j+1]=key
11.      return array
12.
13. patient_Survival_time=[0.3,1.2,2.4,0.5,1.1,3.7,4.3,0.8,0.9,1.7,2.9,3.2,7.8,6.3,3,2,
1.5,0.7,0.8,0.3,0.5,2.4,1.2,1.3,2.6,2.8,6.1,3.4,3,7]
14. avg_patient_Survival_time=CreateAvgValue.create_avg_value_func(patient_Survival_time)
15. patient_Survival_time_sort=inser_Sort(patient_Survival_time)
16. half_lenthofarray=int(len(patient_Survival_time_sort)/2)

17. if len(patient_Survival_time_sort)%2==0:
18.     median_patient_Survival_tim=(patient_Survival_time_sort[half_lenthofarray-1]+
patient_Survival_time_sort[half_lenthofarray])/2
19. else:
20.     median_patient_Survival_tim= patient_Survival_time_sort[half_lenthofarray]
21. print('患者生存时间平均值是: ', round(avg_patient_Survival_time,2),'年')
22. print('患者生存时间中位数是: ', round(median_patient_Survival_tim,2),'年')
###############################################################################
```

③ 运行程序文件"任务 8–16.py"。

运行结果：

```
患者生存时间平均值是:  2.52 年
患者生存时间中位数是:  2.2 年
```

程序说明：在"任务 8–16.py"程序中，通过 import 导入了模块"CreateAvgValue.py"，并通过任务 8–16.py 第 14 行语句：avg_patient_Survival_time= CreateAvgValue.create_avg_ value(patient_Survival_time)重用了"CreateAvgValue.py"模块的"create_avg_value_func"函数，且实现了与"CreateAvgValue.py"中主程序的分离。

8.4.5 常用函数

在 Python 中定义了一些常用函数。另外 Python 常用的库中也定义了一些常用函数，如表 8-8 所示。

表 8-8 Python 中的常用函数

函　　数	功　能　说　明
int(a)	将数据转换为整数类型，对于浮点数则下取整
float(a)	将整数和字符串转换为浮点类型
str(a)	将数据 a 转换为字符串类型
len(str)	返回字符串长度
type(num)	返回 num 的数据类型
abs(num)	返回 num 的绝对值
max(num1,num2,…,numn)	返回给定参数的最大值
min(num1,num2,…,numn)	返回给定参数的最小值
pow(x,y)	返回 x 的 y 次方，x^y
round(num,n)	四舍五入，num：需要进行四舍五入的数据；n：保留小数的位数。若 n 不写，默认为 0
eval(str)	将字符串转成有效的表达式来求值或者计算结果
str.upper()	返回一个字符串中小写字母转化成大写字母的字符串

续表

函 数	功 能 说 明
str.lower()	返回一个字符串中大写字母转化成小写字母的字符串
str1.find(str2,start,end)	从左往右检测 str1,返回 str2 第一次出现在 str1 中的下标,若找不到则返回 –1。可以指定查询的范围,若不指定则默认查询整个字符串
list.append(elem)	将一个元素 elem 添加到列表 list 的末尾
list1.extend(list2)	将列表 list2 添加到列表 list1
list.insert(loc,elem)	在列表 list 的 loc 位置插入元素 elem
list.pop(loc)	删除列表 list 中第 loc 索引位置的元素值
list.remove(elem)	删除列表 list 中的元素 elem
list.clear()	删除整个列表 list,删除后 list 为空表
math 库	内置的数学类函数库
math.pi	圆周率
math.ceil(x)	对 x 向上取整
math.floor(x)	对 x 向下取整
math.pow(x, y)	x 的 y 次方
math.sqrt(x)	x 的平方根
math.fsum(list1)	对集合内的元素求和
datetime 库	处理时间、日期相关功能的函数库
datetime.now()	获取当前日期和时间
math isocalendar()	返回年、周数及周几
NumPy 库	科学计算基本库
.array(<list>)	创建数组
.var(array)	求数组偏差
.size(array)	统计数组元素个数
.sqrt()	开方
.mean(array)	统计数组元素均值
.std(array,ddof=)	计算总体标准偏差,ddof=0。一般在拥有所有数据的情况下,计算所有数据的标准差时使用,即最终除以 n,而非 n–1
pandas 库	数据分析库
.std(array,ddof=)	计算样本标准偏差,ddof=1。一般在只有部分数据,但需要求得总体的标准差时使用,当只有部分数据时,根据统计规律,除以 n 时计算的标准差往往偏小,因此需要除以 n–1,即 n–ddof
…	

> **思政导引:**
> 2021 年 11 月 3 日上午,2020 年度国家科学技术奖励大会在人民大会堂举行。北京大学教授、AVS 工作组组长、鹏城实验室主任高文院士牵头的"超高清视频多态基元编解码关键技术"项目获 2020 年度国家技术发明奖一等奖。该项目突破了传统视频编码和计算框架,形成了完全自主的编解码技术体系,主导制定了我国超高清视频编码标准 GB/T 33475.2—2016 等 AVS 系列标准,被全球超高清联盟采纳为国际通用格式,在 VVC/H. 266 等国际标准制定中掌握了重要话语权,研制了自主的超高清实时编码器和解码芯片,形成了"技术标准–芯片终端–系统应用"的完整产业链。(来自"新一代人工智能联盟"微信公众号)

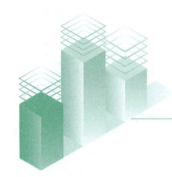

第 9 章 Python 数据处理

数据处理库包括数据组织、数值计算、排序汇总、统计分析等多方面。Python 用于科学计算和数据分析的重要库有 NumPy 与 pandas。NumPy 与 pandas 是 Python 中用于科学计算和数据分析的重要库。NumPy 是高精度、开源的科学计算库，适合于矢量、矩阵和多维数组的计算。pandas 基于 NumPy，适合于数据表型数据的数据分析工具。它们都采用 C 语言编写，消耗资源少，运算速度快。

9.1 数值计算库 NumPy

NumPy 是用于科学计算的基本 Python 库，提供多维数组对象、各种派生对象，以及各种用于数组运算的方法，包括数学、逻辑、形状操纵、排序、选择、I/O、离散傅立叶变换、基本线性代数、基本的统计运算、随机模拟等。本节将介绍 NumPy 库的一些基本知识和功能。

9.1.1 数组创建

NumPy 数组和标准 Python 序列的区别在于 NumPy 数组在创建时具有固定的大小，这与 Python 列表可以动态增长不同。NumPy 数组便于对大量数据执行高级的数学和其他类型的操作，与使用 Python 内置数据类型相比，此类操作的执行效率更高、代码更少。很多基于 Python 的科学和数学软件库都支持 NumPy。因此，为了有效地使用它们，学习 NumPy 是非常必要的。本章所用 NumPy 版本为 1.19.2，在线帮助文档网址为 https://numpy.org/doc/stable/reference/index.html。

1. ndarray 多维数组对象

N 维数组对象 ndarray 是 NumPy 库最重要的数据类型，它以多维数组方式存放同类型数据。NumPy 可以实现 ndarray 多维数组对象的数学运算，语法与标量运算一样，十分简便并且易于理解。ndarray 由以下内容组成：
- 指向数据（内存）的指针。
- 数据类型或 dtype，描述在数组中的固定大小值的格子。
- 表示数组形状（shape）的元组，表示各维度大小的元组。
- 跨度元组（stride），其整数参数指的是为了前进到下一个元素需要"跨过"的字节数。

创建 ndarray 时数组对象需要调用 NumPy 的 array 函数，其语法格式为：

```
numpy.array(object, dtype=None, copy=True, order=None, subok=False, ndmin=0)
```

主要参数如下：
- object：数组或嵌套的数列。
- dtype：数组元素的数据类型。
- copy：对象是否需要复制。
- order：创建数组的方向，C 为行方向，F 为列方向。

2. 数据类型

NumPy 支持的数据类型比 Python 的内置类型多，基本可以和 C 语言的数据类型相对应，其中部分类型为 Python 内置类型。常用的 NumPy 基本数据类型如表 9-1 所示。

表 9-1 NumPy 支持的基本数据类型

名 称	描 述	名 称	描 述
bool_	布尔型数据（True 或 False）	uint32	无符号整数（0 to 4294967295）
int_	默认的整数类型（类似于 C 语言中的 long，int32 或 int64）	uint64	无符号整数（0 to 18446744073709551615）
intc	与 C 的 int 类型一样，一般是 int32 或 int64	float_	float64 类型的简写
intp	用于索引的整数类型（类似于 C 的 ssize_t，仍是 int32 或 int64）	float16	半精度浮点数
int8	8 位整数（-128 to 127）	float32	单精度浮点数
int16	16 位整数	float64	双精度浮点数
int32	32 位整数	complex_	complex128 类型的简写
int64	64 位整数	complex64	复数，双 32 位浮点数（实数与虚数两部分）
uint8	无符号整数（0 to 255）	complex128	复数，双 64 位浮点数
uint16	无符号整数（0 to 65535）		

3. 数组的属性

在程序设计过程中，经常需要获取数组的属性，例如数组的维度、数组元素数据类型等信息。NumPy 提供了多种查看 ndarray 数组属性的方法，常用方法如表 9-2 所示。

表 9-2 ndarray 数组属性查看方法

属 性	说 明
ndarray.shape	数组的维度，对于矩阵型数组返回矩阵行列数（n,m）
ndarray.size	数组元素的总个数，对于矩阵型数组返回矩阵行列数乘积（n*m）
ndarray.dtype	ndarray 对象的元素类型
ndarray.itemsize	ndarray 对象中每个元素的大小，以字节为单位
ndarray.real	ndarray 元素的实部
ndarray.imag	ndarray 元素的虚部

4. 特殊类型数组的创建

（1）空矩阵

numpy.empty 方法用来创建一个指定形状（shape）、数据类型（dtype）且未初始化的空数组，其语法格式为：

`numpy.empty(shape, dtype=float, order='C')`

其中，shape 参数用于指定 N 维数组的形状，dtype 与 order 参数同 array 函数。

（2）全 0 矩阵

numpy.zeros 用于创建指定大小的全 0 数组，其语法格式为：

`numpy.zeros(shape, dtype=float, order='C')`

（3）全 1 矩阵

numpy.ones 用于创建指定大小的全 1 数组，其语法格式为：

`numpy.ones(shape, dtype=None, order='C')`

（4）由数值范围创建数组

numpy.arange 函数可以由数值范围创建一维的 ndarray 数组，而不是一维列表，其语法格式为：

`numpy.arange(start, stop, step, dtype=None)`

- start：起始值，默认为 0。
- stop：终止值（不包含）。
- step：步长，默认为 1。

其创建的一维数组的值在 [start, end) 半开半闭区间内等间距分布，step 为相邻两数之差。

任务 9-1 创建 PyCharm 工程，创建数组，查看数组属性，查看数组中元素的数据类型。

要求：创建 PyCharm 工程，用 array 与 arange 方法创建 ndarray 数组，并查看数组属性。创建全 0 矩阵，并查看数组中元素的数据类型。

算法思路：

（1）创建 Python 工程

首先在本地磁盘上创建工程所在文件夹"Array"。单击 PyCharm 的"File"菜单，选择"New Project"打开"Creat Project"窗口，设置窗口中"Location"项为"Array"文件夹的位置（路径），如图 9-1 所示。设置"Location"后单击"Create"按钮。

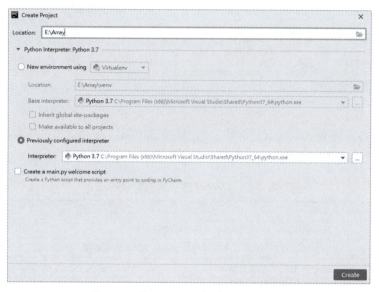

图 9-1 "Creat Project"窗口的设置

（2）在新窗口中打开新建的工程

在接下来弹出的"Open Project"窗口中单击"New Window"按钮，在新窗口中打开新建的工程。

（3）在工程中新建 Python 脚本文件

创建好工程后，在 PyCharm 左侧"Project"工程窗格中右击"Array"工程名，在"Array"工程中添加 Python 脚本文件，依次选择右键快捷菜单中的"New"|"Python File"项，如图 9-2 所示。在打开的"New Python file"对话框的"name"栏中输入"ArrayScript"，然后按【Enter】键或双击"Python file"确认。此时，工程文件夹"Array"中已有新建的脚本 ArrayScript.py 文件。

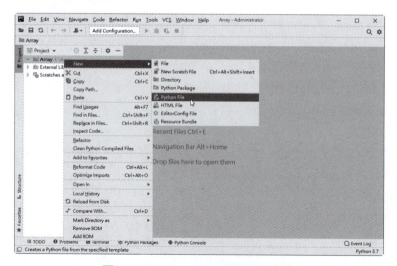

图 9-2 PyCharm 工程新建脚本文件

（4）解释器设置

创建好脚本文件后，打开脚本文件，输入代码。在工程中运行脚本前还需要进行解释器设置，否则不能运行该脚本。具体设置方法是单击工具栏中的"Add Configurations"项，打开"Run/Debug Configurations"窗口，在窗口中单击左侧"+"号，在展开列表里选择"Python"，打开关于 Python 脚本设置的界面。在此界面中将"Scipty path"项设置为 ArrayScript.py 脚本文件所在路径，"Python interpreter"项设置为已安装的 Python 解释器，如图 9-3 所示。

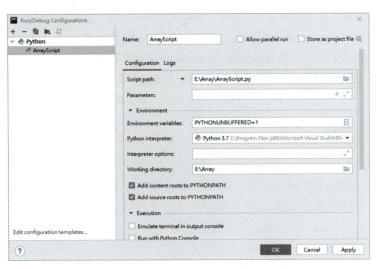

图 9-3　运行工程所用解释器设置

（5）运行程序

设置好解释器后可以运行程序，运行时可以用"Run"菜单中的"Run"选项，或用工具栏中的 ▶ 按钮。

程序代码如下：

```
####################################################################
1. import numpy as np
2.
3. a=[[5, 4, 1, 3],
4.    [6, 7, 8, 2],
5.    [4, 6, 2, 7]]
6. r=np.array(a)
7. print('r=',r)
8. ar=r.shape
9. print('r shape is:',ar)
10.b=np.arange(5,20,3)
11.print('b=',b)
12.bs=b.size
13.print('b size is: ', bs)
14.z=np.zeros([3,4])
15.print('z=',z)
16.t=z.dtype
17.print('z type is: ', t)
####################################################################
```

运行结果：

```
r=[[5 4 1 3]
   [6 7 8 2]
   [4 6 2 7]]
r shape is: (3, 4)
b=[5 8 11 14 17]
b size is:  5
z=[[0. 0. 0. 0.]
   [0. 0. 0. 0.]
   [0. 0. 0. 0.]]
z type is:  float64
```

> **要点提示：**
> 应用编程工具创建工程的好处是方便源代码管理，便于后续开发。另外，在工程中可以使用编译和调试工具进行 Debug，排除代码中的错误。

PyCharm 工程中可以选用"Run with Python Console"模式，即可在 Python 控制台上运行和调试脚本。"Run with Python Console"模式的启用方法是单击工具栏的"Edit Configurations"项，或者选择"Run"菜单中的"Edit Configurations"项，打开"Run/Debug Configurations"窗口，在 Configure 区的 Execution 组中单击选中"Run with Python Console"复选框即可，如图 9-4 所示。

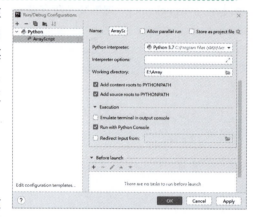

图 9-4　Run/Debug Configurations 窗口与 Run with Python Console 设置

9.1.2　数组索引与变换

1. 数组的索引与切片

ndarray 对象的内容可以通过索引或切片来访问与修改。ndarray 数组可以用下标进行索引，索引方法是在 ndarray 对象后的中括号内指明索引的行列号，其切片操作与 Python 中列表的切片一样。

视频：任务9-2

任务 9-2 访问数组元素，对数组进行切片。

要求：在任务 9-1 的 PyCharm 工程中，选用"Run with Python Console"模式，并再次运行任务 9-1，以启动控制台 Python Console。直接在控制台上逐条运行下列语句，并观察程序运行结果。实现访问数组 a 第 1 行第 2 列元素，数组 a 的第 1 行，数组 a 的第 1、2 行与第 1、2、3 列的数值，并打印输出。

程序代码如下：

```
################################################################################
1. import numpy as np
1. a=np.array([[5, 4, 1, 3], [6, 7, 8, 2], [4, 6, 2, 7]])
3. print('a=\n')
4. print(a)
5. print('访问数组a的第1行第2列元素')
6. print(a[1,2])
7. print('从数组索引a[1,:]处切片')
8. print(a[1,:])
9. print('数组索引a[1:3,1:4]切片')
10.print(a[1:3,1:4])
################################################################################
```

运行结果：

```
a=
[[5 4 1 3]
 [6 7 8 2]
 [4 6 2 7]]
访问数组a的第1行第2列元素
8
从数组索引a[1,:]处切片
[6 7 8 2]
数组索引a[1:3,1:4]切片
[[7 8 2]
 [6 2 7]]
```

从结果可以看到，ndarray 对象后接中括号，并指出下标的方法可以提取数组中对应的元素。也可以看到数组切片方法与列表的切片一样，a[1,:] 中的单独的"冒号"表示选取整个轴，所以 a[1,:] 选取了 a 数组的第一行。a[1:3,1:4] 中前后带有数字的"冒号"表示在 [1, 3) 与 [1, 4) 半开半闭区间内取值，因此返回了 a 数组中的第 1、2 行与第 1、2、3 列的数值。

> **要点提示：**
> ndarray 数组对象的行列均从 0 开始索引。

2. 数组的转置

numpy.transpose 方法可以实现矩阵的转置，具体用法如下：

任务❾-❸ 实现矩阵的转置。

要求： 实现对矩阵 a 的转置，直接在 PyCharm 控制台 Python Console 上逐条运行下列语句，并观察程序运行结果。

视频：
任务9-3

程序代码如下：

```
###############################################################################
1. import numpy as np
2. a=[[5, 4, 1, 3],
3.    [6, 7, 8, 2],
4.    [4, 6, 2, 7]]
5. r=np.array(a)
6. print('r=',r)
7. rt=np.transpose(r)
8. print('r'=',rt)
###############################################################################
```

运行结果：

```
r=[[5, 4, 1, 3], [6, 7, 8, 2], [4, 6, 2, 7]]
r'=[[5 6 4]
    [4 7 6]
    [1 8 2]
    [3 2 7]]
```

9.1.3 数组组合

1. 修改数组形状

numpy.reshape 函数可以修改数组形状，其语法格式为：

`numpy.reshape(arr, newshape, order='C')`

主要参数如下：

- arr：待修改形状的数组。
- newshape：参数类型为整数或者整数数组，新的形状应当兼容原有形状。
- order：'C' 为行优先模式，即按行读取按行写入；'F' 为列优先模式，即按列读取按列写入；'A' 模式与原数组的数据存储方式有关，如果 arr 数据是按照 FORTRAN 方式存储的，则 reshape 效果与 'F' 相同，否则与 'C' 相同。

2. 连接数组

NumPy 的 concatenate 函数可以沿指定轴连接相同形状的两个或多个数组，其语法格式为：

`numpy.concatenate((a1, a2, ...), axis)`

主要参数如下：

a1, a2, …：具有相同形状的数组。

axis：指定连接数组时所使用的轴方向，默认值为 0，沿纵向（行方向）连接多个数组。axis 为 1 时，沿横向（列方向）连接数组。

任务❾-❹ 创建工程，修改数组形状，连接数组。

要求： 创建 Python 工程，在脚本中输入如下代码。分别采用行优先和列优先的方式改变数组形状，打印输出并观察结果。在轴 0 和 1 两个方向上连接二维数组，打印输出并观察结果。

视频：
任务9-4

程序代码如下：

```
################################################################
1. import numpy as np
2.
3. r=np.array([[5, 4, 1, 3],
4.    [6, 7, 8, 2],
5.    [4, 6, 2, 7]])
6. print('r=\n',r)
7. r1=r.reshape((4,3),order='C')
8. r2=r.reshape((4,3),order='F')
9. print('r1=\n',r1)
10.print('r2=\n',r2)
11.
12.q=np.array([[5, 6, 7, 8]])
13.qr=np.concatenate((q, r), axis=0)
14.print('qr:',qr)
15.rqt=np.concatenate((r.T, q.T), axis=1)
16.print('rqt:',rqt)
################################################################
```

运行结果：

```
r=
 [[5 4 1 3]
 [6 7 8 2]
 [4 6 2 7]]
r1=
 [[5 4 1]
 [3 6 7]
 [8 2 4]
 [6 2 7]]
r2=
 [[5 7 2]
 [6 6 3]
 [4 1 2]
 [4 8 7]]
qr: [[5 6 7 8]
 [5 4 1 3]
 [6 7 8 2]
 [4 6 2 7]]
rqt: [[5 6 4 5]
 [4 7 6 6]
 [1 8 2 7]
 [3 2 7 8]]
```

从结果可以看出，r1 是按行方向读、按行方向写的顺序，将 r 矩阵维度由 3*4 变为了 4*3；r2 是按列方向读、按列方向写的顺序，将 r 矩阵维度由 3*4 变为了 4*3。矩阵拼接 concatenate 方法中的 axis 为 0 时沿纵向进行拼接，axis 为 1 时沿横向进行拼接。注意被拼接两矩阵在拼接方向上维度要相同，否则程序报错。

思政导引：

大数据在 2020—2022 年的防疫抗疫中起到了非常重要的作用。例如健康码结合地图和出行大数据，可以保障疫情期间的安全出行，方便疫情管控。AI 技术与医学影像技术相结合，可以实现在大量的肺部 CT 影像中快速筛选出疑似病例，提高诊断效率。利用深度学习对疫情的发展进行精准预测，为进行决策提供重要依据。此外，还可以利用大规模分子动力学模拟，深入理解新型冠状病毒感染的致病机理，并由此发现新的药物靶点，为治疗新型冠状病毒感染提供有力的科学依据。

9.1.4 基本数学统计方法

NumPy 提供了非常丰富的数学统计方法，包括求和、平均数、中位数、方差等，其中基本的数学统计方法和说明如表 9-3 所示。

表 9-3　NumPy 的基本数学统计方法

方　　法	说　　明
sum	对数组中全部或轴向的元素求和
mean	算数平均数
median	中位数
std、var	分别为标准差与方差
quantile	四分位数
min、max	求最小、最大值

在第 4 章 Excel 电子表格中已经介绍了统计学相关的方法，用 NumPy 也可以很方便的实现同样的数据分析。

任务 9-5　对某医院腹腔镜下阑尾切除术患者年龄进行统计描述。

算法思路：利用均值、中位数、极差值、四分位间距对某医院 20 位腹腔镜下阑尾切除术患者年龄进行统计描。极差值（Range）是指最大值与最小值之差，它是一组数据的最大范围。四分位间距等于上四分数减去下四分位数。

视频：
任务 9-5

程序代码如下：
```
##############################################################################
1. import numpy as np
2.
3. ages=np.array([57.00, 59.00, 34.00, 51.00, 21.00, 55.00,
4.                58.00, 62.00, 58.00,  9.00, 55.00, 52.00,
5.                38.00, 35.00, 30.00, 70.00, 69.00, 44.00,
6.                23.00, 35.00])
7. mean=np.mean(ages)
8. median=np.median(ages)
9. range=np.max(ages)-np.min(ages)
10.lower_q=np.quantile(ages,0.25,interpolation='lower')     #下四分位数
11.higher_q=np.quantile(ages,0.75,interpolation='higher')   #上四分位数
12.qdist=higher_q-lower_q
13.print('年龄均值: %f;中位数: %f;极差: %f;四分位距: %f'%(mean,median,range,qdist))
##############################################################################
```

运行结果：

年龄均值: 45.750000;中位数: 51.500000;极差: 61.000000;四分位距: 24.000000

> **要点提示**：
> Python 的 print 函数支持参数格式化输出，其 % 格式化输出方式与 C 语言类似，%d 代表格式化整数，%f 代表格式化浮点数，%c 代表格式化字符及其 ASCII 码，%s 代表格式化字符串。

9.2　表格处理库 pandas

pandas 是一种处理表格数据的工具。表格数据可以是存储在电子表格文件中的表格，也可以是存储于数据库中的数据。pandas 可以从各种文件格式导入数据，比如 CSV、JSON、SQL、Microsoft Excel。pandas 是强大的分析结构化数据的工具集，其高性能矩阵运算基础是 NumPy，能实现表格数据预处理、数值操作、数值运算等操作。

9.2.1 pandas 库与 Excel 电子表格读写

1. pandas 库

pandas 是一个开放源码、BSD 许可的库，它提供了高性能、易于使用的数据结构和数据分析工具。pandas 名字来源于"panel data"（面板数据）和"Python data analysis"（Python 数据分析）。pandas 在线帮助文档网址为 https://pandas.pydata.org/docs/reference/index.html，可以通过此网页提供的搜索栏快速找到需要了解的内容，本章所用 pandas 版本为 1.1.2。

若 PyCharm 集成开发环境中没有 pandas 库，需要在解释器中添加，可以通过"Files"|"Settings..."打开"Settings"窗口，选择"Project: Projects"|"Project Interpreter"，如图 9-5 所示。

在此窗口中单击"+"（加号），弹出 Available Packages 窗口，如图 9-6 所示。在搜索栏中输入 pandas，选中搜索结果，单击"Install Package"按钮进行安装。

另外一种安装方式是命令行安装，在 cmd 窗口中运行 pip list 命令，查看 Python 已安装的库。若没有安装，则可以运行 pip install pandas 命令进行安装。

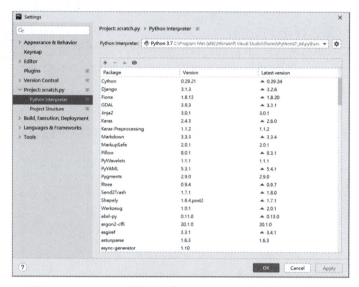

图 9-5　PyCharm 解释器"Project Interpreter"设置窗口

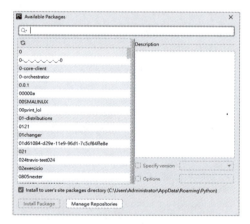

图 9-6　PyCharm 安装库窗口

2. Excel 电子表格读写

pandas 读取 Excel 文件调用 read_excel() 函数，该函数依赖 xlrd 库，存入 Excel 文件则调用函数 to_excel()，该函数依赖 openpyxl 库。因此，需要在 PyCharm 解释器中先安装好这两个库，也可以用命令行方式安装。本章所用 xlrd 库版本为 1.2.0，openpyxl 库版本为 3.0.7。读取 Excel 文件的 read_excel() 函数语法格式为：

```
pandas.read_excel(io, sheet_name=0, header=0, names=None, index_col=None, usecols=None,
squeeze=False, dtype=None, engine=None, converters=None, true_values=None, false_values
=None, skiprows=None, nrows=None, na_values=None, keep_default_na=True, na_filter=True,
verbose=False, parse_dates=False, date_parser=None, thousands=None, comment=None,
skipfooter=0, convert_float=None, mangle_dupe_cols=True, storage_options=None)
```

主要参数如下：

- io：字符串型数据，文件的路径对象。
- sheet_name：可以为 None、string、int、字符串列表或整数列表型数据，默认值为 0。其值设置方式如表 9-4 所示，字符串类型可以指定工作表名称，整数则为零索引工作表位置，字符串列表或整数列表用于请求多个工作表，为 None 时获取所有工作表。

表 9-4　sheet_name 参数的值设置方式及其对应操作

值	对 应 操 作
sheet_name=0	读取第 1 页工作表作为 DataFrame
sheet_name=1	读取第 2 页工作表作为 DataFrame
sheet_name="Sheet1"	读取第 1 页工作表作 DataFrame

　　header：指定作为数据表列字段的行（标题行），默认为 0，即取第 1 行的值为列字段，列字段行以下的部分为数据。若数据不含列名，则设定 header = None。
- names：参数数据类型为列表，用于定义数据表列名，默认为 None。若读入数据表不需要标题行，应显示传递 header=None。如果 header = None 和 names 参数都设置的话，依然会显示 names 指定的列名。
- index_col：索引列，指定某列作为 DataFrame 行标签，默认 None 列（0 索引）用作行标签。
- usecols：读取表中的指定列，参数数据类型为 int、str 或 list，默认为 None。如果为 None，则读取所有列；如果为 int 列表，则表示要读取的列号列表；如果为 str 字符串，工作表列索引字母以逗号分隔形成字符串，表示读取工作表的列范围，例如，'A：C，E'。
- dtype：设置所读取的数据表每一列的数据类型，字典型数据，格式为 {' 列名 1': 数据类型 1，' 列名 2': 数据类型 2}，默认为 None。例如，{'a': np.float64, 'b': np.int32}。

to_excel() 函数语法格式为：

```
DataFrame.to_excel(excel_writer, sheet_name='Sheet1', na_rep='', float_format=None, columns=None, header=True, index=True, index_label=None, startrow=0, startcol=0, engine=None, merge_cells=True, encoding=None, inf_rep='inf', verbose=True, freeze_panes=None, storage_options=None)
```

主要参数如下：
- excel_writer：保存 Excel 电子表格文件路径，或 ExcelWriter 对象。当需要写入多个数据表到某个 Excel 工作簿文件时，需要使用 ExcelWriter 对象。ExcelWriter 可被视作容器，它在一次性提交所有 to_excel 语句后再进行保存，从而避免 Excel 工作簿文件的写入覆盖。
- sheet_name：用于保存表格的工作表名。
- index：布尔型参数，默认值为 True，表示保存表格数据时写入索引。
- na_rep：缺失值处理，若待保存表格中包含缺失值（NaN），则此参数可以自定义其填充值。
- inf_rep：无穷值处理，若待保存表格中包含无穷值（Inf），则此参数可以自定义其替换值。

pandas 的 Excel 表格文件的读取、写入和保存操作参考任务 9-6。

任务❾-❻ Excel 工作簿中工作表的读取和写入。

要求： 利用 pandas 库，读取素材文件 "9.xlsx" 中工作表 Sheet1 中数据，并保存于新的工作簿文件 "excel_new.xlsx" 的 Sheet1 表中。

算法思路： 应用 read_excel() 函数的 sheet_name 参数实现指定工作表的读取，应用 to_excel() 函数实现工作表的写入。

视频：
任务9-6

程序代码如下：

```
###############################################################################
1. import pandas as pd
2. 
3. df=pd.read_excel('9.xlsx', sheet_name='Sheet1')
4. df.to_excel('excel_new.xlsx', sheet_name='Sheet1')
###############################################################################
```

　　程序运行结束后，可以看到磁盘上出现新的工作簿文件 "excel_new.xlsx"，打开它可以发现 Sheet1 的数据表内容与素材文件一致。不同之处在于 "excel_new.xlsx" Sheet1 多了第一列索引列。

　　如果磁盘上不存在 "excel_new.xlsx" 工作簿文件，则会新建文件，再写入 Sheet1。如果工作簿文件 "excel_new.xlsx" 已存在，程序则会打开此文件，写入新数据表，覆盖原 Sheet1 中的内容。

视频：
任务9-7

任务 9-7 用多种方式读取 Excel 数据表，并将多个数据表写入到同一个 Excel 工作簿文件中。

要求：读取素材文件 9.xlsx 中 A、B、C、E、G 列，保存于任务 9-6 生成的工作簿文件"excel_new.xlsx"的工作表 Sheet1 中；读取素材文件中 A、B、C、E、G 列，修改列名为英文，并保存于工作簿文件"excel_new.xlsx"的工作表 Sheet2 中。

算法思路：应用 read_excel() 函数的 usecols 参数实现指定列的读取，应用 names 参数实现列字段重命名，应用 ExcelWriter 对象实现多工作表的写入。

程序代码如下：

```
###############################################################################
1. import pandas as pd
2.
3. df1=pd.read_excel('9.xlsx', sheet_name='Sheet1', usecols='A:C,E,G', index_col=False)
4. df2=pd.read_excel('9.xlsx', sheet_name='Sheet1', usecols='A:C,E,G', names=['Patient ID', 'Admission times', 'Gender', 'Age', 'Admission department'], index_col=False)
5.
6. with pd.ExcelWriter('excel_new.xlsx') as writer:
       df1.to_excel(writer, sheet_name='Sheet1', index=False)
       df2.to_excel(writer, sheet_name='Sheet2', index=False)
###############################################################################
```

程序运行结束后，打开工作簿文件"excel_new.xlsx"，可以看到其中 Sheet1 保存了素材文件"9.xlsx"中 A、B、C、E、G 列，前面任务 9-6 的工作表 Sheet1 内容已经被写覆盖。Sheet2 中也保存了修改列名后的数据表。

视频：
任务9-8

任务 9-8 在已有 Excel 工作簿文件中新增工作表，用于保存新数据表，并且不覆盖已存在的工作表。

要求：读取素材文件 9.xlsx 中 0、1、6 列，保存于任务 9-7 生成的工作簿 excel_new.xlsx 的工作表 Sheet3 中。

算法思路：excel_new.xlsx 工作簿文件已存在，增加一个新的工作表 Sheet3，用于保存读出的新数据表。ExcelWriter 的参数 mode='a'，模式改为新增。注意，这里模式的新增指的是新增工作表 Sheet，不是对 Sheet 的内容进行新增。

程序代码如下：

```
###############################################################################
1. import pandas as pd
2.
3. df1=pd.read_excel('9.xlsx',sheet_name='Sheet1',usecols=[0,1,6], index_col=False)
4. with pd.ExcelWriter('excel_new.xlsx', mode='a') as writer:
       df1.to_excel(writer, sheet_name='Sheet3', index=False)
###############################################################################
```

程序运行完毕后，打开工作簿文件"excel_new.xlsx"，可以看到新增了 Sheet3，保存了素材文件 9.xlsx 中第 A、B、G 列内容，没有覆盖 Sheet1 和 Sheet2 中的原有内容。

> **思政导引**：
> 为了发展"两弹一星"工程，1967 年由中国科学院计算技术研究所蒋士飞领导，我国自行设计了专为"两弹一星"服务的计算机 109 丙机，骨干成员有沈亚城、梁吟藻等人。109 丙机的使用时间长达 15 年，被誉为"功勋计算机"，是中国第一台具有分时、中断系统和管理程序的计算机，被 CCF 认定为"CCF 中国计算机历史记忆"。

9.2.2 Series 数据结构

Series 是带有索引的一维数组，可以向其构造函数 Series() 传入列表、索引、字典等类型参数，完成 Series 类型一维数组的创建。

1. 由列表型参数创建 Series 数组

方法如下：

```
import pandas as pd
S1=pd.Series(['a','b','c','d','e'])
print(S1)
```

运行结果：
```
0    a
1    b
2    c
3    d
4    e
dtype: object
```
可以看到 Series 型对象 S1 由列表中的数据组成，并含有一列索引。

2. 指定 Series 数组索引
方法如下：
```
import pandas as pd
S2=pd.Series(['a','b','c','d','e'],index=['I','II','III','IV','V'])
print(S2)
```
运行结果：
```
I      a
II     b
III    c
IV     d
V      e
dtype: object
```
从上述结果可以看到，之前默认的数字索引已经被程序指定为罗马数字索引。

3. 由字典型参数创建 Series 数组
方法如下：
```
import pandas as pd
S3=pd.Series({'I':'a','II':'b','III':'c','IV':'d','V':'e'})
print(S3)
```
运行结果：
```
I      a
II     b
III    c
IV     d
V      e
dtype: object
```

4. 利用 index 方法获取 Series 索引
若查看某个 Series 型对象的索引值，需要调用其 index 方法，具体方法如下：
```
S3.index
```
在 PyCharm 的 Python 控制台命令行输入上述命令，则可以返回 S3 的索引值，运行结果如下：
```
index(['I', 'II', 'III', 'IV', 'V'], dtype='object')
```

5. 利用 values 方法获取 Series 的值
若查看某个 Series 型对象的值，需要调用其 values 方法，具体方法是在 Python 控制台输入并运行如下语句：
```
S3.values
```
运行结果：
```
array(['a', 'b', 'c', 'd', 'e'], dtype=object)
```
可以看到结果返回了 S3 中保存的值。

9.2.3 DataFrame 表型数据结构

DataFrame 是二维的数据结构，与 Excel 数据表结构相似，包括列字段和数据两部分，也包括行索引。与 Series 型数据相似，创建 DataFrame 型实例的方法也有多种，可以将列表、嵌套列表，字典等多种类型参数输入 DataFrame()，完成创建。

1. 由列表型参数创建 DataFrame

方法如下：

```
import pandas as pd
df1=pd.DataFrame(['a','b','c','d'])
print(df1)
```

运行结果：

```
   0
0  a
1  b
2  c
3  d
```

从运行结果可以看到，DataFrame 型实例 df1 数据表包含一列数据，内容为 a、b、c、d，其列号为 0。此数据表还包含了一列行索引。

2. 输入嵌套列表参数创建 DataFrame

方法如下：

```
import pandas as pd
df2=pd.DataFrame([['a','A'],['b','B'],['c','C'],['d','D']])
print(df2)
```

运行结果：

```
   0  1
0  a  A
1  b  B
2  c  C
3  d  D
```

从运行结果可以看到，创建的 df2 数据表包含两列，列标签分别为 0、1。若改变列标签名称，则可以设置 DataFrame 函数中的 columns 参数，具体方法如下：

```
import pandas as pd
df2=pd.DataFrame([['a','A'],['b','B'],['c','C'],['d','D']],columns=['小写','大写'])
print(df2)
```

运行结果：

```
   小写  大写
0  a   A
1  b   B
2  c   C
3  d   D
```

从运行结果可以看到，列表签已经被设置为"小写""大写"。

3. 输入字典参数创建 DataFrame

方法如下：

```
import pandas as pd
data={"小写":['a','b','c','d'],"大写":['A','B','C','D']}
df3=pd.DataFrame(data)
print(df3)
   小写  大写
0  a   A
1  b   B
2  c   C
3  d   D
```

可见，结果与前一个示例一样。本示例用字典型参数也可以创建 DataFrame 表型数据，并且已设置列字段为"小写""大写"。

4. 获取 DataFrame 的列标签与行索引

可以利用 DataFrame 的 columns 方法获取数据表的列标签，用 index 方法获取表的行索引，具体方法如下列命令所示：

```
df3.columns
```

此处 df3 是前一示例中由字典创建的 DataFrame 表，在控制台运行此命令后得到输出为

```
Index(['小写', '大写'], dtype='object')
```

此结果显示了数据表的列名。

```
df3.index
```

输出结果如下：

```
RangeIndex(start=0, stop=4, step=1)
```

结果以 RangeIndex 给出了 df3 的索引值，起始值为 0，终止值小于 4，步长为 1，与 df3 的索引一致。

9.2.4 数据预处理

1. 缺失值删除与填充

Excel 表格中的缺失值可能是空白格或 NULL 值，读入 Python 后，这些缺失值由 NaN 表示。在 pandas 中可以用 DataFrame 的 dropna() 方法进行删除。

任务 9-9 删除工作表中包含缺失值的行。

要求：创建 PyCharm 工程，并选择"Run with Python Console"模式。读取素材"9.xlsx"工作表 Sheet1 的数据表，删除其中包含缺失值的行，结果保存于工作簿文件"preview_result.xlsx"中。

视频：
任务9-9

程序代码如下：

```
###############################################################################
1. import pandas as pd
2.
3. df=pd.read_excel("9.xlsx",sheet_name='Sheet1',index_col=False)
4. df1=df.dropna()
5. df1.to_excel("preview_result.xlsx")
###############################################################################
```

打开"preview_result.xlsx"电子表格可以看到数据表中所有记录都被删除了，因为素材"9.xlsx"数据表中所有行均包含缺失值。

由于数据是宝贵的，一般情况下缺失数据比例不超过 30% 尽量保留不删除，而是选择合适的值进行填充。填充的值可以是 0、平均数、众数等方式，具体的填充方式需要视实际情况而定。pandas 用于缺失值填充的函数是 fillna()，其参数可以是标量（scalar），字典（dict）类型数据，可实现全表或指定列的缺失值填充。

任务 9-10 用 0 值与中位数填充工作表中的缺失值。

要求：创建 PyCharm 工程，并选择"Run with Python Console"模式。读取素材"9.xlsx"的工作表 Sheet1，将工作表中缺失值填充为 0，结果保存于任务 9-9 生成的工作簿"preview_result.xlsx"的工作表 Sheet2 之中。将其中"抗生素治疗使用天数"列中缺失值填充为其中位数，结果保存于"preview_result.xlsx"的工作表 Sheet3 之中。

视频：
任务9-10

程序代码如下：

```
###############################################################################
1. import pandas as pd
2.
3. df=pd.read_excel("9.xlsx",sheet_name='Sheet1',index_col=False)
4. df1=df.fillna(0)
5. df2=df.fillna({"抗生素治疗使用天数":df["抗生素治疗使用天数"].median()})
6.
7. with pd.ExcelWriter('preview_result.xlsx', mode='a') as writer:
       df1.to_excel(writer,sheet_name='Sheet2')
       df2.to_excel(writer,sheet_name='Sheet3')
###############################################################################
```

从"preview_result.xlsx"的工作表 Sheet2 可以看到，全表的缺失值被 0 填充。工作表 Sheet3 中 AA 列 "抗生

素治疗使用天数"中的缺失值被其中位数填充。关于中位数计算方法，请参考9.3.6节。

2. 表信息查看

当数据表规模较大时，数据表的信息包括表大小，数据格式等信息不容易在 Excel 表中获得，pandas 提供了工具方便快速查看。info() 方法可以获得数据表大小（行列数）、每一列的数据类型，而 dtype() 方法则可以获取某一列数据的数据类型。

在任务 9-10 的基础上，在控制台输入 df.info() 语句，查看全表信息，运行结果为：

```
<class 'pandas.core.frame.DataFrame'>
RangeIndex: 148 entries, 0 to 147
Data columns (total 49 columns):
 #   Column       Non-Null Count   Dtype
---  ------       --------------   -----
 0   患者编号        148 non-null     int64
 1   住院次数        148 non-null     int64
 2   性别           148 non-null     object
 3   性别代码        148 non-null     int64
 4   年龄           148 non-null     int64
 5   住院天数        148 non-null     int64
……
```

从运行结果中可以看出，此表包含148行记录，49列，结果中第二列给出了非空空格的计数，第三列是各列的数据类型。

在控制台输入 df["引流总量"].dtype 语句，查看"引流总量"列数据类型，运行结果为：

```
dtype('float64')
```

说明此列数据的数据类型为 'float64'，与 df.info() 语句查看结果一致。

表 9-5　pandas 常见数据类型

类　　型	说　　明
int64	整型数，即整数
float64	浮点数，即含小数部分的数
object	Python 对象类型，常用 'O' 表示
string	字符串类型，常用 'S' 表示
unicode	unicode 类型字符串
datetime64	时间日期格式数据

> **要点提示：**
> 由于在任务 9-10 的工程中已将素材文件 "9.xlsx" 的工作表 Sheet1 读入 df 对象，并且工程配置时选择了 "Run with Python Console" 选项，以控制台方式运行了此工程。此时控制台缓存中已有 df 表，所以可以直接在控制台运行 df.info() 脚本语句，并且能直接打印出运行结果。

3. 类型转换

pandas 常见数据类型如表 9-5 所示。

pandas 数据表的数据类型可以用 astype() 方法进行转换。

任务 9-11 DataFrame 表中某列数据类型的查看与修改。

要求：读取素材 "9.xlsx" 的工作表 Sheet1，查看 "出院后一个月内门诊的用抗生素的金额" 列数据类型，将其中缺失值填充为此列的中位数，并将其转换为整型数据，结果保存于任务 9-10 生成的工作簿 "preview_result.xlsx" 的工作表 Sheet4 之中。

程序代码如下：

视频：
任务9-11

```
##################################################################
1. import pandas as pd
2.
3. df=pd.read_excel("9.xlsx",sheet_name='Sheet1',index_col=False)
4. df1=df["出院后一个月内门诊的用抗生素的金额"].dtype
5. print(df1)
6. df2=df.fillna({"出院后一个月内门诊的用抗生素的金额":df["出院后一个月内门诊的用抗生素的金额"].median()})
7. df3=df2.astype({"出院后一个月内门诊的用抗生素的金额":"int64"})
8. with pd.ExcelWriter('preview_result.xlsx', mode='a') as writer:
       df3.to_excel(writer,sheet_name='Sheet4')
##################################################################
```

查看"preview_result.xlsx"的工作表 Sheet4，可以看到原表中的小数被转换为整数，小数部分被截断。

> **要点提示：**
> 如果需要转换类型的数据列中有缺失值，则不能进行类型转换，需要先填充缺失值再进行类型转换。

9.2.5 数据管理

Excel 数据表的排序、筛选、查找替换操作，pandas 也可以实现。

1. 排序

pandas 中 DataFrame 表格排序的函数为 sort_value 其语法格式为：

```
DataFrame.sort_values(by, axis=0, ascending=True, inplace=False, kind='quicksort', na_position='last', ignore_index=False, key=None)
```

主要参数如下：
- by：str 或 str 列表类型参数，指明排序关键字。
- axis：值为 0 或 1。0 表示沿纵向（行索引方向）排序，1 表示沿横向（列方向）排序。
- ascending：布尔型参数，默认值为 True，若此参数为真则按升序顺序排序。

任务 9-12 按"年龄"关键字对数据表进行降序排序。
要求：读取素材"9.xlsx"工作表 Sheet1 的数据表，按"年龄"关键字进行降序排序，排序结果写入新的工作簿"sort_result.xlsx"中。

视频：
任务9-12

程序代码如下：

```
##############################################################################
1. import pandas as pd
2. 
3. df=pd.read_excel("9.xlsx",sheet_name='Sheet1',index_col=False)
4. df1=df.sort_values(by = '年龄', ascending=False)
5. df1.to_excel("sort_result.xlsx")
##############################################################################
```

打开已保存的"sort_result.xlsx"文件，可以看到原数据表已按年龄字段进行了降序排序。

任务 9-13 按"住院次数"与"年龄"多个关键字，对数据表进行排序。
要求：读取素材"9.xlsx"工作表 Sheet1 的数据表，按"住院次数"关键字进行升序排序，再按"年龄"关键字进行降序排序，排序结果写入任务 9-12 生成的工作簿"sort_result.xlsx"的工作表 Sheet2 中。
算法思路：将列表型参数传递给 by 与 ascending 参数，实现多关键字排序。

视频：
任务9-13

程序代码如下：

```
##############################################################################
1. import pandas as pd
2. 
3. df=pd.read_excel("9.xlsx",sheet_name='Sheet1',index_col=False)
4. df1=df.sort_values(by=['住院次数','年龄'], ascending=[True,False])
5. with pd.ExcelWriter('sort_result.xlsx', mode='a') as writer:
       df1.to_excel(writer,sheet_name='Sheet2')
##############################################################################
```

打开已保存的"sort_result.xlsx"文件的工作表 2，可以看到按"住院次数"升序排序（主关键字）与按"年龄"降序排序（次要关键字）后的结果。

2. 筛选

DataFrame 数据表的筛选可以使用 pandas 自带的 query() 查询方法。query() 参数是字符串类型，为筛选或查询条件。

任务 9-14 查询数据表中年龄大于 60 的数据记录。
要求：读取素材"9.xlsx"工作表 1 的数据表，实现筛选，并将筛选结果保存于工作簿"query_result.

视频：
任务9-14

xlsx"之中。

程序代码如下：

```
###############################################################################
1. import pandas as pd
2.
3. df=pd.read_excel("9.xlsx",sheet_name='Sheet1',index_col=False)
4. df1=df.query('年龄>60')
5. df1.to_excel("query_result.xlsx")
###############################################################################
```

打开已保存的工作簿文件"query_result.xlsx"，在工作表1中可以看到"年龄"大于60岁的筛选结果。若筛选条件有多个，可以用多个参数链式查询，具体方法请参考任务9-13。

视频：
任务9-15

任务9-15 多条件筛选查询工作表

要求：筛选素材"9.xlsx"工作表Sheet1中年龄大于60且小于70的数据记录，结果存于"query_result.xlsx"文件的工作表Sheet2。筛选素材"9.xlsx"工作表Sheet1中年龄大于60且小于70，同时患者来源为门诊的患者记录，结果存于"query_result.xlsx"文件的工作表Sheet3。筛选结果保存于任务9-14生成的工作簿文件"query_result.xlsx"之中，保存工作表Sheet2和3时不覆盖"query_result.xlsx"原有工作表Sheet1的数据表。

算法思路：函数query()查询条件的参数类型为字符串。

程序代码如下：

```
###############################################################################
1. import pandas as pd
2.
3. df=pd.read_excel("9.xlsx",sheet_name='Sheet1',index_col=False)
4. df1=df.query('60<年龄<70')
5. df2=df.query('60<年龄<70').query("患者来源=='门诊'")
6.
7. with pd.ExcelWriter('query_result.xlsx', mode='a') as writer:
       df1.to_excel(writer,sheet_name='Sheet2')
       df2.to_excel(writer,sheet_name='Sheet3')
###############################################################################
```

打开"query_result.xlsx"文件的工作表Sheet2，可以看到"年龄"大于60岁、小于70岁患者的筛选结果。打开工作表Sheet3，可以看到筛选出"年龄"大于60岁、小于70岁患者，且来源为门诊的记录。

3. 查找替换

pandas中查找替换函数为replace()，查找范围可以定义，包括在DataFrame范围内查找，在自定义的行内查找，区域内查找等。replace()函数语法格式为：

```
DataFrame.replace(to_replace=None, value=None, inplace=False, limit=None, regex=False, method='pad')
```

主要参数如下：

- to_replace: 查找内容，参数类型可以为字符串（str）、正则表达式（regex）、列表（list）、字典（dict）、Series类型数据、整型（int）、浮点数（float）、None。
- value: 替换为内容，可以为标量（scalar）、字典（dict）、列表（list）、字符串（str）、正则表达式（regex）、None。
- regex: 布尔型，默认值为False，是否按正则表达式解释to_replace和/或value参数。

下面将介绍各种查找替换的方法。

视频：
任务9-16

（1）DataFrame范围内查找替换

在DataFrame范围内查找并替换时，将查找整个工作表中符合查找条件的项，并进行替换。此时replace函数的第一个参数即为要查找的关键字。

任务9-16 将全数据表中的"治愈"替换为"Cured"。

要求：将素材"9.xlsx"工作表Sheet1中的"治愈"替换为"Cured"，将查询结果DataFrame表存入工作簿"replace_result.xlsx"之中。

程序代码如下：

```
###############################################################################
1. import pandas as pd
2.
3. df=pd.read_excel("9.xlsx",sheet_name='Sheet1',index_col=False)
4. df1=df.replace("治愈", "Cured")            #DataFrame替换
5. df1.to_excel("replace_result.xlsx")
###############################################################################
```

打开"replace_result.xlsx"的工作表 Sheet1，可以看到整个数据表中的"治愈"都已经被替换为"Cured"。

（2）列内查找替换

在列范围内查找并替换时，replace 函数的查找参数为字典型参数，字典的"键"表示要查找的列，"值"为要查找的关键字。列内查找将在工作表中的指定列内查找符合条件的项，并进行替换。工作表中其他列中符合条件的项将不被查找和替换。

任务❾-⓱ 将数据表"转归情况"列中的"治愈"替换为"Cured"。

要求：将素材"9.xlsx"工作表 Sheet1 的"转归情况"列中的"治愈"替换为"Cured"，替换后的结果保存于任务 9-16 生成的工作簿文件"replace_result.xlsx"的工作表 Sheet2 中。

算法提示：应用字典型 to_replace 参数，设定查找范围。

视频：
任务9-17

程序代码如下：

```
###############################################################################
1. import pandas as pd
2.
3. df=pd.read_excel("9.xlsx",sheet_name='Sheet1',index_col=False)
4. df2=df.replace({'转归情况':'治愈'}, value="Cured")        #列替换
5.
6. with pd.ExcelWriter('replace_result.xlsx', mode='a') as writer:
       df2.to_excel(writer,sheet_name='Sheet2')
###############################################################################
```

打开"replace_result.xlsx"的工作表 Sheet2，可以看到仅有"转归情况"列的"治愈"被替换为"Cured"。

（3）区域内查找替换

区域内查找需要指定查找区域，DataFrame 的区域与 Excel 工作表的区域概念相同，可以用行列号进行索引和选定。

任务❾-⓲ 将数据表中第 0~8 条记录，"患者编号"~"转归情况"列区域中的"男"替换为"Male"。

要求：读出素材"9.xlsx"工作表 Sheet1 为 DataFrame 型数据表 df，将 df 表中第 0~8 条记录，"患者编号"~"转归情况"列区域中的"男"替换为"Male"，替换后的结果保存于任务 9-17 生成的工作簿文件"replace_result.xlsx"的工作表 Sheet3 之中。

算法思路：可以配合应用 DataFrame 的 iloc 基于位置的索引方法，设定查找区域。

视频：
任务9-18

程序代码如下：

```
###############################################################################
1. import pandas as pd
2.
3. df=pd.read_excel("9.xlsx",sheet_name='Sheet1',index_col=False)
4. df3=df.iloc[0:9, 0:9].replace(to_replace='男', value='Male')
5.
6. with pd.ExcelWriter('replace_result.xlsx', mode='a') as writer:
       df3.to_excel(writer,sheet_name='Sheet3')
###############################################################################
```

打开"replace_result.xlsx"的工作表 Sheet3，可以看到 DataFrame 型数据表 df 中第 0~8 条记录的"性别"列中的"男"被替换为"Male"，并且 iloc 对 df 表中除了标题行和行索引列的表区域进行了切片，得到 9×9 大小的矩形区域。因此，工作表 Sheet3 中仅有 df 表的第 0~8 条记录以及"患者编号"~"转归情况"列，包括 iloc 切片得到的 9×9 表区域、标题行和行索引列，对应着原素材"9.xlsx"工作表 Sheet1 中的第 1~10 行和第 A~I 列。

> **要点提示:**
> pandas 中 Series 型或 DataFrame 型数据还有其他索引方式,如基于行标签(label)的索引方法 loc。语法是 DataFrame.loc[0:3],loc 方括号中出现数字表示索引的行标签,这条语句的意思是取 DataFrame 表中的前 0~3 行。因此,配合 loc 方法也可以实现按行查找替换。

9.2.6 数值运算

1. 算数运算

算数运算是指基本的加减乘除运算。Excel 可以用公式方式进行算数运算,非常简单直观。Python 的 pandas 库也提供了简单直观的数据表算数运算工具。接下来介绍一些常用的算数运算方法。

两列相加的具体实现如下所示:

```
################################################################################
1. import pandas as pd
2.
3. df=pd.read_excel("9.xlsx",sheet_name='Sheet1',index_col=False)
4. df1=df["术前住院天数"]+df["术后住院天数"]
5. print(df1)
################################################################################
```

新建 PyCharm 工程中,选用 "Run with Python Console" 模式,即可在 Python 控制台上调试命令和显示运行结果。运行结果:

```
0      5
1      5
2      5
3      6
4      5
      ..
143    9
144    5
145    7
146    9
147    10
Length: 148, dtype: int64
```

可以看到代码实现了素材文件中数据表的"术前住院天数"与"术后住院天数"列的加法。

> **要点提示:**
> 减法、乘法、除法与加法运算十分相似,均为取 DataFrame 表的列,配合相应运算符号即可。减法、乘法、除法运算符号分别为 "-"、"*" 和 "/"。

任意一列也可以乘 / 除常数,例如接续前述加法实验,在控制台输入如下语句:

```
df["总费用"]/10000
```

控制台输出结果为:

```
0      1.473024
1      1.851983
2      1.465286
3      1.741890
4      1.496937
          ...
143    0.879281
144    1.133437
145    1.538735
146    1.678395
```

```
147    2.127400
Name: 总费用, Length: 148, dtype: float64
```

从输出结果可知，已将总费用列所有数据除以 10000，转换为以万元为单位的计数方式。

2. 比较运算

pandas 提供的比较运算与 Python 基础知识中的比较运算一致。比较运算符请参考表 8-5，运算结果为布尔型值。下面结合 pandas 数据表讲解比较运算示例，在控制台输入如下语句：

```
df["术后住院天数"]>df["术后用抗菌药天数"]
```

运行结果：

```
Out[5]:
0       True
1       True
2       True
3       True
4       False
...
143     True
144     False
145     False
146     True
147     True
Length: 148, dtype: bool
```

结果显示了"术后住院天数"与"术后用抗菌药天数"两列的比较结果，当某条记录满足"术后住院天数">"术后用抗菌药天数"时，返回值为 True，否则为 False。

> **思政导引：**
> 天问一号是由中国航天科技集团公司下属中国空间技术研究院总研制的探测器，负责执行我国第一次自主火星探测任务。天问一号于 2021 年 2 月到达火星附近，实施火星捕获。2021 年 5 月"祝融号"火星车登陆火星。天问一号对火星的表面形貌、土壤特性、物质成分、水冰、大气、电离层、磁场等进行了科学探测，实现了我国在深空探测领域的技术跨越。这也正是习近平总书记在党的二十大报告中阐述过去五年的工作和新时代十年的伟大变革时指出的"载人航天、探月探火、深海深地探测、超级计算机、卫星导航、量子信息、核电技术、大飞机制造、生物医药等取得重大成果，进入创新型国家行列。"

3. 汇总运算

（1）非空值计数

count() 是计算表中非空单元格个数的方法，具体用法如下：

```
df.count()
```

控制台运行结果：

```
患者编号        148
住院次数        148
性别          148
性别代码        148
年龄          148
住院天数        148
患者来源        148
...
```

df.count() 语句统计了素材文件"9.xlsx"数据表各列的非空单元格数量，若单元格中内容为"NULL"，则不计此单元格。

在控制台运行如下语句：

```
df.count(axis=1)
```

运行结果：
```
0      37
1      40
2      37
3      42
4      40
...
143    35
144    38
145    39
146    42
147    39
Length: 148, dtype: int64
```

在 count() 函数中添加 axis=1 参数，则沿水平方向统计每条记录中的非空单元格数量。本节所介绍的汇总运算均可以使用 axis=1 参数，实现沿水平方向汇总。count() 函数无参数则按列汇总。在控制台运行如下语句：

```
df["术后细菌培养结果"].count()
```

运行结果：
```
7
```

该语句统计了数据表中"术后细菌培养结果"列非空单元格个数。

（2）求和

sum() 是数据表求和的函数，具体用法如下：

```
df["是否引流"].sum()
```

控制台运行上述语句后，运行结果如下：
```
30
```

此语句对数据表的"是否引流"列进行了求和运算。

要点提示：
汇总数据表平均值的 mean() 函数用法与 sum() 类似，请自行练习。

（3）中位数

median() 是汇总数据表中位数的函数，具体用法如下：

```
df["总费用"].median()
```

运行结果：
```
16133.76866666665
```

它计算了数据表"总费用"列的中位数。

要点提示：
汇总数据表的最大值、最小值和众数的函数分别是 max()、min()、mode()。

（4）方差

var() 汇总数据表方差的函数，具体用法如下：

```
df["抗菌药费用"].var()
```

运行结果：
```
2537086.63857887
```

它计算了数据表"抗菌药费用"列的方差。

> **要点提示**：
> 标准差是方差的平方根，汇总数据表标准差的函数是 std()。

9.2.7 数据透视表

数据透视表是对数据表（数据源）进行动态汇总的交互式表格，能够快速汇总数据并生成交叉列表，具有很强的数据筛选和汇总功能。Excel 中的数据透视表可以通过"数据透视表字段"任务窗格制作，如图 9-7 所示。"数据透视表字段"任务窗格中上方为数据透视表中所有字段，下方为数据透视表的选项。数据透视表选项区包括报表筛选器、行标签、列标签和值字段，将字段拖动到相应选项区即可完成数据透视表制作。数据透视表数值区则按照分类字段对值字段进行汇总，汇总方式包括求和、计数、求均值等。

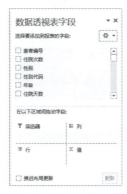

图 9-7 "数据透视表字段"任务窗格

Python 中数据透视表的制作原理与 Excel 中的制作原理是一样的。Python 中的数据透视表制作可以使用 pivot_table() 函数，其语法格式为：

```
DataFrame.pivot_table(data, values=None, index=None, columns=None, aggfunc='mean', fill_value=None, margins=False, dropna=True, margins_name='All')
```

主要参数如下：
- data: 数据表（数据源）。
- values：对应数据透视表中的值字段。
- index：对应数据透视表中的行标签。
- columns：对应数据透视表中的列标签。
- aggfunc：聚合函数，对应数据透视表中值字段的汇总方式。aggfunc 函数可以设置为 sum、count、mean 等。
- fill_value：设置缺失值（NaN）的填充，默认不填充。
- margins：是否显示总计项，默认不显示。
- dropna：是否删除全为缺失值的列，此参数默认值为真。
- margins_name：当 margins 参数为 Ture 时，设置总计项的名称，此参数默认值为 All。

任务 9-19 用 pivot_table() 函数制作数据透视表。
要求：素材文件为 9.xlsx。制作如图 9-8 所示数据透视表，根据主手术名称显示不同医保类别患者的平均住院天数。

视频：
任务9-19

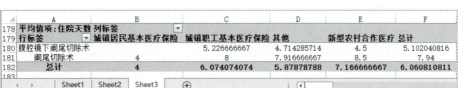

图 9-8 Excel 数据透视表结果

算法思路：值字段名称为"住院天数"，行、列标签分别为"主手术名称"和"医保类别"。

程序代码如下：

```
1. import pandas as pd
2.
3. df=pd.read_excel("9.xlsx",sheet_name='Sheet1',index_col=False)
4. df1=pd.pivot_table(df, values="住院天数", columns="医保类别", index="主手术名称", aggfunc='mean')
5. print(df1)
```

图 9-8 为采用 Excel 的数据透视表制作的透视表，图 9-9 为 Python 程序的运行结果，对照两个表可以发现，汇总的结果是一致的，但是 Python 程序运行结果没有行列的总计项。如果想在汇总结果表中增加总计项，需要设置 pivot_table() 函数中的 margins 和 margins_name 项，具体使用方法可以参考任务 9-20。

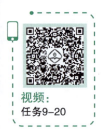
视频：任务9-20

```
医保类别          其他  城镇居民基本医疗保险  城镇职工基本医疗保险  新型农村合作医疗
主手术名称
腹腔镜下阑尾切除术  4.714286         NaN     5.226667       4.5
阑尾切除术         7.916667         4.0     8.000000       8.5
```

图 9-9 Python 数据透视表程序运行结果

任务 9-20 在数据透视表中计算并显示总计项。

要求：素材文件为"9.xlsx"，用 pivot_table() 函数在任务 9-19 基础上增加总计项。

算法思路：值字段名称为"住院天数"，行、列标签分别为"主手术名称"和"医保类别"，设置 pivot_table() 函数中的 margins 和 margins_name 项。

程序代码如下：

```
1. import pandas as pd
2.
3. df=pd.read_excel("9.xlsx",sheet_name='Sheet1',index_col=False)
4. df1=pd.pivot_table(df,values="住院天数",columns="医保类别",index="主手术名称",aggfunc='mean',margins=True,margins_name='总计')
5. print(df1)
```

程序运行结果如图 9-10 所示，可以看到结果中已经添加了行列的总计项，结果与 Excel 数据透视表一致。

```
医保类别           其他     城镇居民基本医疗保险   城镇职工基本医疗保险    新型农村合作医疗       总计
主手术名称
腹腔镜下阑尾切除术   4.714286       NaN          5.226667         4.500000      5.102041
阑尾切除术          7.916667       4.0          8.000000         8.500000      7.940000
总计              5.878788       4.0          6.074074         7.166667      6.060811
Process finished with exit code 0
```

图 9-10 增加了总计项的数据透视表结果

视频：任务9-21

如果对多个字段进行汇总，则可以将列表型参数传递给字段参数。若对不同值字段采用不同聚合函数进行汇总，则需要将字典型参数传递给 aggfunc，其中键为值字段名，值则为汇总方式。具体使用方法可以参考任务 9-21。

任务 9-21 制作多字段汇总的数据透视表。

要求：素材文件为"9.xlsx"。用 pivot_table() 函数制作数据透视表，汇总不同手术类型与医保类别患者的平均住院时间和平均费用。

算法思路：值字段名称为"住院天数"与"总费用"，行、列标签分别为"主手术名称"与"医保类别"，设置 pivot_table() 函数中的 aggfunc 参数，将"住院天数"和"总费用"的值汇总方式设置为求均值。

程序代码如下：

```
################################################################################
1. import pandas as pd
2.
3. df=pd.read_excel("9.xlsx",sheet_name='Sheet1',index_col=False)
4. df1=pd.pivot_table(df,values=["住院天数","总费用"],columns="医保类别",index="主手术名称",
   aggfunc={"住院天数":"mean","总费用":"mean"})
5. print(df1)
################################################################################
```

程序运行结果如图 9-11 所示，可以看到结果中分别对"住院天数"与"总费"用进行了汇总。

```
              住院天数                                              总费用
医保类别    其他    城镇居民基本医疗保险    城镇职工基本医疗保险    新型农村合作医疗    其他    城镇居民基本医疗保险    城镇职工基本医疗保险    新型农村合作医疗
主手术名称
腹腔镜下阑尾切除术   4.714286   NaN   5.226667   4.5   14897.249967   NaN   16631.810933   17893.220000
阑尾切除术         7.916667   4.0   8.000000   8.5   18119.946789   10658.74   17513.406740   24543.216246

Process finished with exit code 0
```

图 9-11 多字段汇总数据透视表结果

第 10 章
Python 数据可视化与科学制图

数据可视化是研究和展示计算结果的通用工具，使用图形进行可视化，能够直观地展示出计算结果中的信息。在 Python 科学计算环境中，最受欢迎的通用可视化库是 matplotlib 库，它主要用于生成静态的、达到出版品质的 2D 和 3D 图形。Seaborn 库是基于 matplotlib 库的针对统计数据分析的高级绘图库，主要用于生成统计图表。Python 科学计算环境中的可视化领域很活跃并且非常多样化，常见库及软件还包括用于 3D 可视化的 Mayavi 库、基于 OpenGL 的 2D 和 3D 可视化 VisPy 库、基于 VTK 的可视化 Paraview 软件等。

10.1 通用可视化库 matplotlib

matplotlib 是一款出色的通用可视化库，它提供了丰富的绘图函数，同时能够对图形中的元素进行精细控制以达到出版品质的要求。

10.1.1 图形的创建与保存

matplotlib 中的图形由一个 Figure（画布）对象以及一个或多个 Axes（轴）对象构建而成。在 Figure 对象的坐标系中，(0,0) 为左下角、(0,1) 为左上角、(1,0) 为右下角、(1,1) 为右上角，Axes 对象可被放置在画布上的任意位置。在示意图 10-1 上，Axes 对象被放置在画布上（0.1,0.1）位置。Figure 对象为绘图提供了画图区域，Axes 对象提供了坐标系，一个 Figure 对象可以包含多个 Axes 对象，而一个 Axes 对象只能属于一个 Figure 对象。

在 matplotlib 中，Figure 对象提供了创建图形以及设置图形属性的方法。创建图形的一般步骤及主要函数如下：

（1）导入模块

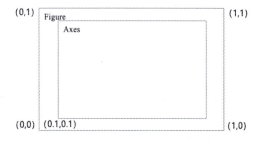

图 10-1 Figure 对象与 Axes 对象示意图

使用 import matplotlib.pyplot as plt 语句导入 matplotlib 的 pyplot 模块，plt 为导入 pyplot 模块时的别名，本章中的代码也将沿用这个别名。

（2）创建 Figure 对象

使用 plt.figure() 函数创建 Figure 对象，该函数的关键参数包括 figsize（画布的高和宽）、facecolor（颜色）等，返回值为 Figure 对象。

（3）创建 Axes 对象并指定其在画布上的放置位置

使用 figure 对象的 add_axes() 函数，该函数的关键参数包括 Axes 左下角坐标及宽高的列表、facecolor（颜色）等，返回值为 Axes 对象。

（4）在 Axes 对象上绘制图形

利用 Axes 对象的绘图函数可以绘制直方图、散点图、饼图、折线图等多种图形，具体方法将从下节开始展

第 10 章 Python 数据可视化与科学制图

开介绍。

（5）设置图形属性

在 Figure 对象中常用的图形属性设置函数包括 suptitle()、savefig() 等。其中 savefig() 方法支持将图像保存为 PNG、PDF、EPS、SVG 等多种常见格式，重要参数 dpi 用于设置图像分辨率。

任务❿-❶ 图形的创建与保存。

要求：创建余弦函数图形，画布尺寸为 (8,3)，背景色为 "#f1f1f1"，图形显示在画布的正中，高和宽为画布的 0.8 倍，设置图形标题为"余弦函数"，将图形保存为 cos.png，dpi 为 100。

算法思路：首先创建 Figure 对象；然后创建 Axes 对象，并将 Axes 对象放置在画布上的 (0.1,0.1) 位置，使用 suptitle() 函数设置图形标题，使用 savefig() 函数保存图形。

视频：
任务10-1

程序代码如下：

```
##############################################################################
1. import matplotlib.pyplot as plt
2. import numpy as np
3.
4. fig=plt.figure(figsize=(8, 3), facecolor="#f1f1f1")
5. ax=fig.add_axes((0.1, 0.1, 0.8, 0.8))
6. x=np.linspace(-1, 1, 100)
7. y=np.cos(x)
8. ax.plot(x, y)
9. fig.suptitle("余弦函数", fontproperties="SimHei")
10.fig.savefig("cos.png", dpi=100)
##############################################################################
```

代码解释：第 1、2 行导入 matplotlib.pyplot 和 numpy 模块，别名为 plt 和 np；第 4 行创建 Figure 对象 fig；第 5 行创建 Axes 对象 ax，并放置在画布上的 (0.1,0.1) 位置；第 6～8 行利用 Axes 对象绘制余弦函数图形；第 9 行设置图形标题为"余弦函数"，"SimHei"字体为黑体；第 10 行将图形保存为 cos.png，dpi 为 100。

10.1.2 Axes 对象与元素

Figure 对象是 matplotlib 图形的画布，而具体图形是在 Axes 对象的坐标系上进行绘制的。Axes 对象提供了可用于绘制不同图形的坐标系，基本图形包括线图、散点图、柱状图等。通过设置 Axes 类提供的图形外观函数，可以对图形中的各个元素进行精细控制以生成出版品质的图形。本小节将以函数 $y_1=x^3+x^2+x$ 及其导数 $y_2=3x^3+2x^2+1$ 为示例函数，如图 10-2 所示。生成图 10-2 的代码如下：

```
##############################################################################
1. import matplotlib.pyplot as plt
2. import numpy as np
3.
4. x=np.linspace(-2, 2, 100)
5. y1=x**3+x**2+x
6. y2=3*x**2+2*x+1
7. fig, ax=plt.subplots()
8. ax.plot(x, y1)
9. ax.plot(x, y2)
10.plt.show()
##############################################################################
```

关键代码解释：第 7 行使用 subplots() 函数生成 Figure 对象 fig 和 Axes 对象 ax；第 8 行使用 plot() 函数在 ax 对象上绘制函数 y_1 的折线图；第 9 行使用 plot() 函数在 ax 对象上绘制函数 y_2 的折线图；第 10 行 show() 函数用于显示 Figure 对象。

图 10-2 在外观上是不满足科技论文要求的，它缺少必要的图例、标签等图形元素。本节将使用 Axes 类提供的图形外观函数逐步地改进图形，包括设置线条属性、图例、轴标签、刻度标签、注释以及辅助线等。以下任务代码均是在示例代码的基础上进行添加的，读者可以按照任务代码中的行号修改示例代码，在逐步完成图形元素的设置后，最终图形如图 10-3 所示。

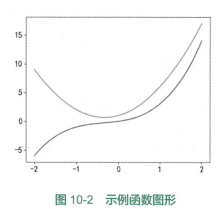

图 10-2 示例函数图形

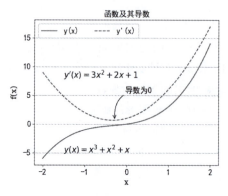

图 10-3 设置图形元素后的示例函数图形

1. 线条属性的设置

在科技制图中经常需要设置线条的属性，例如线条的颜色、宽度、标记等。在 matplotlib 的绘图函数中，设置线条基本属性的关键字参数如表 10-1 所示。

表 10-1 设置线条的关键字参数及说明

参　　数	说　　明
color	设置颜色，可选值为字符串 "red"　"blue" 等，或者 RGB 颜色码
alpha	设置透明度，可选值为介于 0.0 ~ 1.0 之间的浮点数，0.0 为完全透明，1.0 为完全不透明
linewidth 或 lw	设置线宽，可选值为浮点数
linestyle 或 ls	设置线型，"-" 表示实线，"--" 表示虚线，":" 表示点线，"." 表示点画线
marker	设置显示数据的标记，"+" 表示十字形、"o" 表示圆形、"*" 表示星型、"s" 表示方形、"." 表示小点、1,2,3,4,… 分别表示不同角度的三角形
markersize	设置标记大小，可选值为浮点数
markerfacecolor	设置标记颜色，与 color 的取值类型一致
markeredgewidth	设置标记边缘线宽，可选值为浮点数
markeredgecolor	设置标记边缘颜色，与 color 的取值类型一致

视频：
任务10-2

任务⑩-2 线条属性的设置。

要求：为函数设置实线、黄色线条，为函数设置虚线、绿色线条，线宽均为 0.5。

算法思路：在示例代码的 plot() 函数中添加上设置线条属性的相关参数。

程序代码如下：

```
########################################################################
1. import matplotlib.pyplot as plt
   ……
8. ax.plot(x, y1, ls="-", color="red", lw=1.5)
9. ax.plot(x, y2, ls="--", color="green", lw=1.5)
########################################################################
```

2. 图例的设置

图例是为图形上不同类型的数据添加的标签，可以使用 legend() 方法将图例添加到 Axes 对象中。设置图例包括两步：首先在绘图函数中使用 label 关键字添加图例；然后使用 legend() 函数显示图例。legend() 函数的主要参数如下：

- loc 参数：用于控制图例在 Axes 对象中的位置，loc=1 表示右上角，loc=2 表示左上角，loc=3 表示左下角，loc=4 表示右下角，loc= "best" 为默认放置位置。
- bbox_to_anchor 参数：可以将图例放置在画布的任意位置，也可以将图例放置到 Axes 区域之外。
- ncol 参数，默认情况下图例是垂直排列的，通过设置 ncol 参数可以将图例拆分成多列。

任务⓾-❸ 图例的设置。

要求：为示例代码添加图例，将图例显示为 2 列并放置在右下角。

算法思路：在示例代码的 plot() 函数中添加上 label 参数，使用 legend() 函数显示图例。

程序代码如下：

```
##############################################################################
1. import matplotlib.pyplot as plt
…
8. ax.plot(x, y1, ls="-", color="red", lw=1.5,label="y(x)")
9. ax.plot(x, y2, ls="--", color="green", lw=1.5, label="y'(x)")
10.plt.legend(loc=4, ncol=2)
##############################################################################
```

3. 文本的设置

文本是图形的重要组成部分，在科技论文中对图形中的文本有着严格的要求。利用 matplotlib 提供的字体属性设置方法，能够对图形中的文本进行精确的设置，以达到出版品质的要求。matplotlib 中大部分处理文本的函数都支持表 10-2 中的参数，本节主要介绍 Axes 对象中的 set_title()、text() 和 annotate() 函数，它们将分别为图形添加标题、文本注释和箭头注释。

表 10-2 字体的基本属性以及对应的参数

参　　数	说　　明
fontsize	字号，取值类型为数值
family 或 fontname	字体，取值类型为字符串
backgroundcolor	文本标签的背景颜色，与 color 的取值类型一致
color	本文颜色，可选值为字符串 "red" "blue" 等，或者 RGB 颜色码
alpha	文本颜色的透明度，可选值为介于 0.0 ~ 1.0 之间的浮点数，0.0 为完全透明，1.0 为完全不透明
rotation	文本标签的旋转角度，可选参数为 vertical、horizontal 或者数字

在科技制图中的文本里经常包含数学符号，在 matplotlib 中支持利用 LaTex 标记显示数学符号，只需将 LaTex 标记放置在一对 $ 符号中间即可，例如 $ Y1 = x**3 + x**2 + x $。值得注意的是，Python 使用 \ 作为转义符，但是 LaTex 中使用 \ 表示命令开始，为防止 python 解释器将 LaTex 表达式的字符串进行转义，需要在 LaTex 表达式的字符串之前加上前缀 r，例如 r"$\intf(x)dx$"。

任务⓾-❹ 标题、文本注释和箭头注释的设置。

要求：为图形添加标题"函数及其导数"，为曲线添加公式作为文本注释，在曲线导数为 0 处添加箭头注释。

算法思路：使用 set_title () 函数为 Axes 对象添加标题，使用 text() 函数添加 LaTex 公式作为曲线的文本注释，使用 annotate() 函数为 Axes 对象添加带箭头的注释。

程序代码如下：

```
##############################################################################
1. import matplotlib.pyplot as plt
…
11.ax.set_title("函数及其导数", fontsize=14, fontproperties="SimHei")
12.ax.text(-1.5, -5, "$y(x)=x^3+x^2+x$", fontsize=14, family="serif")
13.ax.text(-1.5, 8, "$y'(x)=3x^2+2x+1$", fontsize=14, family="serif")
14.ax.annotate("导数为0", fontsize=14, fontproperties="SimHei", xy=(-0.28, 0.6
15.7), xycoords="data", xytext=(+20,+50), textcoords="offset points", arrowprops=dict
   (arrowstyle="->", connectionstyle="arc3, rad=.5"))
##############################################################################
```

关键代码解释：第 11 行 set_title () 函数为 Axes 对象添加标题，参数 –0.5 及 15 为 x 轴和 y 轴的坐标值；第 12 ~ 13 行 text() 用于添加 LaTex 公式作为文本注释；第 14 行 annotate() 函数为 Axes 对象添加带箭头的注释，使用关键参数 xy 设置注释显示的坐标轴位置，使用 arrowprops 参数设置箭头格式。

> **思政导引：**
> 2020年8月24日，习近平总书记在中南海主持召开经济社会领域专家座谈会时指出，"新时代改革开放和社会主义现代化建设的丰富实践是理论和政策研究的'富矿'"，希望广大理论工作者"从国情出发，从中国实践中来、到中国实践中去，把论文写在祖国大地上，使理论和政策创新符合中国实际、具有中国特色"。本章例题中图形的文字以中文为主，以便于读者为中文论著进行科技制图。

4. 轴属性的设置

Axes 对象包括水平 x 轴和垂直 y 轴，每个轴都可以设置各自的属性，例如轴标签、刻度位置、刻度标签、轴自身的位置和外观等。

（1）轴标签

matplotlib 设置轴标签的方法是 set_xlabel() 和 set_ylabel()，它们分别用于设置 x 轴和 y 轴的标签，主要参数包括：标签文本的字符串、labelpad（设置轴与标签之间的距离），以及文本属性（见表10-2）。

视频：任务10-5

任务⑩-5 轴标签的设置。

要求：为示例代码分别添加 x 轴的标签"x"和 y 轴的标签"f(x)"。

算法思路：使用 set_xlabel() 和 set_ylabel() 函数分别添加 x 轴和 y 轴的标签。

程序代码如下：

```
##############################################################################
1. import matplotlib.pyplot as plt
……
16. ax.set_xlabel("x", labelpad=5, fontsize=14, family="serif")
17. ax.set_ylabel("f(x)", labelpad=10, fontsize=14, family="serif")
##############################################################################
```

（2）轴的范围

在默认情况下，Axes 对象的 x 轴和 y 轴范围是根据数据范围自动调整的。当需要人为指定轴的范围时，可使用 Axes 对象的 set_xlim() 和 set_ylim() 方法设置 x 轴和 y 轴的上下限。例如图 10-4 所示，左图为原始图，图中 y 轴的数值范围从 0 到 100，不同方法在准确率上的差异显示的不清楚；右图使用 set_ylim() 方法将 y 轴范围设置为 78 至 93，不同方法在准确率上的差异能够被更清楚地展示出来。

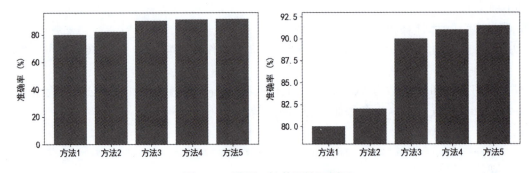

图 10-4 设置 y 轴范围的示例图

Axes 对象的 axis() 方法也常被用于设置 y 轴的取值范围。图 10-5 所示左图与右图绘制的为同一函数的曲线，左图使用"tight"字符串作为 axis() 方法的参数，使得 y 轴的取值范围为函数值范围；右图使用"equal"字符串作为 axis() 方法的参数，使得 y 轴与 x 轴的坐标间隔一致。

（3）轴的刻度线、刻度标签和网格

轴的刻度线是图形整体外观的重要部分，matplotlib 的 mpl.ticker 模块提供了一种通用可扩展的刻度管理系统，可以对轴的刻度线进行精细控制。轴的刻度分为主要刻度（major tick）和次要刻度（minor tick），如图 10-6 所示，区别在于主要刻度有对应的标签，次要刻度则没有标签，设置函数分别为 set_major_locator() 和 set_minor_locator()。

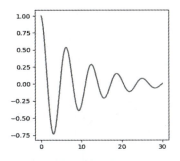
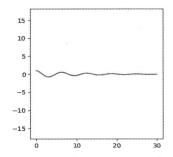

图 10-5　在 axis() 函数中分别使用"tight"（左图）和"equal"（右图）作为参数的对比图

matplotlib 提供了多种摆放刻度的策略，常用的包括：在给定基数的倍数处设置刻度，方法为 mpl.ticker.MaxNLocator()；在指定的坐标上设置刻度，方法为 mpl.ticker.FixedLocator()。以生成图 10–6 刻度的主要代码为例：

```
##################################################################################
1. ax.xaxis.set_major_locator(mpl.ticker.FixedLocator([0, 0.5, 1]))
2. ax.yaxis.set_major_locator(mpl.ticker.FixedLocator([0, 0.5, 1]))
3. ax.xaxis.set_minor_locator(mpl.ticker.MaxNLocator(4))
4. ax.yaxis.set_minor_locator(mpl.ticker.MaxNLocator(4))
##################################################################################
```

代码解释：第 1 行设置 x 轴的主要刻度，位置为固定的 0、0.5、1；第 2 行设置 y 轴的主要刻度，方法同上；第 3 行设置 x 轴的次要刻度，位置为 1/4 的倍数，其中 1 为主要刻度的长度，4 为参数数值；第 4 行设置 y 轴的次要刻度，方法同上。

网格线是一种用于从图形中直观读取数值的辅助线，它的本质是扩展的横跨整个图形的刻度线。Axes 对象的 grid() 方法用于启用网格线，通过设置关键字参数来控制网格的外观，常用参数包括：用于设置线条外观的 color、linestyle、linewidth 等参数；用于指定网格线在哪个刻度及哪个轴上显示的 which 和 axis 参数。多次调用 grid() 方法可为图形生成多种样式的网格线。

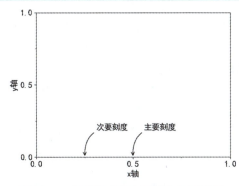

图 10-6　主要刻度和次要刻度的示例图

任务⑩-6　网格线的设置。

要求：为示例代码添加 y 轴上的网格线，颜色为蓝色，线型为点线。

算法思路：设置参数 axis="y"，使得网格线显示在 y 轴。如果希望网格线显示在 x 轴，可以指定 axis="x"。如果需要在 x 轴和 y 轴上都显示网格线，可以指定 axis="both" 或者不使用 axis 参数，默认情况下 x 轴和 y 轴都显示网格线。

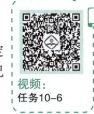

视频：
任务10-6

程序代码如下：

```
##################################################################################
1. import matplotlib.pyplot as plt
……
18.ax.grid(color="blue", axis="y", linestyle=":", linewidth=0.5)
##################################################################################
```

下面展示了本小节的完整代码，生成图形如图 10-3 所示。

```
##################################################################################
1. import matplotlib.pyplot as plt
2. import numpy as np
3.
4. x=np.linspace(-2, 2, 100)
5. y1=x**3+x**2 + x
6. y2=3*x**2+2*x+1
7. fig, ax=plt.subplots()
8. ax.plot(x, y1, ls="-", color="red", lw=1.5, label="y(x)")
9. ax.plot(x, y2, ls="--", color="green", lw=1.5, label="y'(x)")
10.plt.legend(loc=4, ncol=2)
```

```
11.ax.set_title("函数及其导数", fontsize=14, fontproperties="SimHei")
12.ax.text(-1.5, -5, "$y(x)=x^3+x^2+x$", fontsize=14, family="serif")
13.ax.text(-1.5, 8, "$y'(x)=3x^2+2x+1$", fontsize=14, family="serif")
14.x.annotate("导数为0", fontsize=14, fontproperties="SimHei", xy=(-0.28, 0.6
15.7), xycoords="data", xytext=(+20, +50), textcoords="offset points", arrowprops=dict
(arrowstyle="->", connectionstyle="arc3, rad=.5"))
16.ax.set_xlabel("x", labelpad=5, fontsize=14, family="serif")
17.ax.set_ylabel("f(x)", labelpad=10, fontsize=14, family="serif")
18.ax.grid(color="blue", axis="y", linestyle=":", linewidth=0.5)
19.plt.show()
########################################################################
```

（4）对数坐标和双轴线

在科技制图中，当数据的数量级较大时通常使用对数坐标。在 matplotlib 中 loglog()、semilogx() 和 semilogy() 函数分别用于设置 x 和 y 轴均为对数坐标、x 轴为对数坐标以及 y 轴为对数坐标，例如对于 Axes 对象 ax，设置 y 轴为对数坐标的方法是 ax.semiology()。

双轴线是指为图形设置两个 x 轴或者 y 轴，它是通过将两个独立的 Axes 对象重叠放置来实现的。在 matplotlib 中 twinx() 方法可以实现两个独立的 Axes 对象共享 x 轴，而 y 轴是独立的；twiny() 方法可以实现两个独立的 Axes 对象共享 y 轴，而 x 轴是独立的。例如有 Axes 对象 ax1，ax2=ax1.twinx()，那么 ax1 与 ax2 共享 x 轴，而 y 轴是独立的。

视频：
任务10-7

任务⑩-⑦ 双轴线和对数坐标的设置。

要求：为函数 $y=x^4+x^3+x^2+x+1$ 绘制双轴图形，设置双轴线为共享 x 轴，y 轴独立，同时设置左侧 y 轴为对数坐标。

算法思路：使用 twinx() 函数绘制双抽线，使用 semilogy() 函数设置 y 轴为对数坐标轴。

程序代码如下：

```
########################################################################
1. import matplotlib.pyplot as plt
2. import numpy as np
3.
4. x=np.linspace(0, 10, 100)
5. y1=x**4 + x**3 + x**2 + x + 1
6. fig, ax=plt.subplots(figsize=(9, 5))
7. plt.rcParams['font.family']=['SimHei']
8. ax.semilogy(x, y1, ls="-.", color="blue", lw=1.5, label="y轴为对数坐标的曲线")
9. ax.set_title("$f(x) = x^4 + x^3 + x^2 + x + 1$", fontsize=14, family="serif")
10.ax.set_xlabel("x", labelpad=5, fontsize=14, family="serif")
11.ax.set_ylabel("log(f(x))", labelpad=5, fontsize=14, family="serif")
12.ax.legend(loc=2)
13.ax2=ax.twinx()
14.ax2.plot(x, y1, ls="-", color="red", lw=1.5, label="y轴为原始坐标的曲线")
15.ax2.set_ylabel("f(x)", labelpad=5, fontsize=14, family="serif")
16.ax2.legend(loc=4)
17.plt.show()
########################################################################
```

关键代码解释：第 8 行使用 semilogy() 函数设置 y 轴为对数坐标轴；第 13 行使用 twinx() 函数实现 Axes 对象 ax 与 ax2 的堆叠，ax 与 ax2 共享 x 轴，y 轴是独立的；ax 与 ax2 是独立进行绘制并设置图形元素的，第 8~12 行在 ax 上绘制图形，第 13~16 行在 ax2 上绘制图形。代码运行结果如图 10-7 所示。

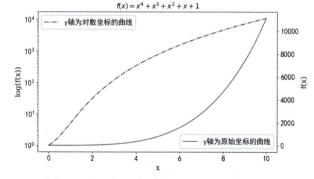

图 10-7 设置左侧 y 轴为对数坐标的双轴图形

10.1.3 常见图表类型

matplotlib 的 pyplot 模块提供了一系列用于绘制基础

图表的函数，常用函数如表 10-3 所示。本小节将介绍常见的直方图、折线图、条形图、饼图、散点图、箱形图和误差条图的绘图函数。

表 10-3　pyplot 模块提供的常见基础图表函数

函　　数	功　　能
plot()	绘制折线图
boxplot()	绘制箱形图
bar()	绘制条形图
polar()	绘制极坐标
pie()	绘制饼图
scatter()	绘制散点图
hist()	绘制直方图
contour()	绘制等高线
stackplot()	绘制堆积面积图
violinplot()	绘制小提琴图
errorbar()	绘制误差条图

1. 绘制直方图

直方图是一种统计报告图，由一系列高度不等的纵向条纹或线段表示数据分布的情况。matplotlib 中 pyplot 模块提供的绘制直方图的函数为 hist()，其语法格式为：

```
hist(x, bins=None, range=None, density=False, weights=None, cumulative=False, bottom=None, histtype='bar', align='mid', orientation='vertical', rwidth=None, log=False, color=None, label=None, stacked=False, *, data=None, **kwargs)
```

主要参数如下：
- x：设置要绘制直方图的数据。
- bins：设置直方图条形的个数。
- range：设置直方图数据的上下界，默认为数据的最大值和最小值。
- density：若为 True，对数据进行归一化，在 y 轴上显示概率密度。
- weights：为数据点设置权重。
- align：设置对齐方式，默认为 mid，可选参数为 left、right。
- facecolor、edgecolor：设置直方图的填充颜色、边界颜色。
- label：设置直方图的图例。
- stacked：是否需要将直方图呈堆叠摆放，默认水平摆放。

任务⑩-❽　直方图的绘制。

要求：TCHO_num.npy 文件中存储了 600 例患者的总胆固醇数值，请为文件 TCHO_num.npy 中的数据绘制直方图，在 y 轴上显示概率密度。

算法思路：使用 hist() 方法绘制直方图，通过设置参数 density 为 True 来在 y 轴上显示概率密度，直方图如图 10-8 所示。

视频：
任务10-8

程序代码如下：

```
###############################################################################
1.  import matplotlib.pyplot as plt
2.  import numpy as np
3.
4.  data=np.load("TCHO_num.npy")
5.  fig, ax=plt.subplots()
6.  ax.hist(data, facecolor="blue", edgecolor="black", density=True)
7.  ax.set_xlabel("TCHO数值", labelpad=5, fontsize=14, fontproperties="SimHei")
8.  ax.set_ylabel("概率值", labelpad=10, fontsize=14, fontproperties="SimHei")
```

```
9. plt.show()
```

2. 绘制折线图

折线图是一种常用于观察数据走势的图形，例如可以显示随时间变化而变化的连续数据。matplotlib 中 pyplot 模块提供的绘制折线图的函数是 plot()，其语法格式为：

```
plot([x], y, [fmt], [x2], y2, [fmt2], …, **kwargs)
```

主要参数如下：

- x，y：数据点的 x 轴、y 轴坐标。
- fmt：定义线条基本属性的字符串，包括颜色、点型、线宽等。

视频：
任务10-9

任务❿-9 折线图的绘制。

要求：在 month_num.npy 文件中存储了某医院一年中每月的住院人数，请为文件 month_num.npy 中的数据绘制折线图。

算法思路：使用 plot() 函数绘制折线图，参数 x、data 为数据点坐标位置，其余为线条基本属性参数，绘制图形如图 10-9 所示。

程序代码如下：

```
1. import matplotlib.pyplot as plt
2. import numpy as np
3. import matplotlib as mpl
4.
5. data=np.load("month_num.npy")
6. x=np.array([1, 2, 3, 4, 5, 6, 7, 8, 9, 10, 11, 12])
7. fig, ax=plt.subplots()
8. ax.plot(x, data, ls="--", color="red", lw=1.5)
9. ax.set_ylim(0, 80)
10.ax.xaxis.set_major_locator(mpl.ticker.FixedLocator([1, 2, 3, 4, 5, 6, 7, 8, 9, 10, 11, 12]))
11.ax.set_xlabel("月份", labelpad=5, fontsize=14, fontproperties="SimHei")
12.ax.set_ylabel("住院人数", labelpad=10, fontsize=14, fontproperties="SimHei")
13.plt.show()
```

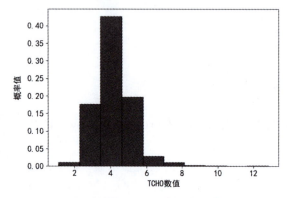

图 10-8 使用 hist() 函数绘制的直方图

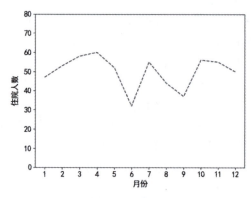

图 10-9 使用 plot() 函数绘制的折线图

3. 绘制条形图

条形图是用等宽条形的高度或长度来表示数据大小的图形。条形图可以横置或纵置，纵置时也称为柱形图。matplotlib 中 pyplot 模块提供的绘制条形图的函数是 bar()，其语法格式为：

```
bar(x, height, width=0.8, bottom=none, *, align='center', data=none, **kwargs)
```

主要参数如下：

- x：设置横坐标。

- height:设置条形的高度。
- width:设置条形的宽度,默认为0.8。
- bottom:条形的起始位置。
- align:条形的中心位置。

任务⑩-⑩ 条形图的绘制。

要求:在hospital_num.npy文件中存储了某医院一年中每月出院、死亡和转院的人数,共3行12列数据,请为文件hospital_num.npy中的数据绘制条形图。

视频:
任务10-10

算法思路:使用bar()函数绘制3个条形,分别表示出院、死亡和转院的人数,设置网格线用来方便的读取条形的高度。

程序代码如下:

```
###############################################################################
1. import matplotlib.pyplot as plt
2. import numpy as np
3. import matplotlib as mpl
4.
5. data=np.load("hospital_num.npy")
6. fig, ax=plt.subplots()
7. x=np.array([1, 2, 3, 4, 5, 6, 7, 8, 9, 10, 11, 12])
8. width=0.3
9. label=np.array(["出院", "死亡", "转院"])
10.for i in range(0, 3):
11.    each_data=data[i]
12.    ax.bar(x+(i-1)*width, each_data, width, align='center', label=label[i])
13.plt.rcParams['font.family']=['SimHei']
14.plt.legend(loc="best", ncol=3)
15.ax.xaxis.set_major_locator(mpl.ticker.FixedLocator([1, 2, 3, 4, 5, 6, 7, 8, 9, 10, 11,12]))
16.ax.set_ylim(0, 60)
17.ax.yaxis.set_minor_locator(mpl.ticker.MaxNLocator(12))
18.ax.grid(color="blue", axis="y", linestyle="-", linewidth=0.5)
19.ax.grid(color="blue", axis="y", which="minor", linestyle=":", linewidth=0.5)
20.ax.set_xlabel("月份", labelpad=5, fontsize=10, fontproperties="SimHei")
21.ax.set_ylabel("人数", labelpad=10, fontsize=10, fontproperties="SimHei")
22.plt.show()
###############################################################################
```

关键代码解释:第10~12行,利用for循环体依次读出每列数据并绘制条形图,bar()函数的横坐标参数利用 x + (i-1)*width 进行计算,可以使得同月份中的3个条形紧凑排列;第18、19行使用grid()函数分别设置y轴主要刻度和次要刻度的网格线。生成图形如图10-10所示。

4. 绘制饼图

饼图是一种常用的统计图,它能够直观的反映出各项的大小以及与总和的比例。matplotlib中pyplot模块提供的绘制饼图的函数是pie(),其语法格式为:

```
pie(x, explode=None, labels=None, colors=None, autopct=None, pctdistance=0.6, shadow=False, labeldistance=1.1, startangle=0, radius=1, counterclock=True, wedgeprops=None, textprops=None, center=0, 0, frame=False, rotatelabels=False, *, normalize=None, data=None)
```

主要参数说明如下:

- x:每一块的数值,如果sum(x)>1,则会进行归一化。
- explode:每一块距离中心的距离。
- labels:每一块的说明文字。
- autopct:控制饼图内的百分比设置。
- shadow:添加阴影。
- labeldistance:label标记的绘制位置相对于半径的比例。

- startangle：起始绘制角度，默认从 x 轴正方向逆时针画起。
- radius：设置饼图的半径，默认是 1。
- counterclock：设置指针的方向，默认是逆时针。
- center：浮点数据的列表，设置图形中心的位置。
- frame：布尔类型，默认为 False，如果是 True 则绘制带有表的轴框架。
- rotatelabels：布尔类型，默认为 False，如果是 True 则旋转 label 到指定的角度。

视频：
任务10-11

任务⑩-⑪ 饼图的绘制。

要求： 在 disease_num.npy 中存储了某医院大数据中 15 种疾病及其患病人数，共 2 行 15 列数据，请为 disease_num.npy 文件中的数据绘制饼图。

算法思路： 使用 pie() 函数绘制饼图，设置"糖尿病"项距圆心距离 0.08 使其突出显示，使用参数 autopct 设置饼图上数值的格式，生成的图形如图 10-11 所示。

程序代码如下：

```
##############################################################################
1. import matplotlib.pyplot as plt
2. import numpy as np
3.
4. data=np.load("disease_num.npy")
5. fig, ax=plt.subplots()
6. plt.rcParams['font.family']=['SimHei']
7. ax.pie(data[0], [0, 0, 0, 0, 0, 0, 0, 0, 0, .08, 0, 0, 0, 0, 0], labels=data[1], autopct='%1.f%%')
8. plt.show()
##############################################################################
```

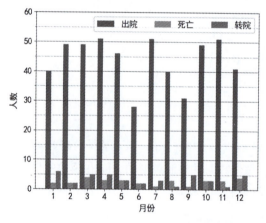

图 10-10　使用 bar() 函数绘制的条形图

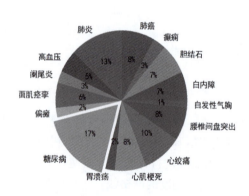

图 10-11　使用 pie() 函数绘制的饼图

5. 绘制散点图

散点图是数据点在直角坐标系平面上的分布图，散点图能显示出因变量随自变量变化而变化的大致趋势。通过观察散点图可以选择合适的函数对数据点进行拟合，也可以判断两变量之间是否存在某种关联，或总结数据点的分布模式。matplotlib 中 pyplot 模块提供的绘制散点图的函数是 scatter()，其语法格式为：

```
scatter(x, y, s=None, c=None, marker=None, cmap=None, norm=None, vmin=None, vmax=None, alpha=None, linewidths=None, *, edgecolors=None, plotnonfinite=False, data=None, **kwargs)
```

主要参数说明如下：

- x，y：绘图的数据坐标向量。
- s：标记大小。
- c：标记颜色。
- marker：标记样式。

- cmap：设置色彩盘。
- norm：设置亮度，为 0~1 之间。
- alpha：设置透明度。
- linewidths：线条的宽度。
- edgecolors：轮廓颜色。

任务⑩-⑫ 散点图的绘制。

视频：
任务10-12

要求：在 breast_cancer.npy 文件中存储了 3 行 569 列数据，分别是与乳腺癌相关的特征 1、特征 2，以及良恶性，请为 breast_cancer.npy 文件中的良性和恶性特征绘制散点图。

算法思路：使用 scatter() 函数分别绘制良性肿瘤和恶性肿瘤的散点图。

程序代码如下：

```
################################################################################
1.  import matplotlib.pyplot as plt
2.  import numpy as np
3.
4.  data=np.load("breast_cancer.npy")
5.  x0=data[0]
6.  x1=data[1]
7.  fig, ax=plt.subplots()
8.  plt.rcParams['font.family']=['SimHei']
9.  index1=np.where(data[2]==0)[0]
10. ax.scatter(x0[index1], x1[index1], c="blue", marker='o', s=40, cmap=plt.cm.Spectral,
    label="良性")
11. index2=np.where(data[2]==1)[0]
12. ax.scatter(x0[index2], x1[index2], c="red", marker='o', s=40, cmap=plt.cm.Spectral,
    label="恶性")
13. ax.set_xlabel("特征1", labelpad=5, fontsize=10, fontproperties="SimHei")
14. ax.set_ylabel("特征2", labelpad=10, fontsize=10, fontproperties="SimHei")
15. plt.legend(loc=1)
16. plt.show()
################################################################################
```

关键代码解释：第 10 行绘制良性肿瘤的特征 1 和特征 2 的散点图，c="blue" 设置散点显示为蓝色；第 12 行绘制恶性肿瘤的特征 1 和特征 2 的散点图，c="red" 设置散点显示为红色，生成的图形如图 10-12 所示。

6. 绘制箱形图

箱形图是一种用作显示一组数据分散情况的统计图。箱形图与数据的关系是：箱形图的上边缘和下边缘分别对应数据的上界和下界，箱体的上边界和下边界分别对应数据的两个四分位数，箱体中间对应数据的中位数。matplotlib 中 pyplot 模块提供的绘制箱形图的函数是 boxplot()，其语法格式为：

```
boxplot(x, notch=none, sym=none, vert=none, whis=none, positions=none, widths=none,
patch_artist=none, bootstrap=none, usermedians=none, conf_intervals=none, meanline=none,
showmeans=None, showcaps=None, showbox=None, showfliers=None, boxprops=None, labels=None,
flierprops=None, medianprops=None, meanprops=None, capprops=None, whiskerprops=None,
manage_ticks=True, autorange=False, zorder=None, *, data=None)
```

主要参数说明如下：

- x：设置要绘制箱形图的数据。
- notch：是否以凹口形式展示箱形图，默认为非凹口。
- sym：设置异常点的形状，默认为"+"显示。
- vert：是否需要将箱形图垂直摆放。
- positions：设置箱形图的位置，默认为 [0,1,2,…]。
- widths：设置箱形图的宽度，默认为 0.5。
- patch_artist：是否填充箱体的颜色。
- boxprops：设置箱体的属性，如边框色、填充色等。
- labels：添加标签。

- capprops：设置箱形图顶端和末端线条的属性，如颜色、粗细等。

视频：
任务10-13

任务⑩-⑬ 箱形图的绘制。

要求： 文件group_weight.npy中存储了两个分组的体重数值，其中分组一有480例，分组二有453例，请为group_weight.npy文件中的数据绘制箱形图。

算法思路： 使用boxplot()函数绘制箱形图，设置参数notch=True以凹口形式展示箱形图，设置参数patch_artist=True以填充箱体的颜色。生成图形如图10-13所示。

程序代码如下：

```
################################################################################
1. import matplotlib.pyplot as plt
2. import numpy as np
3. plt.rc("font", family="SimHei", size="10")
4.
5. data=np.load("group_weight.npy", allow_pickle=True)
6. labels=["分组一", "分组二"]
7. fig, ax=plt.subplots()
8. ax.boxplot([data[0], data[1]], notch=True, patch_artist=True, labels=labels)
9. ax.set_ylabel("体重", labelpad=10, fontsize=10, fontproperties="SimHei")
10.plt.show()
################################################################################
```

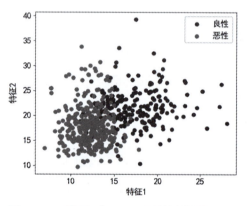

图 10-12 使用 scatter() 函数绘制的散点图

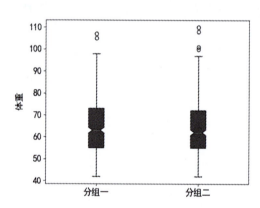

图 10-13 使用 boxplot() 函数绘制的箱形图

7. 绘制误差条图

在科学实验中由于客观原因存在一定的误差，使得实验结果总是在一定范围内波动，这一波动范围被称之为置信区间。在可视化数据时，误差条图可以很好的表现这种有一定置信区间的带误差数据。matplotlib中pyplot模块提供的绘制误差条图的函数是errorbar()，其语法格式为：

errorbar(x, y, yerr=None, xerr=None, fmt='', ecolor=None, elinewidth=None, capsize=None, barsabove=False, lolims=False, uplims=False, xlolims=False, xuplims=False, errorevery=1, capthick=None, *, data=None, **kwargs)

主要参数说明如下：

- x，y：数据的坐标向量。
- xerr, yerr：每一个数据点水平和垂直方向的误差。
- fmt：设置图属性的字符串，包括颜色、点型、线型等。

视频：
任务10-14

任务⑩-⑭ 误差条图的绘制。

要求： 生成随机数和随机误差来绘制误差条图

算法思路： 使用errorbar()函数绘制误差条图，本例误差范围是由第5行的随机函数生成的，在科技制图中，误差线通常为标准差（平均偏差）或标准误差。代码生成图形如图10-14所示。

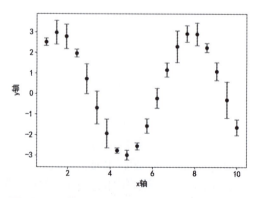

图 10-14 使用 errorbar() 函数绘制的误差条图

程序代码如下：

```
################################################################################
1.  import matplotlib.pyplot as plt
2.  import numpy as np
3.
4.  x=np.linspace(1, 10, 20)
5.  dy=np.random.rand(20)
6.  y=np.sin(x)*3
7.  fig, ax=plt.subplots()
8.  ax.errorbar(x, y, yerr=dy, fmt='o', ecolor='r', color='b', elinewidth=2, capsize=4)
9.  ax.set_xlabel("x轴", labelpad=5, fontsize=10, fontproperties="SimHei")
10. ax.set_ylabel("y轴", labelpad=10, fontsize=10, fontproperties="SimHei")
11. plt.show()
################################################################################
```

> **要点提示：**
> 绘制三维图形时需要额外导入 mpl_toolkits.mplot3d.axes3d 模块，除了在实例化子图类型时指定 projection 为 3D，其他参数设置基本与二维图形的设置方式相同。

10.1.4 Axes 高级布局

在科学计算的可视化过程中，通常需要把多个图形放置在一个画布上进行展示。matplotlib 中提供了多种布局函数，可以制作图中图以及将多个 Axes 对象按照不同策略进行摆放，本小节将依次介绍实现 Axes 布局的常用函数和布局管理器。

1. 制作图中图

图中图是指在图形区域内显示的小图形，常用于放大图形中的某个感兴趣区域，或者显示一些与主图相关的小图形。在 matplotlib 中，可以在图形画布的任意位置放置 Axes 对象，也可以实现与现有 Axes 对象重叠，因此使用 add_axes() 函数将 Axes 对象添加到图形区域的指定坐标位置就能够实现图中图。例如，在任务 10-11 制的饼图中，可以利用 add_axes() 函数为主图添加展示患糖尿病的男女比例的条形图，效果如图 10-15 所示。

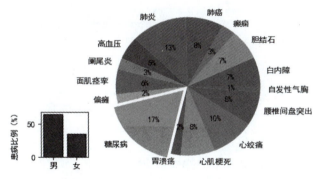

图 10-15 使用 make_axes() 函数绘制的图中图

实现图 10-15 只需要在任务 10-11 代码中添加如下代码：

```
################################################################################
ax_insert=fig.add_axes([.1, .18, 0.1, 0.2], facecolor="none")
x=[65, 35]
ax_insert.bar(["男","女"], x, facecolor="blue", edgecolor="black")
ax_insert.set_ylabel("患病比例（%）", labelpad=10, fontproperties="SimHei")
################################################################################
```

关键代码解释：第 1 行利用 add_axes() 函数在画布 (0.1, .18) 位置上添加一个尺寸为 (0.1, 0.2) 的 Axes 对象 ax_insert；第 3 行利用 ax_insert 的 bar() 函数绘制条形图。

2. 设置网格布局

在画布上放置多个 Axes 对象时，matplotlib 提供了 3 种常用的网格布局方法：subplots() 函数利用行列相等的网格进行布局；subplot2grid() 函数能够设置跨行或者列的网格进行布局；GridSpec 对象可创建行列不等的网格进行行布局。

（1）subplots() 函数

在前面的任务中没有设置 subplots() 函数的参数，它返回了一个 Figure 对象和一个 Axes 对象。subplots() 函数的第 1 个参数和第 2 个参数为网格的行数和列数，例如，subplots(1,2) 将返回一个 Figure 对象和两个 Axes 对象，

Axes 对象将被布局在 1 行 2 列的网格中。sharex 和 sharey 是 subplots() 函数中的重要参数,它们用于设置在 Axes 对象之间共享轴标签。

任务⑩-⑮ 使用 subplots() 函数进行网格布局。

要求:使用 2 行 2 列的网格进行布局,第 1 行 1 列绘制 cos 函数曲线,第 1 行 2 列绘制 sin 函数曲线,第 2 行 1 列绘制 tan 函数曲线,第 2 行 2 列绘制 cos 函数+sin 函数曲线。第 1 列和第 2 列图形共享 x 轴。

算法思路:使用 subplot() 函数生成 2*2 的 Axes 对象矩阵,参数 sharex=True 设置共享 x 轴。

程序代码如下:

```
##############################################################################
1. import matplotlib.pyplot as plt
2. import numpy as np
3. import matplotlib as mpl
4.
5. fig, axs=plt.subplots(2, 2, figsize=(6, 6), sharex=True)
6. x=np.linspace(0, 360, 100)*np.pi/180
7. y1=np.cos(x)
8. axs[0, 0].plot(x, y1)
9. axs[0, 0].xaxis.set_major_locator(mpl.ticker.FixedLocator([0*np.pi/180, 90*np.pi/180, 180*np.pi/180, 270*np.pi/180, 360*np.pi/180]))
10.axs[0, 0].set_xticklabels([r"$0^o$", r"$90^o$", r"$180^o$", r"$270^o$", r"$360^o$"])
11.axs[0, 0].set_ylabel("y轴", labelpad=3, fontproperties="SimHei")
12.axs[0, 0].set_title("cos函数", fontproperties="SimHei")
13.y2=np.sin(x)
14.axs[0, 1].plot(x, y2)
15.axs[0, 1].set_title("sin函数", fontproperties="SimHei")
16.y3=np.tan(x)
17.axs[1, 0].plot(x, y3)
18.axs[1, 0].set_xlabel("x轴", labelpad=5, fontproperties="SimHei")
19.axs[1, 0].set_ylabel("y轴", labelpad=3, fontproperties="SimHei")
20.axs[1, 0].set_title("tan函数", fontproperties="SimHei")
21.y4=y1+y2
22.axs[1, 1].plot(x, y4)
23.axs[1, 1].set_xlabel("x轴", labelpad=5, fontproperties="SimHei")
24.axs[1, 1].set_title("cos函数+sin函数", fontproperties="SimHei")
25.plt.show()
##############################################################################
```

关键代码解释:第 5 行使用 subplot() 函数生成 2*2 的 Axes 对象矩阵,参数 sharex=True。第 8 ~ 24 行代码依次在 4 个 Axes 对象上绘制图形,生成的图形如图 10-16 所示。

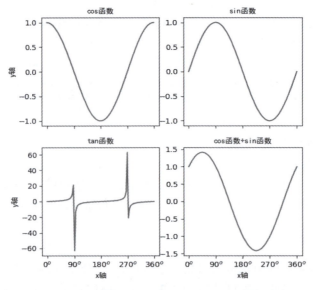

图 10-16 使用 subplot() 函数进行网格布局的效果图

（2）subplot2grid() 函数

subplot2grid() 函数提供了比 subplots() 函数更灵活的 Axes 布局管理。subplot2grid() 函数有两个必要参数：元组 (nrows,ncols) 为网格形状，元组 (row,col) 为 Axes 对象起始位置。colspan 和 rowspan 是重要的可选参数，用于实现 Axes 对象跨行以及跨列的显示，例如使用 subplot2grid((2, 2), (1, 0), colspan=2) 函数可以实现如图 10-17 的跨列布局。

（3）GridSpec 对象

GridSpec 对象属于 mpl.gridspec 模块，它是 matplotlib 中最通用的网格布局管理器。GridSpec 对象仅用于设置网格布局，它自身不生成 Axes 对象，在创建了 GridSpec 对象后，可以使用 Figure.add_subplot() 方法来创建 Axes 对象，然后再将 Axes 对象放置到画布上 GridSpec 对象的网格内。GridSpec 对象的重要关键字包括：left、right、bottom 和 top 参数，用于设置网格的位置；wspace 和 hspace 参数，用于设置子图之间间隔的宽度和高度；width_ratios 和 height_ratios 参数，用于设置列与行的相对宽度和高度。

任务❿-⓰ 使用 GridSpec 对象进行网格布局。

要求：第 1 行绘制两幅图形，分别是 cos 函数的曲线和 sin 函数的曲线，第 2 行绘制 tan 函数的曲线，将 tan 函数曲线跨两列显示。

算法思路：使用 GridSpec 对象生成 2*2 的网格 gs，使用 gs[1, 0:] 将跨列显示图形。

程序代码如下：

```
1. import matplotlib.pyplot as plt
2. import numpy as np
3. import matplotlib as mpl
4. 
5. fig=plt.figure(figsize=(6, 6))
6. gs=mpl.gridspec.GridSpec(2, 2, hspace=0.3)
7. ax0=fig.add_subplot(gs[0, 0])
8. ax1=fig.add_subplot(gs[0, 1])
9. ax2=fig.add_subplot(gs[1, 0:])
10.x=np.linspace(0, 360, 100)*np.pi/180
11.y1=np.cos(x)
12.ax0.plot(x, y1)
13.ax0.xaxis.set_major_locator(mpl.ticker.FixedLocator([0*np.pi/180, 90*np.pi/180,
180*np.pi/180, 270*np.pi/180, 360*np.pi/180]))
14.ax0.set_xticklabels([r"$0^o$", r"$90^o$", r"$180^o$", r"$270^o$", r"$360^o$"])
15.ax0.set_ylabel("y轴", labelpad=3, fontproperties="SimHei")
16.ax0.set_title("cos函数", fontproperties="SimHei")
17.y2=np.sin(x)
18.ax1.xaxis.set_major_locator(mpl.ticker.FixedLocator([0*np.pi/180, 90*np.pi/180,
180*np.pi/180, 270*np.pi/180, 360*np.pi/180]))
19.ax1.set_xticklabels([r"$0^o$", r"$90^o$", r"$180^o$", r"$270^o$", r"$360^o$"])
20.ax1.set_yticks([])
21.ax1.plot(x, y2)
22.ax1.set_title("sin函数", fontproperties="SimHei")
23.x=np.linspace(0, 720, 200)*np.pi/180
24.y3=np.tan(x)
25.ax2.plot(x, y3)
26.ax2.set_xlabel("x轴", labelpad=5, fontproperties="SimHei")
27.ax2.set_ylabel("y轴", labelpad=3, fontproperties="SimHei")
28.ax2.set_title("tan函数", fontproperties="SimHei")
29.ax2.xaxis.set_major_locator(mpl.ticker.FixedLocator([0*np.pi/180, 90*np.pi/180,
180*np.pi/180, 270*np.pi/180, 360*np.pi/180, 450*np.pi/180, 540*np.pi/180, 630*np.
pi/180, 720*np.pi/180]))
30.ax2.set_xticklabels([r"$0^o$", r"$90^o$", r"$180^o$", r"$270^o$", r"$360^o$",
r"$450^o$", r"$540^o$", r"$630^o$", r"$720^o$"])
31.plt.show()
```

关键代码解释：第 6 行生成 2 行 2 列的 GridSpec 对象 gs，子图之间高度为 0.3；第 7 行利用 add_subplot() 函数生成 Axes 对象 ax0，参数 gs[0, 0] 用于设置 ax0 放置在网格的 (0,0) 坐标位置，即画布的左上角；第 8 行方法同上；

第 9 行方法同上，参数 gs[1, 0:]将图像跨列显示在第二行；第 10 ~ 30 行依次绘制并设置 ax0、ax1 和 ax2 的图形元素，生成图形如图 10-17 所示。

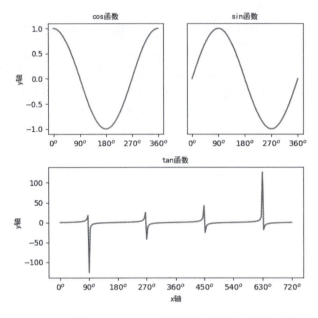

图 10-17　使用 GridSpec 对象进行网格布局的效果图

10.1.5　色图绘制

在科技制图时经常需要绘制色图（或者热图），在 matplotlib 中提供了依据坐标系中点对应的值进行着色的函数，常用函数包括 pcolor() 和 imshow()，以及绘制等高线图的函数 contour() 和 contourf() 等。本小节以 contour() 函数为例介绍色图的绘制方法，函数 imshow()、pcolor() 和 contourf() 的使用方法几乎与 contour() 函数相同。

使用 contour() 函数绘制色图的主要步骤如下：①准备数据，使用 meshgrid() 函数生成二维坐标数组；②指定参数，重要参数包括 vmin（映射到色轴的最小数值）、vmax（映射到色轴的最大数值）、norm（指定最小数值和最大数值）和 cmap（设置数据值映射到颜色的色图样式）；③设置 colorbar 元素，它是一种显示颜色与数值对应关系的条形图。

任务⑩-⑰ 为函数绘制色图。

要求：图形的 x 值从 –3 到 3，y 值从 –1.5 到 4.7，z 值范围为 (–z,z)，设置色图的颜色模式是 mpl.cm.Blues，添加 colorbar 元素。

算法思路：首先，使用 meshgrid() 函数生成二维坐标数组；然后，使用 contour() 函数绘制等高线；最后，使用 colorbar() 函数绘制 colorbar 元素。

程序代码如下：

```
###############################################################################
1. import matplotlib.pyplot as plt
2. import numpy as np
3. import matplotlib as mpl
4.
5. x=np.linspace(-3, 3, 100)
6. y=np.linspace(-1.5, 4.7, 100)
7. x, y=np.meshgrid(x, y)
8. z=np.sin(x) * np.cos(y)
9. fig, ax=plt.subplots()
10.norm=mpl.colors.Normalize(-abs(z).max(), abs(z).max())
11.p=ax.contour(x, y, z, norm=norm, cmap=mpl.cm.Blues)
12.cb=fig.colorbar(p, ax=ax)
13.plt.show()
###############################################################################
```

关键代码解释：第 5 ~ 7 行准备数据，使用 meshgrid() 函数生成二维坐标数组 x 和 y，z 为（x, y）坐标位置对应的值；第 11 行绘制等高线，参数 norm 指定了绘制 z 的数值范围，cmap 设置了色彩样式；第 12 行绘制 colorbar 元素（图 10-18 上最右侧条形），它用于显示颜色与数值之间的对应关系。生成图形如图 10-18 所示。

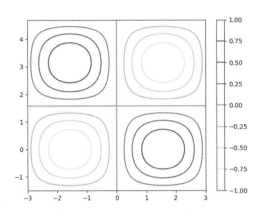

图 10-18　使用 contour() 函数绘制的等高线图

10.2　统计分析图形库 seaborn

seaborn 是构建于 matplotlib 基础之上的图形库，它在 matplotlib 的基础上进行了更高级的 API 封装，能够制作出标准、精致的统计图形，这使得 seaborn 成为了统计分析与数据处理方面的一把利器。

10.2.1　常见图表类型

seaborn 根据数据特征将图形分为 5 种类型：关系图、分类图、分布图、回归图和矩阵图。seaborn 能够绘制这 5 类型中共 21 种图形，本小节将介绍其中最常见的图形类型，包括散点图（属于关系图）、小提琴图（属于分类图）、直方图（属于分布图）、回归模型图（属于回归图）和热力图（属于矩阵图）。

1. 绘制散点图

在之前 matplotlib 的练习中已经绘制过散点图，本小节将利用 seaborn 再次绘制散点图，对比 matplotlib，seaborn 代码更简洁、功能更完善。例如，能够直接将 label 生成图例、按 label 为数据点绘制不同的样式等。seaborn 提供的绘制散点图的函数为 scatterplot()，其语法格式为：

```
scatterplot(*, x=None, y=None, hue=None, style=None, size=None, data=None, palette=None, hue_order=None, hue_norm=None, sizes=None, size_order=None, size_norm=None, markers=True, style_order=None, x_bins=None, y_bins=None, units=None, estimator=None, ci=95, n_boot=1000, alpha=None, x_jitter=None, y_jitter=None, legend='auto', ax=None, **kwargs)
```

主要参数说明如下：
- x，y：绘图数据的坐标向量。
- hue：分组变量，将不同类别的数据点绘制为不同的颜色。
- size：分组变量，将不同类别的数据点绘制为不同的大小。
- style：分组变量，将不同类别的数据点绘制为不同的标记。
- palette：设置绘图颜色样式。

任务❿-⓲ 散点图的绘制。

要求：在 breast_cancer.npy 文件中存储了 3 行 569 列数据，分别是与乳腺癌相关的特征 1、特征 2，以及良恶性，请利用 seaborn 为 breast_cancer.npy 文件中的良性和恶性特征绘制散点图。

算法思路：使用 scatterplot() 函数绘制散点图，利用参数 hue 和 style 为不同类别的数据点绘制不同的颜色和标记。

程序代码如下：

视频：
任务10-18

```
######################################################################
1.  import matplotlib.pyplot as plt
2.  import numpy as np
3.  import seaborn as sns
4.
5.  data=np.load("breast_cancer.npy")
6.  label=[]
7.  for item in data[2]:
8.      if item==0.:
9.          label.append("良性")
10.     else:
11.         label.append("恶性")
12. sns.set()
13. plt.rcParams['font.family']=['SimHei']
14. sns.scatterplot(data[0], data[1], hue=label, style=label, palette="Set2")
15. plt.show()
######################################################################
```

关键代码解释：第 5～11 行准备数据；第 12 行设置 seaborn 默认样式；第 14 行绘制散点图，参数 data[0]、data[1] 为数据 x 轴和 y 轴坐标，label 是每一个点的良恶性标注，label、data[0] 和 data[1] 的维度相同，hue、style 等参数直接根据 label 按类别绘制数据点的颜色、标记等，palette 参数指定图形的颜色。生成图形如图 10-19 所示。

2. 绘制小提琴图

小提琴图是箱形图和核密度估计的组合图，它常被用于可视化一个或多个组的数据分布。相比箱形图，小提琴图能够直观的展示数据的概率密度分布情况，视觉上更加美观。seaborn 提供的绘制小提琴图的函数为 violinplot()，其语法格式为：

```
violinplot(x=None, y=None, hue=None, data=None, order=None, hue_order=None, bw='scott',
cut=2, scale='area', scale_hue=True, gridsize=100, width=0.8, inner='box', split=False,
dodge=True, orient=None, linewidth=None, color=None, palette=None, saturation=0.75,ax=
None,**kwargs)
```

主要参数说明如下：

- x：用于显示在 x 轴上的一维数组，可以是数值或者字符串。
- y：用于显示在 y 轴上的一维数组，可以是数值或者字符串。
- hue：分组变量，将为不同类别的数据点绘制不同的颜色。
- scale：取值为 area、count 和 width 之一，用于调整小提琴的缩放：area 为每个小提琴设置相同的面积；count 依据样本数量调节宽度；width 为每个小提琴设置相同的宽度。
- inner：取值为 box、quartile、point、stick、none 之一，用于控制小提琴内部数据点的形态：box 用于绘制微型小提琴图；quartile 表示显示四分位分布；point、stick 将绘制点或者小竖条；none 表示绘制朴素的小提琴图。
- palette：设置绘图颜色样式。

任务⑩-⑲ 小提琴图的绘制。

要求：文件 group_weight.npy 中存储了两个分组的体重数值，其中分组一有 480 例，分组二有 453 例，请使用 seaborn 为 group_weight.npy 文件中的数据绘制小提琴图。

算法思路：使用 violinplot() 函数为两个分组数据绘制小提琴图，参数如下：第一个参数设置 labels 显示在 x 轴；第二个参数设置数值显示在 y 轴；设置参数 scale="count"，即依据样本数量调节小提琴的宽度；设置参数 inner="quartile"，在小提琴内部的数据点显示为四分位分布；设置参数 palette="Set2"，使用 Set2 颜色样式。

视频：
任务10-19

程序代码如下：

```
######################################################################
1.  import matplotlib.pyplot as plt
2.  import numpy as np
3.  import seaborn as sns
```

```
4. plt.rc("font", family="SimHei", size="10")
5.
6. data=np.load("group_weight.npy", allow_pickle=True)
7. len1=len(data[0])
8. len2=len(data[1])
9. labels=np.append(np.array(["分组一"]*len1), np.array(["分组二"]*len2))
10. y=np.append(data[0], data[1])
11. fig, ax=plt.subplots()
12. sns.violinplot(labels, y, scale="count", inner=" quartile", palette="Set2")
13. ax.set_ylabel("体重", labelpad=10, fontsize=10, fontproperties="SimHei")
14. plt.show()
###########################################################################
```

关键代码解释：同任务 10-17 不同，本示例代码在 matplotlib 的画布上利用 seaborn 绘制图形，图形保持了 matplotlib 的样式，matplotlib 的元素均可以按照上一节介绍的方法进行设置。第 12 行利用 violinplot() 函数绘制小提琴图。第 13 行使用 matplotlib 的 set_ylabel() 函数为 y 轴添加标签。生成图形如图 10-20 所示。

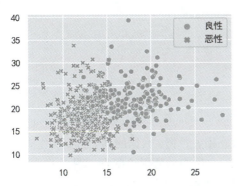

图 10-19　使用 scatterplot() 函数绘制的散点图

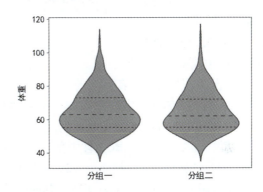

图 10-20　使用 violinplot() 函数绘制的小提琴图

3. 绘制直方图

同 matplotlib 提供的直方图函数不同，seaborn 的直方图函数 distplot() 能够直接将核密度估计图叠加在直方图上，更有助于展示数据的分布情况，其语法格式为：

```
distplot(a, bins=None, hist=True, kde=True, rug=False, fit=None, hist_kws=None, kde_kws=
None, rug_kws=None, fit_kws=None, color=None, vertical=False, norm_hist=False, axlabel=
None, label=None, ax=None)
```

主要参数说明如下：

- a：数据，如果是具有 name 属性的 series 对象，那么 name 将用于标记数据轴。
- bins：直方图 bins 的数目。
- hist：布尔值，是否绘制直方图。
- kde：布尔值，是否绘制高斯核密度估计图。
- vertical：布尔值，是否在 y 轴上显示直方图。

任务 ⑩-⑳　直方图的绘制。

要求：TCHO_num.npy 文件中存储了 600 例患者的总胆固醇数值，请使用 seaborn 为文件 TCHO_num.npy 中的数据绘制直方图。

算法思路：使用 distplot() 函数绘制直方图，参数为数据和直方图 bins 的数目。生成图形如图 10-21 所示。

视频：
任务10-20

程序代码如下：

```
###########################################################################
1. import matplotlib.pyplot as plt
2. import numpy as np
3. import seaborn as sns
4. plt.rc("font", family="SimHei", size="10")
```

```
5.
6. data=np.load("TCHO_num.npy")
7. sns.set()
8. sns.distplot(data, bins=20)
9. plt.show()
################################################################################
```

4. 绘制回归模型图

回归模型是一种预测性的建模技术，它研究的是因变量（目标）和自变量（预测器）之间的关系。本小节介绍 seaborn 的回归模型图函数 lmplot()，其语法格式如下：

```
lmplot(x, y, data, hue=None, col=None, row=None, palette=None, col_wrap=None, height=
5, aspect=1, markers='o', sharex=True, sharey=True, hue_order=None, col_order=None,
row_order=None, legend=True, legend_out=True, x_estimator=None, x_bins=None, x_ci='ci',
scatter=True, fit_reg=True, ci=95, n_boot=1000, units=None, seed=None, order=1, logistic=
False, lowess=False, robust=False, logx=False, x_partial=None, y_partial=None, truncate
=True, x_jitter=None, y_jitter=None, scatter_kws=None, line_kws=None, size=None)
```

主要参数说明如下：
- data：dataframe 结构数据。
- x，y：data 中数据列的名字。
- hue：用于分类的数据列的名字。
- order：回归模型的幂次，默认为 1，即一次线性回归。

视频：
任务10-21

任务⑩-㉑ 回归模型图的绘制。

要求：breast_cancer.csv 文件中存储了 3 列 570 行乳腺癌相关数据，数据的列名分别为"特征1"、"特征 2"以及"良恶性"，请使用 seaborn 为 breast_cancer.csv 文件中的数据绘制直方图。

算法思路：使用 lmplot() 函数绘制回归模型图，设置：参数 x=" 特征 1" 和 y=" 特征 2"，即 x 轴和 y 轴数据来自 cancer_data 的特征 1 和特征 2 两列；参数 hue=" 良恶性 "，将 cancer_data 的良恶性列作为分类数据；参数 order=2，即绘制二次回归曲线。生成图形如图 10-22 所示。

程序代码如下：

```
################################################################################
1. import matplotlib.pyplot as plt
2. import pandas as pd
3. import seaborn as sns
4.
5. cancer_data=pd.read_csv("breast_cancer.csv", encoding="gbk")
6. sns.set(font='SimHei', font_scale=1.)
7. sns.lmplot(x="特征1", y="特征2", data=cancer_data, hue="良恶性", order=2)
8. plt.show()
################################################################################
```

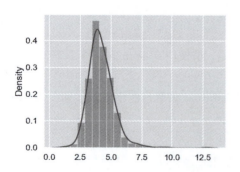

图 10-21 使用 distplot() 函数绘制的直方图

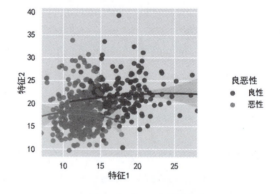

图 10-22 使用 lmplot() 函数绘制的回归模型图

5. 绘制热力图

热力图常用于描述数据之间的相关程度，seaborn 提供的绘制热力图的函数为 heatmap()，其语法格式为：

```
heatmap(data, *, vmin=None, vmax=None, cmap=None, center=None, robust=False, annot=
None, fmt='.2g', annot_kws=None, linewidths=0, linecolor='white', cbar=True, cbar_kws=
None, cbar_ax=None, square=False, xticklabels='auto', yticklabels='auto', mask=None,
ax=None, **kwargs)
```

主要参数说明如下：
- data：相关系数矩阵。
- annot：布尔型，默认为 False，即不在方格中显示相关系数；当为 True 时显示相关系数。
- fmt：指定系数保留的小数点位数。
- square：布尔型，默认为 False，即为长方形图形；当为 True 时，将图形转换为正方形。

任务⓾-㉒ 热力图的绘制。

要求：cancer_features.csv 文件中存储了 569 例与乳腺癌相关的 9 个特征，列名分别是"特征 1""特征 2"…"特征 9"，请使用 seaborn 为 cancer_features.csv 文件中的数据绘制热力图。

算法思路：首先使用 corr() 方法计算特征之间的相关系数矩阵，然后使用 heatmap() 函数绘制热力图，设置参数 annot=True（在小格子中显示系数数值），设置参数 fmt='.2f'（数值格式保留 2 位小数）。生成图形如图 10-23 所示。

视频：
任务10-22

程序代码如下：

```
###############################################################################
1.  import matplotlib.pyplot as plt
2.  import pandas as pd
3.  import seaborn as sns
4.
5.  cancer_data=pd.read_csv("cancer_features.csv", encoding="gbk")
6.  cancer_data_corr=cancer_data.corr()
7.  sns.set(font='SimHei', font_scale=0.9)
8.  sns.heatmap(cancer_data_corr, annot=True, fmt='.2f')
9.  plt.show()
###############################################################################
```

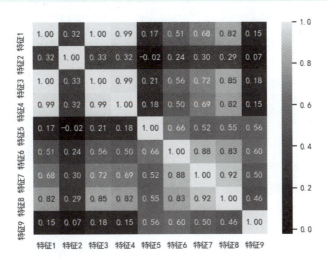

图 10-23　使用 heatmap() 函数绘制的热力图

10.2.2　图表风格与颜色主题

在 seaborn 中提供了许多用于设置图表风格和颜色主题的函数，本小节依次介绍 seaborn 中常用的设置背景板、元素比例和颜色主题的函数。

1. 设置背景板

seaborn 提供的设置背景板的方法是 set_style()，参数可选值包括 darkgrid（默认风格，灰色格子底）、whitegrid（白底格子底）、dark（灰色）、white（白色）和 ticks（白色，有刻度线），以任务 10-18 为例，图 10-24 展示了以上不同参数值对应的背景板样式。

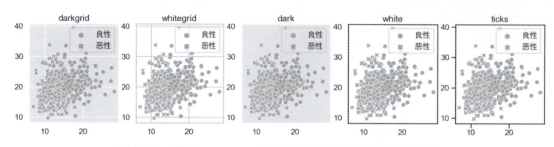

图 10-24　使用 set_style() 函数设置不同风格背景板的效果图

值得注意的是，当为子图设置不同的背景板时，需要使用 with sns.axes_style() 语句。图 10-24 使用 subplot() 函数布局了 5 副子图，以设置最左侧子图的背景板为例，程序代码如下：

```
################################################################################
1. with sns.axes_style("darkgrid"):
2.     ax=plt.subplot(151)
3.     ax.set_title("darkgrid")
4.     plt.rcParams['font.family']=['SimHei']
5.     sns.scatterplot(data[0], data[1], hue=label, style=label, palette="Set2")
################################################################################
```

代码解释：第 1 行设置子图的背景板为灰色格子底；第 2 行生成一个位置在第 1 行第 1 列的 Axes 对象 ax；第 3 行设置了 ax 的标题；第 4 行设置了中文字体格式；第 5 行利用 scatterplot() 函数绘制散点图。

2. 设置元素比例

seaborn 中设置元素比例的方法是 set_context()，可选参数值包括：paper、notebook（默认）、talk 和 poster，图 10-25 展示了以上参数值对应的元素比例样式。

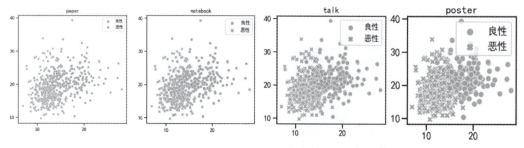

图 10-25　使用 set_context() 函数设置图形元素比例的效果图

从图 10-25 中可以观察到，参数值 paper、notebook、talk 和 poster 对应的元素比例是依次放大的，这是为了适应不同的场景：通常在论文中的图使用 paper 或者 notebook 参数值；在演示文稿中的图使用 talk 参数值；在会议展板上的图使用 poster 参数值。

3. 设置颜色主题

在 seaborn 中设置颜色主题的方法是 color_pallette()，该方法支持分类色、对比色和渐变色 3 种颜色主题，具体如下：hls 为分类色，适用于不相关变量之间的对比；Paired 为对比色，适用于多组间的对比；Reds 为渐变色，适用于反映同一对象或事件随时间的变化。在设置颜色主题时需要对绘图函数的 palette 参数进行赋值，例如为任务 10-18 设置渐变色的代码为 sns.scatterplot(…, palette=sns.color_palette("Reds", 2))。对颜色主题的选择取决于所绘制图形的具体类别，图 10-26 展示了不同颜色主题所绘制的不同效果，不难发现对于分类图形，hls 是区分度最高、最适合的颜色主题。

> **要点提示：**
> 相比 matplotlib，seaborn 的绘图风格和色彩搭配更具有现代美感。使用 seaborn 封装的高级 API 能制作出具有吸引力的图，而使用 matplotlib 的基本绘图函数则能制作出更个性化的图，应该把 seaborn 视为 matplotlib 的补充，而不是替代物。

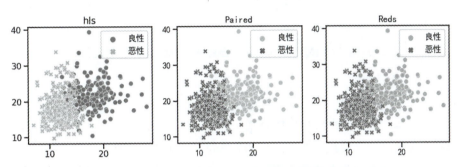

图 10-26　使用 color_pallette() 函数设置图形颜色的效果图

10.2.3　图表分面绘制

分面图是一种按类别分行或分列绘制多个子图的图形。seaborn 绘制分面图的函数是 FacetGrid()，其语法格式为：

```
FacetGrid(data, row=None, col=None, hue=None, col_wrap=None, sharex=True, sharey=True,
height=3, aspect=1, palette=None, row_order=None, col_order=None, hue_order=None, hue_
kws=None, dropna=True, legend_out=True, despine=True, margin_titles=False, xlim=None,
ylim=None, subplot_kws=None, gridspec_kws=None, size=None)
```

主要参数说明如下：
- data：DateFrame 数据。
- row、col、hue：分组变量，分别表示按类分列、分行以及设置不同的颜色来绘制子图。
- share{x,y}：设置共享 x 轴、y 轴。

任务⑩-㉓ 分面图的绘制。

要求：breast_cancer.csv 文件中存储了 3 列 570 行乳腺癌相关数据，数据的列名分别为"特征 1"、"特征 2"以及"良恶性"，请为良性特征和恶性特征绘制分面图。

算法思路：首先使用 FacetGrid() 函数，设置 col="良恶性"，即在一行上绘制良性特征和恶性特征对应的两个子图；然后使用 map() 函数，设置：第 1 个参数为 plt.scatter，即子图类型为散点图；第 2、3 参数为 cancer_data 的特征 1 和特征 2 两列。生成图形如图 10-27 所示。

视频：
任务10-23

程序代码如下：

```
###############################################################################
1. import matplotlib.pyplot as plt
2. import pandas as pd
3. import seaborn as sns
4.
5. cancer_data=pd.read_csv("breast_cancer.csv", encoding="gbk")
6. sns.set(font='SimHei', font_scale=0.8)
7. g=sns.FacetGrid(cancer_data, col="良恶性", hue="良恶性", palette=sns.color_palette("hls", 2))
8. g.map(plt.scatter, "特征1", "特征2", alpha=0.8)
9. plt.show()
###############################################################################
```

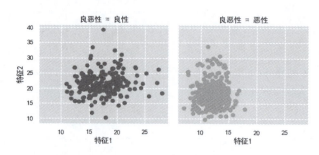

图 10-27　使用 FacetGrid() 函数进行分面绘制的效果图

> **思政导引：**
>
> 习近平总书记在党的二十大报告中殷切寄语青年："青年强，则国家强。当代中国青年生逢其时，施展才干的舞台无比广阔，实现梦想的前景无比光明。全党要把青年工作作为战略性工作来抓，用党的科学理论武装青年，用党的初心使命感召青年，做青年朋友的知心人、青年工作的热心人、青年群众的引路人。"作为一名学生，要认认真真读书、踏踏实实做人，在青春的赛道上奋力奔跑，争做有理想、敢担当、能吃苦、肯奋斗的好青年，让青春之花在实现中华民族伟大复兴的新征程上绚丽绽放。

10.3　数据可视化与图表的应用

本节以回归、分类、统计以及聚类问题中的典型实例为切入点，介绍常见图表类型在实际问题中的应用。

10.3.1　线性回归

在收集了大量的数据之后，回归分析是指分析数据中自变量和因变量之间的关系，目的是建立并训练模型以实现对数据的预测。线性回归模型是最简单的模型之一，它假设自变量与因变量之间是线性关系。由于实际问题中数据之间的关系通常比线性关系复杂，导致线性模型的性能通常较差，但是线性模型容易理解，同时也是复杂模型的基础，所以本小节以线性回归模型作为回归问题的实例。

1. 问题描述

样本数据为糖尿病相关的 10 个特征以及一年后疾病进展的定量测量，共 11 维 442 例数据。选择 10 个特征中的 1 个特征为自变量，一年后的定量测量为因变量，建立线性回归模型，并绘制图形展示模型预测结果与实际测量之间的差异。

2. 实现步骤

（1）划分训练数据、测试数据

将数据中的第 2 个特征作为特征数据（即自变量），将一年后的定量测量结果作为标注数据（即因变量）。选取 422 例样本作为训练数据，20 例样本作为测试数据。

（2）模型的建立与训练

先建立线性回归模型，然后送入训练数据进行模型的训练。

（3）模型的预测与预测结果的可视化

利用模型对测试数据进行预测，为了与真实测量结果进行直观的比较，本小节利用散点图展示真实数据，利用折线图展示预测数据。如果散点图与折线图的距离越近，那么模型性能越好；反之，模型性能越差。

程序代码如下：

```
###############################################################################
1. import matplotlib.pyplot as plt
2. import numpy as np
3. from sklearn import datasets, linear_model
4.
```

```
5. ##########划分训练数据、测试数据###########
6. data_all=datasets.load_diabetes()
7. x=data_all.data[:, np.newaxis, 2]
8. x_train=x[:-20]
9. x_test=x[-20:]
10.y_train=data_all.target[:-20]
11.y_test=data_all.target[-20:]
12.
13.##########模型的构建与训练###########
14.regr_model=linear_model.LinearRegression()
15.regr_model.fit(x_train, y_train)
16.
17.##########模型的预测与预测结果的可视化###########
18.y_pred=regr_model.predict(x_test)
19.fig, ax=plt.subplots()
20.plt.rcParams['font.family']=['SimHei']
21.plt.scatter(x_test, y_test,  color='tomato', label="实际值")
22.plt.plot(x_test, y_pred, color='deepskyblue', linewidth=3, label="预测值")
23.plt.xticks(())
24.plt.yticks(())
25.ax.set_xlabel("x", labelpad=5, fontsize=14, family="serif")
26.ax.set_ylabel("f(x)", labelpad=10, fontsize=14, family="serif")
27.plt.legend()
28.plt.show()
##################################################################################
```

关键代码解释：第 14 行利用 linear_model.LinearRegression() 函数建立线性回归模型；第 15 行 fit() 函数为模型送入训练数据并训练模型；第 18 行模型对测试数据进行预测；第 21 行绘制测试数据的散点图，第 22 行绘制预测数据的折线图，生成图形如图 10-28 所示。

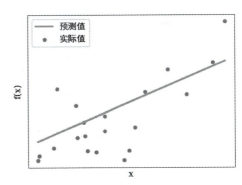

图 10-28　线性回归预测值与实际值的比较图

10.3.2　Logistic 回归

Logistic 回归是典型的分类算法，分类问题与回归问题的区别在于输出值：分类模型的输出是离散的标签值，例如良性、恶性；回归模型的输出是连续的数值，例如定量测量数值。

1. 问题描述

样本数据为乳腺癌相关的特征及良恶性诊断结果，共 30 维 569 例数据。以 30 维特征作为特征数据，以良恶性诊断结果为标注数据，建立并训练 Logistic 回归模型。本小节将绘制 ROC（Receiver Operating Characteristic Curve）曲线来展示模型的性能。ROC 曲线是展示分类模型性能的常用曲线。

2. 实现步骤

（1）划分训练数据、测试数据

将数据中的 30 维特征作为数据的特征，将良恶性作为数据的标注。选取 369 例样本作为训练数据，200 例样本作为测试数据。

（2）模型的建立与训练

先建立 Logistic 回归模型，然后送入训练数据进行模型的训练。

（3）模型的预测与预测结果的可视化

利用模型预测测试数据的良恶性，绘制 ROC 曲线并显示 AUC 数值，AUC（Area under roc Curve）为 ROC 曲线下面积，AUC 数值越大模型性能越好。

程序代码如下：
```
##################################################################################
1. import matplotlib.pyplot as plt
```

```
2. from sklearn import datasets, metrics
3. from sklearn.linear_model import  LogisticRegression
4.
5. ##########划分训练数据、测试数据###########
6. data_all=datasets.load_breast_cancer()
7. x=data_all.data
8. x_train=x[:-200]
9. x_test=x[-200:]
10.y_train=data_all.target[:-200]
11.y_test=data_all.target[-200:]
12.##########模型的构建与训练###########
13.log_model=LogisticRegression(solver="newton-cg")
14.log_model.fit(x_train, y_train)
15.##########模型的预测与评价###########
16.y_pred=log_model.predict_proba(x_test)[::, 1]
17.fpr, tpr, _=metrics.roc_curve(y_test, y_pred)
18.auc=metrics.roc_auc_score(y_test, y_pred)
19.plt.rcParams['font.family']=['SimHei']
20.fig, ax = plt.subplots()
21.ax.plot(fpr, tpr, label="良恶性, AUC={:.2f}".format(auc))
22.ax.set_xlabel("特异性", labelpad=5, fontsize=15, family="SimHei")
23.ax.set_ylabel("敏感性", labelpad=10, fontsize=15, family="SimHei")
24.ax.legend()
25.plt.show()
################################################################################
```

关键代码解释：第 13 行 LogisticRegression() 函数用于建立 Logistic 回归模型；第 14 行 fit() 函数使用训练数据的特征和标注训练模型；第 17 行计算 ROC 曲线的 x 轴和 y 轴数据 fpr, tpr；第 18 行计算 auc 数值；第 21 行绘制 ROC 曲线，参数 label=" 良恶性，AUC={:.2f}".format(auc) 用于设置图例，将良恶性和 auc 都显示在图例中，生成图形如图 10-29 所示。在比较多个模型的性能时，通常将各个模型的 ROC 曲线绘制在同一个坐标系中，通过比较曲线下面积能够直观地展示出模型性能的高低。

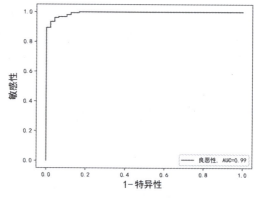

图 10-29 ROC 曲线图

10.3.3 假设检验

假设检验是科学方法的基石，用于对假设进行客观的检查，并在实际观察的基础上拒绝或者接收假设。统计学中的假设检验有更具体的含义，它是一种根据数据来检验假设是否合理的系统性方法。本小节以假设检验为例介绍直方图的实际应用。

1. 问题描述

样本数据为 TCHO_num.npy 文件中 600 例患者的总胆固醇数值，零假设为人群中总胆固醇数值的均值为 4.3。总体的方差未知，使用样本的标准差来替代。计算 p 值，如果小于 5% 则拒绝假设。

2. 实现步骤

① 计算检验统计量和 p 值；
② 绘制假设检验数值和实际数值的概率密度图，直观的展示不同假设检验数值的概率值与样本数据分布之间的关系。

程序代码如下：

```
################################################################################
1. import matplotlib.pyplot as plt
2. import seaborn as sns
3. import numpy as np
4. from scipy import stats
```

```
5.
6. u0=4.3
7. data=np.load("TCHO_num.npy")
8. t, p=stats.ttest_1samp(data, u0)
9. print("%.4f"%p)
10.fig, ax=plt.subplots()
11.sns.set(font='SimHei', font_scale=1)
12.sns.distplot(data, kde=True, norm_hist=True, ax=ax, label="实际数值")
13.x=np.linspace(0, 12, 100)
14.t, p=stats.ttest_1samp(data, x)
15.ax.plot(x, p, label="假设检验数值")
16.ax.set_xlabel("TCHO数值", labelpad=5, fontsize=12, fontproperties="SimHei")
17.ax.set_ylabel("概率值", labelpad=10, fontsize=12, fontproperties="SimHei")
18.plt.legend()
19.plt.show()
##############################################################################
```

关键代码解释：第 8 行使用 stats.ttest_1samp() 函数得到检验统计量 t 和 p 值，p 值为 1.5%，应拒绝假设；第 12 行使用 seaborn 的 distplot() 函数为样本绘制带概率密度曲线的直方图，第 13-14 行分别生成假设检验数值和对应的概率值，第 15 行使用 plot() 函数将假设检验数值和对应的概率值绘制为折线图。生成图形如图 10-30 所示。

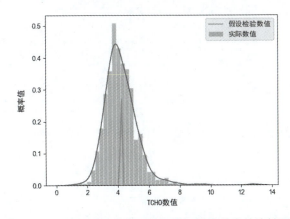

图 10-30 零假设的分布函数与实际样本分布的比较图

10.3.4 层次聚类

层次聚类是一种实用的聚类方法，常被应用于不同领域的数据分析算法中。在生物医学信息学领域，层次聚类方法常被用于基因表达数据的聚类问题。基因表达数据聚类就是将具有相似表达谱的基因聚为一类，称为共表达基因，根据基因的共表达现象推断这些基因的生物学功能，从而对新的基因功能进行注释，基因表达数据聚类对基因的生物学功能研究具有重要意义。

1. 问题描述

文件 gen_data.csv 是从公共基因数据库中截取的少量数据，存储的基因信息矩阵尺寸为 247*9，每行表示基因家族在基因组中出现的次数，每列表示一个基因组。通过层次聚类将基因组分簇，属于同一簇的基因组更为相似。

2. 实现步骤

使用 seaborn 中的层次聚类函数 clustermap() 绘制聚类热力图，该函数在 heatmap() 函数的基础上能够对热力图内部进行层次聚类，进而展示数据的内在结构。

程序代码如下：

```
##############################################################################
1. import matplotlib.pyplot as plt
2. import seaborn as sns
3. import pandas as pd
4.
5. data=pd.read_csv("gen_data.csv")
```

```
6. sns.clustermap(data, row_cluster=False, standard_scale=True)
7. plt.show()
####################################################################
```

关键代码解释：第 6 行利用 clustermap() 函数进行层次聚类，设置参数 row_cluster=False 不显示行聚类结果，只显示基因组簇的列聚类结果。生成图形如图 10-31 所示，图像上方的线条用于展示数据的层次结构，即一个区间内的基因组更相似，例如如果分为 2 簇，那么基因组 1～5 为一簇，而 6～9 为一簇。如果需要分为更多的簇，只需按照层次聚类的结果向下划分。为了得到合理的簇数目，通常做法是：首先将数据进行降维；然后通过绘制散点图观察数据的分布；最后再决定簇的数目，在本书配套的实验指导中有绘制降维后数据散点图的例题，感兴趣的读者可以在实验指导书中查看相关代码。

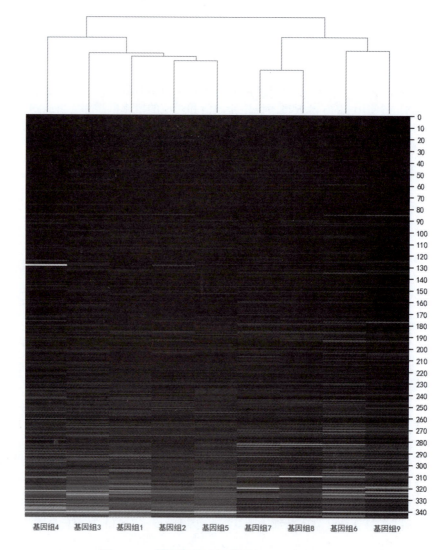

图 10-31　基因组层次聚类图

> **要点提示：**
> 在为实际问题绘制图形时，应充分了解该领域的常用图形类型，绘制的图形应符合科技制图的规范，在绘制图形元素时，例如坐标、刻度和标签等，应兼顾清晰和美观。